Kohlhammer

Pädiatrische Neurologie
Herausgegeben von Florian Heinen

Übersicht über die bereits erschienenen Bände

Mijna Hadders-Algra
Praxis Entwicklungsneurologie
Untersuchung auf Milde Neurologische Dysfunktion (MND)
2014. 176 Seiten mit 77 Abb. und 9 Tab. Inkl. ContentPLUS. Kart.
€ 49,99
ISBN 978-3-17-022197-0

Mirjam N. Landgraf/Florian Heinen
Fetales Alkoholsyndrom
S3-Leitlinie zur Diagnostik
2013. 224 Seiten mit 7 Abb. und 3 Tab. Inkl. ContentPLUS. Kart.
€ 19,90
ISBN 978-3-17-023444-4

Florian Heinen/Sandro Krieg/Ingo Borggräfe u. a.
Neuropharmakotherapie und klinische Systematik
2012. 442 Seiten mit 62 Abb. Inkl. ContentPLUS. Kart.
€ 99,90
ISBN 978-3-17-021663-1

Wolfgang Müller-Felber
Ulrike Schara

# Neuromuskuläre Erkrankungen bei Kindern und Jugendlichen

Leitfaden für die klinische Praxis

Unter Mitarbeit von Astrid Blaschek, Dieter Gläser und Sören Lutz

Verlag W. Kohlhammer

1. Auflage 2015

Alle Rechte vorbehalten
© W. Kohlhammer GmbH, Stuttgart
Gesamtherstellung: W. Kohlhammer GmbH, Stuttgart

Print:
ISBN 978-3-17-022485-8

E-Book-Formate:
pdf: ISBN 978-3-17-023871-8
epub: ISBN 978-3-17-026938-5
mobi: ISBN 978-3-17-026939-2

# Inhalt

# 1 Diagnostik

## 1.1 Anamnese

Neuromuskuläre Erkrankungen beinhalten Erkrankungen der Motorneurone in der Medulla oblongata und im Rückenmark, der peripheren Nerven, der neuromuskulären-Synapse sowie der Herz- und Skelettmuskulatur. Im Kindes- und Jugendalter sind diese Krankheiten überwiegend genetisch bedingt, als sekundär erworbene Veränderungen sind sie deutlich seltener als im Erwachsenenalter. Insgesamt handelt es sich um sehr seltene Erkrankungen und eine kausale Therapie steht für die meisten Erkrankungen derzeit noch nicht zur Verfügung. Dennoch ist die individuelle Diagnosesicherung für die Beratung der Familien bezüglich der Prognose, für eine gezielte Pränataldiagnostik und ein optimale symptomatische Therapie notwendig. Trotz der zahlreich zur Verfügung stehenden technischen Untersuchungsmöglichkeiten kommt der ausführlichen Anamnese und der eingehenden klinisch neurologischen Untersuchung eine zentrale Rolle in der Diagnostik zu.

In der *Eigenanamnese* sind besonders zu beachten:

- Pränatale Entwicklung
  - Angaben zur intrauterinen Entwicklung und zur Geburt, um die insgesamt häufigeren erworbenen zentralnervösen Ursachen gegenüber den selteneren neuromuskulären Erkrankungen abzugrenzen
  - Polyhydramnion als Hinweis auf eine bereits pränatal bestehende Schluckstörung
  - Verminderte Kindsbewegungen, wobei hier insbesondere ein Nachlassen der Kindsbewegungen im Verlauf der Schwangerschaft von Bedeutung ist

- Neonatalperiode
  - Floppy-infant-Syndrom
  - Schluckstörung nach der Geburt (Notwendigkeit der Sondierung)
  - Respiratorische Probleme
  - Angeborene Kontrakturen (Arthrogryposis multiplex) als Hinweis auf eine bereits pränatal bestehende verminderte Bewegung

- Psychomotorische Entwicklung
  - Exakte Dokumentation der motorischen Meilensteine: Diese sind häufig bei kongenitalen Myopathien verzögert. Allerdings können sie auch bei degenerativen Myopathien (z. B. Duchenne-Muskeldystrophie) verzögert sein. Es sollte nicht nur darauf geachtet werden, ob die Meilensteine zeitgerecht erreicht werden, sondern insbesondere auch, ob die

Qualität der Bewegung Gleichaltrigen entsprochen hat. Häufig berichten die Eltern, dass betroffene Kinder immer etwas langsamer und ungeschickter waren als ihre Altersgenossen.

– Mentale Entwicklung: Diese ist in aller Regel bei neuromuskulären Erkrankungen im Bereich der Norm. Ausnahmen von dieser Regel sind Dystrophia myotonica, Muskeldystrophie Duchenne, einige kongenitale Muskeldystrophien mit zusätzlicher Beteiligung des Gehirns sowie Mitochondriopathien.

– Sprachentwicklung: diese häufig verzögert bei gleichzeitiger mentaler Entwicklungsstörung. Bei Knaben mit Sprachentwicklungsverzögerung sollte auf jeden Fall auch an die Möglichkeit einer Muskeldystrophie Duchenne gedacht werden.

- Zeitliche Charakteristik
  - Ablauf mit langsam oder rasch progredientem Beginn und Verlauf (abrupt bei toxischen, metabolischen Ursachen, bei Progression über Tage bis Wochen entzündliche Erkrankungen, über Monate bis Jahre eher hereditäre, degenerative Erkrankungen)
  - Hinweise für ein episodisches Auftreten (z. B. Kanalkrankheiten, Störungen der neuromuskulären Transmission)
  - Belastungsabhängige Beschwerden oder Beschwerden mit Zunahme im Verlauf des Tages (bei Störung der neuromuskulären Übertragung)

- Vorausgegangene Erkrankungen (z. B. Durchfallerkrankungen bei Guillain-Barré-Syndrom, Chemotherapie)

- Zusatzsymptome
  - Hinweise für eine kardiale Beteiligung
  - Respiratorische Probleme (insbesondere auch Hinweise auf nächtliche respiratorische Insuffizienz wie Durchschlafstörungen, Albträume, morgendliche Kopfschmerzen, Inappetenz, Nachlassen von Schulleistungen)
  - Myalgien: Hier muss vor allem danach gefragt werden, ob diese in Ruhe, bei Belastung oder im Anschluss an Belastung auftreten.
  - Sensibilitätsstörungen (bei Neuropathien)
  - Deutliche Verschlechterung bei Infekten (häufig bei mitochondrialen Erkrankungen aber auch bei immunologischen neuromuskulären Erkrankungen)
  - Roter/bierbrauner Urin als Hinweis auf Rhabdomyolyse
  - Gelenkschwellung, Arthralgien bei entzündlichen Erkrankungen

- Die *Familienanamnese* gibt Aufschluss über zusätzlich betroffene Familienmitglieder und die Stammbaumanalyse (optimal sind drei Generationen) über mögliche Erbgänge in der Familie. Bei ebenfalls betroffenen Familienmitgliedern sind ausführliche Anamnese und Untersuchung zu ergänzen. Hier muss vor allem gezielt nach Störungen gefragt werden, welche die Familie unter Umständen gar nicht in Zusammenhang mit der Muskelerkrankung sieht:

- Narkosezwischenfälle als Ausdruck einer Anlage für die maligne Hyperthermie
- Katarakt bei Dystrophia myotonica
- Schwierigkeiten beim Schuhkauf als Hinweis auf Ballenhohlfuß

Allerdings kann die Familienanamnese in der Regel nicht die persönliche Untersuchung von möglicherweise betroffenen Familienmitgliedern ersetzen. Man erlebt häufig, dass entweder Symptome überbewertet werden (z. B. etwas hoher Fußrist als Ballenhohlfuß) oder umgekehrt nicht wahrgenommen werden (z. B. Myotonie, für welche Betroffene oft eine ausreichende Kompensation entwickelt haben).

## 1.2    Klinische Untersuchung

Ganz allgemein lässt sich die klinische Untersuchung beim Kind in die beiden Bereiche

- Beobachtung der Spontanmotorik
- und formale Untersuchung

untergliedern. Je jünger das Kind ist, desto mehr muss man sich auf die Spontanbeobachtung verlassen.
Wenn möglich, sollte das Kind auf jeden Fall animiert werden

- auf einem Gang zu rennen
- Treppe zu steigen
- vom Boden aufzustehen
- aus Rückenlage aufzustehen
- nach Gegenständen zu greifen

Trotz der notwendigen spielerischen Atmosphäre sollte auch hier mit einer gewissen Systematik vorgegangen werden. Kriterien für die Beurteilung sind:

- Kann das Kind Tempo machen? Benötigt das Kind hierzu Ausgleichsstrategien wie vermehrte Mitbewegungen der Arme?
- Kann das Kind ohne Probleme losrennen oder kommt es zu einer Besserung nach Belastung (warming up-Phänomen bei Myotonie)?
- Hochkommen vom Boden möglich? Abstützen an den Oberschenkeln oder an Gegenständen nötig (Gowersmanöver als Hinweis auf eine proximale Muskelschwäche)?
- Ausgleichbewegungen? Trendelenburg-Zeichen?
- Ist das Gangbild steif (Myotonie oder zentrale Parese) oder schlaff (wie dies bei den meisten neuromuskulären Erkrankungen der Fall ist)?
- Besteht ein unsicheres Gangbild als Hinweis auf eine Störung der sensiblen Afferenz oder eine zusätzliche zentrale Koordinationsstörung? Hierbei muss allerdings immer mit überlegt werden, ob nicht die Muskelschwäche eine Koordinationsstörung vortäuscht.

- Vermehrte Vorfußbelastung?
- Kann das Kind über Kopf Gegenstände greifen? Erfolgen diese Bewegungen kraftvoll oder nur mit Schwungholen (wie dies beim schwachen Muskel häufig der Fall ist)? Kann das Kind die Extremitäten gegen Schwerkraft in einer Position stabil halten?

Bei der formalen klinischen Untersuchung sollte auf folgende Aspekte besonders geachtet werden:

- Prüfung der Muskelkraft: Diese sollte möglichst präzise beschrieben werden (sowohl was die Verteilung betrifft als auch den Schweregrad). Bewährt hat sich hier zumindest beim älteren Kind das Medical-Research-Council (MRC)-Schema.
- Umschriebene Atrophie oder Hypertrophie der Muskulatur (z.B. Wadenhypertrophie?)
- Prüfung der Sensibilität (sowohl epikritische als auch protopathische Sensibilität)
- Muskeltonus
- Aktionsmyotonie, Perkussionsmyotonie
- Muskeleigenreflexe
- Hauterscheinungen (Cutis laxa? Exanthem im Sinne einer Dermatomyositis?)
- Dysmorphe Stigmata (länglicher Gesichtsschädel, hoher Gaumen, Trichterbrust) als Hinweis auf kongenitale Myopathien
- Orthopädische Aspekte
  - Beurteilung der Wirbelsäule (Skoliose? Rigid-Spine Syndrom?)
  - Nachweis anderer Kontrakturen (Ellbogen, Hüftgelenk und Kniegelenk, Ulnardeviation der Hände)
  - Ballenhohlfuß, Klumpfuß
  - Hinweise auf Hüftgelenksluxation

Bei jeder klinischen Untersuchung sollte auf jeden Fall mit überprüft werden, ob:

- Kardiale Probleme bestehen,
- Respiratorische Probleme vorhanden sind.

## 1.3 Labordiagnostik

*Biochemische Untersuchungen im Blut*
Die Skelettmuskulatur ist reich an Kreatinkinase (CK), Laktatdehydrogenase (LDH), Aldolase und Pyruvatkinase; zusätzlich sind, wie in Leber und Erythrozyten, auch Glutamat-Oxalacetat-Transaminase (GOT) und Glutamat-Pyruvat-Transaminase (GPT) in der Skelettmuskulatur vorhanden.

- *CK* (Serum): setzt sich zusammen aus den Isoenzymen CK-MM (Skelettmuskel), CK-MB (Herz- und Skelettmuskel) und CK-BB (ZNS); in der

Routine misst man die CK, CK-MB und CK-MM; eine Erhöhung weist im Kindes- und Jugendalter in der Regel auf eine Schädigung der Skelettmuskulatur hin; ein Myokardinfarkt als Ursache ist extrem selten

> *Wichtig:*
> - Labor-und altersabhängige Normwerte müssen bei der Interpretation beachtet werden.
> - Bei klinisch gesunden Patienten ist bei einer CK-Erhöhung vor Einleitung einer weiteren Diagnostik eine Makro-CK differenzialdiagnostisch auszuschließen (dies ist allerdings nicht nötig, falls auch andere Enzyme wie GOT, GPT, Aldolase oder LDH gleichsinnig erhöht sind).
> - Eine normale CK schließt eine neuromuskuläre Erkrankung nicht aus.

- *GOT und GPT* (Serum): bei neuromuskulären Erkrankungen handelt es sich um Isoenzyme aus der Skelettmuskulatur. Die Bestimmung der CK sollte Teil der Labordiagnostik bei der Abklärung einer Transaminasenerhöhung sein, um Fehldiagnosen auszuschließen.
- *LDH (Serum):* Hier gilt das Gleiche wie für GOT und GPT.
- *Aldolase (Serum):* unspezifische Erhöhung, daher in der Praxis nicht primär eingesetzt, evtl. hilfreich bei Dermatomyositis (kann erhöht sein bei sonst normalen Werten für CK, GOT, GPT und LDH)
- *Pyruvat und Laktat* (Serum, Liquor, Urin): Vor allem bei Verdacht auf eine mitochondriale Erkrankung. Dann Laktat auch in Urin und Liquor untersuchen! Ansonsten bei neuromuskulären Krankheiten nicht wegweisend. Häufig finden sich unspezifische Erhöhungen (z.B. bei schwieriger Blutentnahme)
- *Blutbild und C-reaktives Protein (CRP) (Serum):* Wichtig bei Verdacht auf entzündliche Muskelerkrankungen, wobei hier auch Normalwerte vorkommen können. Bei chronischen oder langsamer verlaufender Erkrankungen kann die BSG erhöht sein, trotz sonst unauffälligen Entzündungsparametern
- *Elektrolyte, besonders Kalium (Serum):* erhöht oder erniedrigt bei periodischen Paresen (hypo- oder hyperkalämisch); hier ist die Aussage der Messung besonders während der Episoden hoch. Wichtiger Parameter bei Rhabdomyolyse (wegen der Gefahr der Hyperkaliämie mit dem Risiko eines Herzstillstands).
- *Blutzucker (BZ):* Hypoglykämien können in Verbindung mit muskulären Symptomen bei den muskulären Glykogenosen (z.B. Glykogenose Typ III) auftreten.
- *Schilddrüsenparameter (fT3, fT4, TSH)(Serum):* sollten bei Muskelschwäche (Hyperthyreose/Hypothyreose), Muskelschmerzen (Hypothyreose) und ätiologisch ungeklärter CK-Erhöhung (Hypothyreose) immer mit untersucht werden.
- *Kalziumstoffwechsel (Kalzium, Phosphat, Magnesium und Parathormon):* im Serum messbar; bei muskulärer Hypotonie, Belastungsintoleranz und

übererregbarer Muskulatur müssen Störungen des Kalziumhaushaltes berücksichtigt werden.

- *Ammoniak:* (Serum): erhöht bei Lipidmyopathien
- *Carnitin:* beim systemischen Carnitinmangel vermindert messbar. Beim rein muskulären Carnitinmangel ist allerdings nur eine Bestimmung in der Muskulatur aussagekräftig
- *Acylcarnitine im Serum:* Bei Lipidspeichermyopathien/beta-Oxidationsdefekten findet sich ein pathologisches Profil. Aus der Verteilung der Acylcarnitine kann auf die möglichen Stoffwechseldefekte rückgeschlossen werden.
- *Dicarbonsäuren im Urin:* bei Lipidmyopathien nachweisbar
- *Selten:* Bei der Kombination CK-Erhöhung, Glycinausscheidung im Urin und klinischer Symptomatik eines adrenogenitalen Syndroms mit Hyponatriämie, Hyperkaliämie und metabolischer Azidose ist ein größerer Gendefekt auf dem X-Chromosom, ein sogenanntes »contigious gene syndrome«, auszuschließen oder zu belegen; dieser Defekt betrifft mehrere nebeneinander liegende Gene auf dem X-Chromosom, die die genannte Symptomkonstellation bedingen.
- *Liquoruntersuchung:* In der Differenzialdiagnostik bei neuromuskulären Erkrankungen selten indiziert, wichtig bei: Mitochondriopathie (Laktaterhöhung im Liquor wegweisend) und in Einzelfällen bei der Abgrenzung hereditäre Neuropathie versus entzündliche Neuropathie

## 1.4    Neurographie

### Methodik

Durch elektrische Stimulation mit Oberflächenelektroden und Ableitung ebenfalls mit Oberflächenelektroden können sowohl sensible als auch motorische Nerven untersucht werden. Es empfiehlt sich, die Reizstärke unter kontinuierlicher Stimulation schrittweise bis zur adäquaten, supramaximalen Erregung zu erhöhen und die minimal notwendige Stromstärke zu verwenden, um eine unnötige Traumatisierung des Kindes zu vermeiden. Es empfiehlt sich, mit der sensiblen Neurographie zu beginnen, da diese zum einen mit niedrigeren Reizstärken und damit weniger Belastung für das Kind machbar ist, zum anderen beim unruhigen Kind deutlich schwieriger durchzuführen ist.
Eine Sedierung ist in geübten Händen in der Regel nicht notwendig.

### Indikation

Bei Kindern mit Verdacht auf eine neuromuskuläre Erkrankung sollte die Indikation großzügig gestellt werden, da Neuropathien sehr vielgestaltige Bilder (einschließlich proximaler Muskelschwäche) bieten können. Dies umso mehr, da es sich – wenn kindgerecht durchgeführt – um ein wenig invasives Verfahren handelt.

**Kontraindikationen:**

Keine.

**Beurteilungskriterien**

Die neurographische Untersuchung erlaubt Rückschlüsse auf die Intaktheit von Axon und Myelinscheide. Hierzu werden routinemäßig folgende Parameter untersucht:

- Nervenleitgeschwindigkeit (NLG): Eine Verminderung unter 20 % des Normwertes ist ein Hinweis auf eine demyelinisierende Schädigung des peripheren Nerven. Allerdings muss beim Kind darauf geachtet werden, dass die Messung bei normaler Hauttemperatur (34 Grad Celsius) erfolgt oder der Wert korrigiert wird. Es müssen altersabhängige Normwerte zu Grunde gelegt werden. Ungefähr ab dem 2. Lebensjahr können die Normwerte der Erwachsenen verwendet werden.
- Distale motorische Latenz (DML): ist ebenfalls ein möglicher Hinweis auf eine demyelinisierende Schädigung. Allerdings sollten die Werte wegen der oft schlecht kontrollierbaren Temperatur sehr kritisch betrachtet werden.
- Motorisches Summenaktionspotenzial (CMAP): vermindert bei axonaler Schädigung, aber auch bei Verlust von Muskelfasern im Rahmen von Myopathien sowie selten bei einer stark ausgeprägten neuromuskulären Übertragungsstörung (z. B. Botulismus). Ist das Summenaktionspotenzial bei distaler Stimulation mehr als doppelt so hoch wie das bei proximaler Stimulation, kann ein Leitungsblock (z. B. im Rahmen einer demyelinisierenden Erkrankung) vorliegen.
- Sensibles Summenaktionspotenzial (SNAP): vermindert bei axonaler Schädigung des sensiblen Nerven

**Fehlerquellen**

Hauptfehlerquellen sind:

- Nicht ausreichende Stimulation des Nerven (insbesondere bei ungeübtem Untersucher)
- Zu kühle Extremitäten
- Versehentliche Stimulation eines benachbarten Nerven (dies spielt insbesondere bei kleinen Kindern mit eng aneinander liegenden Nerven am Oberarm eine Rolle)

**Grenzen der Methodik**

Insbesondere in den ersten beiden Lebensjahren findet sich noch eine sehr breite Streuung der Normwerte. Aus diesem Grund lassen sich geringfügige demyelinisierende Störungen nicht sicher beweisen. Die Messung der sensiblen und motorischen Summenaktionspotenziale unterliegt methodisch bedingt (z. B. Dicke des subkutanen Fettgewebes) großen Schwankungen. Deshalb lassen sich auch hier geringfügige Schädigungen nicht hinreichend beweisen.

## 1.5 Elektromyographie (EMG)

### Methodik

Die Untersuchung erfolgt mit konzentrischen Nadelelektroden. Registriert wird das Muster am entspannten Muskel sowie bei Willkürinnervation, wobei der Untersucher in der Lage sein muss, aus dem EMG-Muster zu beurteilen, ob es sich um Willkürinnervation oder um pathologische Spontanaktivität am ruhenden Muskel handelt. Eine Aufforderung an das Kind zur Entspannung oder Anspannung der Muskulatur führt, da es sich um eine schmerzhafte Untersuchung handelt, beim Kind in der Regel nicht zum Ziel. Die Untersuchung sollte nur von einem Untersucher durchgeführt werden, der über ausreichende Erfahrung in dieser Technik beim Kind verfügt. Die Anzahl der sondierten Muskeln muss auf ein Minimum eingeschränkt werden. Deshalb ist eine klinische Untersuchung des Kindes vor der Elektromyographie zwingend notwendig. Durch eine vorgeschaltete myosonographische Untersuchung, die die topographische Verteilung der Veränderungen erfasst, kann das Ausmaß der EMG-Untersuchung deutlich beschränkt werden.

### Indikation

Bedingt durch die Entwicklungen in Bildgebung und Molekulargenetik hat sich die Indikation deutlich eingeengt. Es empfiehlt sich in jedem Fall, vor Durchführung des EMGs eine Sonographie der Muskulatur sowie bei Verdacht auf eine Muskeldystrophie eine Bestimmung des CK-Werts durchzuführen.
Wesentliche Indikationen sind:

- Traumatische Nervenläsionen: Mithilfe der Elektromyographie kann der Nachweis von Reinnervation geführt werden. In Kombination mit klinischen Kriterien kann somit die Entscheidung für oder gegen eine operative Revision getroffen werden.
- Bei Verdacht auf eine spinale Muskelatrophie kann die Elektromyographie schnell die Verdachtsdiagnose erhärten, in der Regel wird allerdings bei klinischem Verdacht direkt die Molekulargenetik veranlasst. Bei anderen neurogenen Läsionen (axonale Neuropathie, atypische spinale Muskelatrophie, neurogene Arthrogryposis multiplex) ist nach wie vor die Elektromyographie ein entscheidender diagnostischer Baustein.
- Bei klinischem Verdacht auf eine Myotonie kann die Elektromyographie entscheidende Hinweise geben. Allerdings ist bei der Dystrophia myotonica in den ersten Lebensjahren nicht mit dem Auftreten myotoner Entladungen zu rechnen.
- Keine Indikation zur Elektromyographie besteht bei Verdacht auf Muskeldystrophie mit eindeutig nachgewiesener CK-Erhöhung.

**Kontraindikationen**

Ausgeprägte Gerinnungsstörungen. Bei Verdacht auf Gefäßmalformationen (Hämangiome, Lymphangiome) sollte ebenfalls auf die Untersuchung im betroffenen Bereich verzichtet werden.

**Beurteilungskriterien**

Wesentliche Kriterien sind:

- Pathologische Spontanaktivität (Fibrillationen, positive Wellen) als Ausdruck einer floriden Schädigung des Nerven oder der Muskelmembran
- Entladungsmuster bei Willkürinnervation
- Dauer, Amplitude und Phasenanzahl der Muskelaktionspotenziale
- Verteilungsmuster dieser Veränderungen (generalisiert, fokal, segmental, radikulär)

**Fehlerquellen**

Es handelt sich um ein extrem von der Erfahrung des Untersuchers abhängiges Verfahren. Wesentliche Fehlerquellen sind:

- Untersuchung des falschen Muskels
- Fehlinterpretation der Befunde
- Falsche klinische Wertung der Befunde

**Grenzen der Methodik**

Diese ergeben sich zum einen aus der eingeschränkten Anzahl untersuchbarer Muskeln. Eine falsche Auswahl untersuchter Muskeln führt zwangsläufig zu einem falschen Ergebnis.
Sehr häufig finden sich normale Befunde bei:

- Sehr frischen Läsionen
- Metabolischen Myopathien
- Strukturmyopathien
- Störungen der neuromuskulären Übertragung
- Demyelinisierenden Neuropathien

## 1.6 Myosonographie

**Methodik**

Die Untersuchung erfolgt am besten mit einem Linearschallkopf mit Frequenzen zwischen 7,5 und 15 MHz. Zur Diagnostik neuromuskulärer Erkrankungen ist es sinnvoll, regelmäßig eine standardisierte Auswahl von Muskeln zu untersuchen. Hierbei sollten sowohl proximale als auch distale Muskeln an

Armen und Beinen untersucht werden. Zusätzlich ist bei vielen Fragestellungen auch eine Untersuchung der Bauchwandmuskulatur sinnvoll. Der Schallkopf sollte senkrecht zur Muskeloberfläche ohne viel Druck gehalten werden.

## Indikation

Die Myosonographie ist ein problemlos einzusetzendes Screening-Verfahren zur Beurteilung der Muskulatur. Eine hohe Aussagekraft besteht bei:

- Spinaler Muskelatrophie
- Kongenitalen Myopathien mit Strukturbesonderheiten
- Kongenitalen Muskeldystrophien
- Progressiven Muskeldystrophien (nicht im präsymptomatischen Stadium)

## Kontraindikationen

Keine.

## Beurteilungskriterien

Die Auswertung erfolgt überwiegend durch visuelle Analyse. Ob eine computergestützte Texturanalyse tatsächlich zusätzliche Vorteile bringt, ist umstritten. Recht gut etabliert ist die visuelle Beurteilung nach der Heckmatt-Skala, welche zwar nur eine grobe Einteilung ermöglicht, dafür aber recht gut reproduzierbar ist:

- Grad 1 = unauffälliger Muskel
- Grad 2 = leichte Vermehrung der Echointensität
- Grad 3 = deutliche Vermehrung der Echointensität, Knochenecho (eben) noch darstellbar
- Grad 4 = fehlendes Knochenecho

Eine computerbasierte Texturanalyse ermöglicht hingegen eine feinere Gradierung, allerdings müssen hier zahlreiche, zum Teil schlecht standardisierbare Variablen wie Verstärkung oder Focuszone mit berücksichtigt werden.

Liegt eine Vermehrung der Echointensität vor, sollte das Muster der Veränderungen mitberücksichtigt werden:

- Diffuses Muster (z.B. bei progressiven Muskeldystrophien, kongenitalen Myopathien mit Strukturbesonderheiten)
- Fokal nodulär (z.B. bei kongenitalen Muskeldystrophien, zum Teil bei spinaler Muskelatrophie)

Auf jeden Fall sollten mehrere Muskeln untersucht werden, um einen Eindruck von der Verteilung der Veränderungen zu bekommen. In Einzelfällen können typische Befundkonstellationen herausgearbeitet werden.

Neben der Strukturbeurteilung sollte auch auf Faszikulationen in tieferen Muskelschichten geachtet werden (z.B. bei spinaler Muskelatrophie, hereditären Neuropathien, Wurzelläsionen).

**Fehlerquellen**

Aufsetzen des Schallkopfes mit Druck bzw. eine schräge Position des Schallkopfes kann zu einer Vermehrung der Echointensität führen.

**Grenzen der Methode**

Haupteinschränkung ist die deutliche Abhängigkeit der Befunde von der Erfahrung des Untersuchers. Eine Standardisierung der Methode ist nur sehr eingeschränkt möglich.

In Frühstadien (z. B. noch asymptomatische Muskeldystrophien) finden sich häufig Normalbefunde oder nicht eindeutige Befunde.

Die artdiagnostische Zuordnung gelingt nur in eingeschränktem Maß. So lassen sich neurogene Veränderungen nicht immer eindeutig von myogenen Veränderungen unterscheiden. Hier ist häufig die Kombination mit der klinischen Neurophysiologie sinnvoll.

## 1.7 Weitere bildgebende Verfahren

Mittels der Magnetresonanztomographie der Muskulatur (MRT)/Ganzkörper-MRT kann ein exaktes Befallsmuster sowie eine Unterscheidung zwischen Degeneration/Fibrose und Entzündung/Ödem getroffen werden. Aufgrund der meist für die Kernspintomographie erforderlichen Narkose bei kleinen Kindern bevorzugen die Autoren in diesem Fall die Myosonographie. Dem CT der Muskulatur bleibt allenfalls die Frage nach einer Verkalkung (z. B. im Rahmen einer Dermatomyositis) vorbehalten.

Andere Untersuchungsmethoden (z. B. die Myospektroskopie) sind speziellen wissenschaftlichen Fragestellungen vorbehalten.

Liegt als Teil der Symptomatik auch eine Störung des ZNS (z. B. kognitive Störungen, motorische Defizite, zerebrale Krampfanfälle, Seh- und Hörstörungen, Verhaltens- und Lernprobleme, emotionale Störungen und autistische Verhaltensweisen) vor, sollte eine MRT-Bildgebung des Gehirns/evtl. auch des Rückenmarks) erfolgen. In unterschiedlicher Ausprägung kommen Hirnfehlbildungen und Störungen der weißen Substanz vor.

## 1.8 Muskelbiopsie

Im Rahmen der Diagnostik einer neuromuskulären Erkrankung oder einer systemischen Erkrankung mit Beteiligung der Skelettmuskulatur kann die Muskelbiopsie für die abschließende Diagnose wichtig sein. Die Indikation ist nach ausführlicher Anamnese, klinischer Untersuchung und anderen Spezialuntersuchungen zu stellen (z. B. Laborbefunde, Myosonographie oder MRT der Muskulatur).

## 1.8.1 Indikation – Technik – Präparation

Vor Durchführung muss geklärt sein:

- Kann die Diagnose auch durch weniger invasive Maßnahmen erreicht werden (z. B. Molekulargenetik, pathobiochemische Untersuchung an anderen Geweben wie Leukozyten)?
- Welchen konkreten Beitrag erwartet man von der Biopsie für die Differenzialdiagnose (so ist es nicht sinnvoll, durch die Biopsie lediglich die Tatsache eines neurogenen Gewebsmuster nachweisen zu wollen)?
- Erwachsen aus der Biopsie therapeutische Konsequenzen?
- Ist das Labor in der Lage, die Biopsie nach dem Stand der Kunst zu verarbeiten (eine Pathologie allein in der Hämatoxylin-Eoosin-(HE)-Färbung ist nicht ausreichend!)?

Aufgrund der heutigen Möglichkeiten der Molekulargenetik besteht *in der Regel keine Indikation* zur Muskelbiopsie bei folgenden Verdachtsdiagnosen:

- Autosomal rezessive proximale spinale Muskelatrophie (SMA)
- Dystrophia myotonica (DM1)
- Fazio-skapulo-humerale Muskeldystrophie (FSHD)
- Duchenne-Muskeldystrophie (DMD)
- Hereditäre Neuropathien

Bei neuromuskulären Erkrankungen mit ähnlichem Phänotyp kann allein durch die Anamnese, klinische Untersuchung und Spezialbefunde bis dato die gezielte genetische Untersuchung nicht sinnvoll ausgewählt werden, z. B. bei Gliedergürtel-Muskeldystrophien, kongenitalen Myopathien. In diesen Fällen ist möglicherweise die Muskelbiopsie wichtig, um mit entsprechenden Befunden eine gezieltere genetische Analyse zu ermöglichen. Allerdings wird auch hier, nachdem inzwischen die neuen Methoden des sogenannten *next generation sequencing* eine umfangreichere molekulargenetische Untersuchungen zahlreicher Gene kostengünstig ermöglichen, die Notwendigkeit einer Muskelbiopsie weiter zurückgehen.

### Welcher Muskel soll biopsiert werden?

Die Auswahl der Biopsiestelle ist anhand der klinischen Untersuchung (Verteilung der Muskelschwäche, Hyper- oder Atrophie der Muskulatur) zu wählen; die genaue Stelle kann durch die Myosonographie unter Umständen präzisiert werden. Die Kernspintomographie ist grundsätzlich der Myosonographie bezüglich der Aussagekraft überlegen, dafür kann die Myosonographe aber rasch, in jedem Alter, ambulant und ohne Narkose durchgeführt werden. Der ausgewählte Muskel sollte deutlich, aber nicht zu schwer betroffen sein, um eine möglichst sichere Aussage zu erzielen (bei zu gering betroffenem Muskel sind kaum pathologische Veränderungen zu erwarten, bei zu stark betroffenem sog. Endstadiumbild mit überwiegend fettigem und bindegewebigem Umbau ist eine differenzierte Aussage unmöglich). Bei den meisten neuromuskulären Erkrankungen ist die proximale Muskulatur betroffen und hier sind gut erreichbare Muskeln der M. vastus lateralis oder seltener in den oberen Extremitäten der M. deltoideus. Allerdings ist auch der tibialis anterior, der sehr oberflächennah liegt, häufig mitbetroffen. Vor der Biopsie sollte der Muskel bis zu 3 Monaten nicht mit Injektions-Nadeln (z. B. Impfungen) oder EMG-Nadeln verletzt worden sein, um eine »Nadelmyopathie« zu vermeiden. Eine EMG-Sondierung unmittelbar vor der Biopsie macht allerdings keine Probleme, da entzündliche Abräumreaktionen erst nach einigen Stunden auftreten.

**Technik der Muskelbiopsie**

Die Entnahme der Muskulatur ist möglich mit:

- Speziellen Nadeln; hier hat sich besonders die Bergström-Nadel durchgesetzt (3–4 mm Durchmesser für Säuglinge, 5 mm für ältere Kinder, Jugendliche und Erwachsene). Dies kann mit lokaler Anästhesie und Sedierung ambulant erfolgen; das Resultat ist abhängig von der Kooperation der Patienten und der Erfahrung des durchführenden Arztes.
- Die offene Biopsie ist die invasivere Methode, erlaubt aber die Gewinnung von größeren Mengen Muskelgewebe, was im Einzelfall bei notwendigen Spezialuntersuchungen berücksichtigt werden muss.

Da die Muskelbiopsie erst nach Ausschöpfung aller sinnvollen Untersuchungen, einschließlich der genetischen Analysen, erfolgen soll, sind Spezialuntersuchungen wie pathobiochemische Diagnostik mit einem entsprechenden Bedarf an Gewebe häufig eingeplant. Aus diesem Grund werden bei den Verfassern offene Biopsien bevorzugt. Dies geschieht bei Neugeborenen bis Jugendlichen im Rahmen eines stationären Aufenthaltes unter Analgosedierung, eine Intubationsnarkose wird wenn möglich vermieden. Der Beleg/Ausschluss einer genetischen Disposition zur malignen Hyperthermie ist mit keiner dieser Methoden zu führen. Hier ist, wenn die Sicherung nicht durch genetische Analysen in den heute bekannten Genen erfolgen konnte, die Durchführung des in-vitro-Kontrakturtestes nach Europäischem Protokoll derzeit der Goldstandard. Es ist mit einem dafür spezialisierten Labor (Liste der Labore unter www.emhg.org) vorab zu besprechen, wobei für die Durchführung bei Kindern nur wenige Labore benannt werden können.

**Präparation der Muskelbiopsie**

Grundsätzlich reagiert das Muskelgewebe auf jegliche Art von Manipulation, dies ist unbedingt zu vermeiden! Die richtige und umgehende Präparation des Gewebes ist wichtige Voraussetzung für alle weiteren Untersuchungen und für die Interpretation der Befunde. Histologische, histochemische und immunhistochemische Untersuchungen werden am gefrorenen Gewebe durchgeführt. Dazu wird das Gewebe so rasch wie möglich in flüssigem Stickstoff tief gefroren, am Mikrotom geschnitten und Kryostatschnitte für die Färbungen und Reaktionen vorbereitet.

Für biochemische Untersuchungen (z. B. Atmungskettenenzyme bei mitochondrialen Erkrankungen) muss das Gewebe direkt am OP-Tisch in flüssigem Stickstoff tiefgefroren werden, um Enzyme so optimal wie möglich zu asservieren. Für elektronenmikroskopische Untersuchungen darf das Gewebe nicht tiefgefroren werden; hierfür ist es für die gängigsten Untersuchungen in 2–6 %igem Glutaraldehyd mit geeignetem Puffer zu fixieren (für Spezialuntersuchungen sind entsprechende Fixierungen zu wählen).

Für die Untersuchung vitaler Mitochondrien muss das Gewebe umgehend in passendem Puffermedium in ein Speziallabor gebracht werden.

Es empfiehlt sich, immer mit dem Labor vorher die Vorgehensweise bei Entnahme, Verarbeitung und Transport des Gewebes zu besprechen.

## 1.8.2 Untersuchungsmethoden

Jedes neuromuskuläre/neuropathologische Labor hat seine Standarduntersuchungen. Wichtig ist, die Untersuchungen so zu wählen, dass die an die Muskelbiopsie gestellten Fragen beantwortet werden können.

• Histologische/histochemische Untersuchungen (Hämatoxylin&Eosin, Gomorri Trichrom, Ölrot, Periodsäure-Schiff-Reaktion [PAS]) erfassen die generelle Struktur der Gewebeprobe, Fasergrößen und -formen, Lage der Kerne, Bindegewebe, Entzündungszellen, Nerven und Blutgefäße, Mitochondrien, Myofibrillen, extra- und intrazelluläres Fett sowie intrazelluläres Glykogen.
• Enzymhistochemisch (Adenosintriphosphatase [ATPasen], Nikotinamid Adenin Dinukleotidtetrazolium Reduktase [NADH-TR]-, Cytochrom Oxidase [COX]-, Succinatdehydrogenase [SDH]- und kombinierte COX/SDH-Reaktionen) werden die verschiedenen Muskelfasern differenziert und es können Hinweise auf Defekte der Atmungskettenenzyme detektiert werden.
• Weitere Untersuchungen erfolgen in Abhängigkeit der Ergebnisse o. g. Untersuchungen.
• Immunhistochemische Methoden (z. B. Peroxidase-Technik, Immunfluoreszenzuntersuchung) werden durchgeführt, um die Lokalisation spezieller Proteine im Muskel-, Nerven- oder Bindegewebe zu visualisieren. Dies erfolgt über die spezifische Affinität hergestellter Antikörper zu den zu untersuchenden Proteinen. Besonders bei autosomal-rezessiven und x-chromosomal rezessiven Erbgängen ist diese Methode aussagekräftig für eine genauere Klassifikation der Erkrankung und die gezieltere genetische Analyse (z. B. Duchenne-/Becker-Muskeldystrophie, Gliedergürtel-Muskeldystrophien, kongenitale Muskeldystrophien), da das Fehlen oder die deutliche Reduktion des Proteins zu erwarten ist. Bei autosomal-dominanten Erkrankungen ist das Protein häufig durch das verbleibende Allel ohne

Mutation nicht beeinträchtigt und die Untersuchung zeigt »normale Ergebnisse« (z. B. Lamin A/C bei Laminopathie).

- Immunoblot-Untersuchungen (Western Blot) ermöglichen die quantitative Untersuchung dieser Proteine, nicht ihre Lokalisation. Sie können im Einzelfall wichtige Zusatzinformationen für die endgültige Diagnose liefern, insbesondere, wenn das immmunhistochemische Proteinsignal nur abgeschwächt – nicht fehlend – ist oder die Frage besteht, welches Protein primär, welches sekundär betroffen ist.
- Weitere häufigere Spezialuntersuchungen wie z. B. die biochemische Analyse der Atmungskettenenzyme und des Pyruvatdehydrogenase-Komplexes oder des Glykogengehaltes der Muskulatur werden nur in dafür spezialisierten Laboren durchgeführt. Es empfiehlt sich immer vorab die Kontaktaufnahme »von Labor zu Labor«, um Präparation, Asservierung und Transport der Probe zu besprechen. Im besten Fall bestehen je nach Untersuchung und Labor feste Kooperationen; das erhöht die Aussagekraft der Ergebnisse. Die Elektronenmikroskopie gehört auch in diese Gruppe und bleibt speziellen Fragestellungen vorbehalten.

## 1.9   Genetische Diagnostik

Für die neuromuskulären Erkrankungen sind mittlerweile viele Gene zu den entsprechenden Erkrankungen bekannt, die eine abschließende Diagnose erlauben, wenngleich für eine stetig geringer werdende Anzahl noch keine kausalen Gene identifiziert sind.

Für einige Erkrankungen stellt die genetische Untersuchung in den entsprechenden Genen den Goldstandard in der Diagnostik dar (u. a. bei autosomal-rezessiver proximaler spinaler Muskelatrophie (SMA), bei der myotonen Dystrophie Steinert (DM1) oder der Fazioscapulohumeralen Muskeldystrophie (FSHD).

Auch für die häufige Muskeldystrophie Duchenne gelingt die Diagnosesicherung via MLPA-Methode (Deletionen, Duplikationen) in 70 % der Fälle, eine anschließende Sequenzierung des Dystophin-Gens (zur Punktmutationssuche) erbringt in weiteren knapp 30 % die Sicherung der Diagnose. Damit kann bei nahezu jedem Patienten die Diagnose einer Muskeldystrophie Duchenne mit hoher Sicherheit mittels einer genetischen Untersuchung gestellt werden. Daher ist die diagnostische Muskelbiopsie nur noch in seltenen Ausnahmefällen hierfür indiziert, vor allem auch um die möglichen seltenen Differenzialdiagnosen, z. B. alpha-Dystroglykanopathie, alpha-Sarcoglykanopathie, mittels entsprechender immunhistologischer Untersuchungen am Biopsat zu prüfen. Anschließend kann die gezieltere genetische Analyse der betroffenen Proteine erfolgen.

Daneben gibt es eine Anzahl von Erkrankungen, die sich klinisch, neurophysiogisch, myosonographisch und bioptisch klassifizieren lassen, ohne dass eine genetische Zuordnung möglich ist. Dies trifft vor allem für die

Gruppen der kongenitalen Strukturmypathien, die alpha-Dystroglykanopathien oder die kongenitalen myasthenen Syndome zu, die klinisch und genetisch sehr heterogen sind. Mit den Methoden des *next generation sequencing* NGS (exome oder whole genome sequencing), die auf der parallelen Sequenzierung von Millionen DNA-Fragmenten in einem einzigen Sequenzierlauf basieren, stehen inzwischen sehr effektive Methoden zur Verfügung, um bei einer Vielzahl von Erkrankungen eine ursächliche Zuordnung zu ermöglichen. Allerdings ist eine enge Kooperation zwischen dem Molekulargenetiker, der auch die methodischen Probleme im Erkennen von Repeat-Expansionen oder Kopienzahlveränderungen, mangelnde Abdeckung von Genbereichen abschätzen kann, und dem Kliniker, der den Phänotyp präzise beschreibt, notwendig. Hauptproblem ist häufig die Unterscheidung zwischen krankheitsverursachenden Mutationen und harmlosen Polymorphismen. Mit zunehmender Besserung der Normdatenbanken wird allerdings diese Problematik geringer werden.

# 2 Leitsymptome und ihre Differenzialdiagnosen

## 2.1 Floppy-infant-Syndrom

**Definition**

Das »Floppy-infant«-Syndrom beschreibt eine Skelettmuskelhypotonie im ersten Lebensjahr. Zu unterscheiden ist die chronische Symptomatik, die im Folgenden besprochen wird, von der akuten Skelettmuskelhypotonie, die durch Traumen oder andere akute systemische Erkrankungen in jedem Lebensalter auftreten kann.

**Symptome**

Klinisch ist das »Floppy-infant«-Syndrom charakterisiert durch die Kombination von:

- Auffälliger Haltung mit »Froschhaltung« der Beine (abduzierte und außenrotierte Beine auf der Unterlage) und »Henkelstellung« der Arme (die in Beugung auf der Unterlage nach oben geschlagen sind)
- Vermindertem oder fehlendem Widerstand gegen die Schwerkraft (in Rückenlage kein Anheben der Extremitäten von der Unterlage möglich)
- überstreckbaren Gelenken

Zusätzlich können ein Durchschlupfphänomen (in axillärer Hängelage klappen die Arme des Kindes nach oben und es rutscht durch die Hände des Untersuchers nach unten), eine unzureichende Kopfkontrolle und Rumpfinstabilität vorhanden sein.

Anamnestisch müssen Daten zur Schwangerschaft, Geburt und postnataler Entwicklung, einschließlich der Dynamik der Symptome, erhoben werden; zusätzlich sind Erkrankungen bei der Mutter und in der weiteren Familie zu erfragen.

**Einteilung**

Die für die weitere Diagnostik entscheidende Frage ist, ob die Ursache des »Floppy-infant«-Syndroms:

- Zentralnervös (Störung des ersten motorischen Neurons) oder
- Peripher (Störung des neuromuskulären Systems) ist.

Der Anteil zentralnervöser Störungen beim »Floppy-infant«-Syndrom wird in der Literatur mit 60–80 % angegeben.

Für die klinische Unterscheidung ist wichtig, ob das Kind nur hypoton oder sowohl hypoton als auch schwach ist, ob die Rumpfmuskulatur stärker betroffen als die Extremitätenmuskulatur ist und wie Hypotonie und Kraft auf Stimulation reagieren.

*Symptome bei zentralnervöser Genese in unterschiedlicher Konstellation:*
Es findet sich zumindest in Muskeln, die dem Bewegungsmuster (also z. B. dem Antigravitationsmuster) entsprechen, ein normale Muskelkraft. Die Muskeleigenreflexe sind erhalten oder gesteigert. Der Muskeltonus ist im Rumpfbereich häufig erniedrigt bei normalem bis erhöhtem Tonus in den Extremitäten. Bulbäre und respiratorische Störungen können zusätzlich auftreten.

*Symptome bei peripherer Störung in unterschiedlicher Konstellation:*
Es findet sich generalisiert ein herabgesetzter Muskeltonus und eine Muskelschwäche, normale, herabgesetzte oder fehlende Muskeleigenreflexe. Bei Traktion bleibt der Kopf deutlich zurück, die Beine werden nicht vor den Körper gebeugt und von der Unterlage angehoben, bulbäre und respiratorische Störungen können wie bei zentralen Ursachen zusätzlich auftreten.

---

**Cave:** *Mischformen sind möglich!* Kinder mit peripherer Störung haben ein höheres Risiko, eine hypoxisch-ischämische Enzephalopathie als Folge einer Asphyxie zu entwickeln, die zusätzliche zentralnervöse Störungen verursacht. Bei systemischen Erkrankungen können »alle Etagen« des motorischen Systems betroffen sein.

---

### Differenzialdiagnose

- *ZNS-Erkrankungen:* hypoxisch-ischämische Enzephalopathie nach ante- oder peripartaler Asphyxie, Hirnfehlbildungen, neurometabolische Störungen (z. B. nicht-ketotische Hyperglycinämie, Störungen des Neurotransmitter-Stoffwechsels, Enzephalomyopathien bei mitochondrialen Erkrankungen), neurodegenerative Prozesse (z. B. Leukodystrophien, lysosomale Speicherkrankheiten)
- *Erkrankungen des Rückenmarks:* Fehlbildungen, degenerative Prozesse
- *Periphere Erkrankungen (2. Motorneuron, peripherer Nerv, neuromuskuläre Endplatte und Muskel):* z. B. autosomal-rezessive proximale spinale Muskelatrophie, Neuropathien, kongenitale transiente Myasthenie, kongenitale myasthene Syndrome, infantiler Botulismus, kongenitale Myopathien und Muskeldystrophien, kongenitale myotone Dystrophie (DM1), schwere Form des M. Pompe,
- *Syndromale Erkrankungen:* z. B. Trisomie 21, Prader-Willi-Syndrom, Zellweger-Syndrom
- *Metabolische, endokrine Erkrankungen:* Hypothyreose, Störungen des Kalzium- und Magnesiumstoffwechsels, Bindegewebsstörungen, Defekte im Aminosäuren-/Organosäurenstoffwechsel, Neurolipidosen, Lipomukopolysaccharidosen, Störungen der O-Glykosylierung (CDG-Syndrome)

- *Andere:* »benigne Hypotonie« im Säuglingsalter, postnatale Intoxikation durch an die Mutter verabreichte Medikamente, Intoxikation durch eigene Medikation (z. B. Phenobarbitalüberdosierung), chronische Erkrankungen anderer Genese, z. B. kardial oder gastrointestinal

Die klinische Abgrenzung der Krankheiten erfolgt durch die ausführliche Untersuchung (typische Symptome für *zentral vs. peripher plus für die einzelnen Erkrankungen wegweisende Zusatzbefunde*). Die weiterführenden Spezialuntersuchungen werden durch die Verdachtsdiagnosen geleitet.

## 2.2 Muskelschwäche

### Definition

Muskelschwäche im Zusammenhang mit neuromuskulären Erkrankungen entspricht in der Regel einer schlaffen Parese mit vermindertem Muskeltonus. Der Schweregrad der Muskelschwäche wird am besten entsprechend der MRC-Klassifikation festgelegt:

- 0 = keinerlei Bewegung
- 1 = Anspannung der Muskulatur ohne Bewegungseffekt
- 2 = Bewegung unter Aufhebung der Schwerkraft
- 3 = Bewegung gegen Schwerkraft
- 4 = Bewegung gegen mäßigen Widerstand
- 5 = normale Bewegung

Beim kleinen Kind kann es allerdings sinnvoller, den Bewegungsumfang anzugeben, da hier gerade die Frage, was ein adäquater mäßiger Widerstand ist, nicht gut eingeschätzt werden kann.

### Einteilung

Muskelschwäche ist das Kardinalsymptom sämtlicher neuromuskulärer Erkrankungen. Wesentlich für die Einordnung des Syndroms Muskelschwäche sind:

- Manifestationsalter
- Lokalisation
- Zeitlicher Verlauf/Abhängigkeit von Belastungen
- Begleitsymptome (Sensibilitätstörungen, Hauterscheinungen, andere neurologische Symptome)

*Manifestationsalter:*

- Ein pränataler Beginn mit verminderten Kindesbewegungen, Gelenkfehlstellungen (Arthrogryposis multiplex) ) findet sich bei:

- Kongenitalen Muskeldystrophien
- Kongenitalen Myopathien mit Strukturbesonderheiten
- Intrauterinen neurogenen Schädigungen (SMA-0, neurogene Arthrogryposis multiplex)
- Ein Beginn kurz nach der Geburt bzw. in den ersten Lebensmonaten findet sich häufig bei:
  - Kongenitalen Myopathien
  - Kongenitaler Muskeldystrophie
  - Spinaler Muskelatrophie (Werdnig-Hoffmann-Erkrankung)
  - Kongenitalen myasthenen Syndromen
  - Einigen wenigen metabolischen Erkrankungen (Morbus Pompe, Mitochondriopathie)
  - Seltenen früh beginnenden Neuropathien
- Ein späterer Beginn (variabel vom Kleinkindalter bis in die Adoleszenz) findet sich bei:
  - Den meisten progressiven Muskeldystrophien
  - Milderen Formen der spinalen Muskelatrophie (Typ II und Typ III)
  - Hereditären Neuropathien
  - Metabolischen Myopathien

Autoimmunerkrankungen (Guillain-Barré-Syndrom, Myositis, Myasthenia gravis) können grundsätzlich in jedem Lebensalter vorkommen, sind allerdings in den ersten beiden Lebensjahren eher selten.

*Lokalisation:*

- Eine proximale Lokalisation findet sich, anders als bei Erkrankungen im Erwachsenenalter, im Kindesalter sowohl bei neurogenen (z. B. spinale Muskelatrophie) als auch bei myopathischen Erkrankungen.
- Eine distale Betonung spricht in der Regel für eine periphere Neuropathie. Lediglich bei der myotonen Dystrophie, den extrem seltenen distalen Myopathien (welche in der Regel erst in einem späteren Lebensalter auftreten) und vereinzelt bei der fazioskapulohumeralen Muskeldystrophie kann es ebenfalls zu einer distalen Betonung kommen.
- Ein asymmetrischer Befund ist relativ häufig bei fazioskapulohumeraler Muskeldystrophie sowie bei der Myasthenia gravis.
- Eine Schwäche mit Beteiligung der mimischen Muskulatur lässt an eine kongenitale Myopathie mit Strukturbesonderheiten, eine neuromuskuläre Übertragungsstörung und an eine Mitochondriopathie denken.
- Eine Schwäche mit Beteiligung der äußeren Augenmuskeln sollte an eine Myasthenie oder an eine kongenitale Myopathie mit Strukturbesonderheiten (Zentronukleäre Myopathie) denken lassen. Zudem sind mitochondriale Erkrankungen in Betracht zu ziehen.

*Zeitlicher Verlauf:*

Eine Verschlechterung im Tagesverlauf bzw. nach Belastung macht eine neuromuskuläre Übertragungsstörung wahrscheinlich. Seltener kann es auch bei metabolischen Myopathien unter Belastung zu einer deutlicheren Zunahme der Symptomatik kommen. Eine geringe Zunahme der Muskelschwäche im Tagesverlauf hingegen ist unspezifisch und findet sich praktisch bei jeder neuromuskulären Erkrankung.

*Begleitsymptome:*

* Eine deutliche Verschlechterung des Allgemeinbefindens bei gleichzeitiger Muskelschwäche und/oder Hautveränderungen sollte an eine Dermatomyositis denken lassen.
* Gleichzeitig vorhandene Sensibilitätstörungen legen eine Schädigung des peripheren Nervensystems oder eine zentralnervöse Erkrankung nahe.

## Wichtige Differenzialdiagnosen

Beim Leitsymptom Schwäche muss immer überlegt werden, ob nicht auch eine zentrale Ursache hierfür in Betracht kommt. Unterscheidungskriterien sind der Muskeltonus (vermindert bei neuromuskulären Erkrankungen, in der Regel erhöht bei zentralen Störungen), das Verteilungsmuster und der Reflexstatus (häufig verminderte Reflexe bei neuromuskulären Störungen und gesteigerte Reflexe bei zentralnervösen Erkrankungen).

Es muss immer unterschieden werden, ob tatsächlich eine Schwäche vorliegt oder ob es bedingt durch Schmerzen (im Rahmen orthopädischer oder rheumatologischer Probleme) zu einer Minerinnervation der Muskulatur kommt.

## 2.3 Myalgien

### Definition

Myalgien beschreiben Schmerzen in der Skelettmuskulatur. Diese können fokal oder generalisiert, permanent oder intermittierend auftreten. Die Ursachen können neuromuskulär, aber auch außerhalb der Muskulatur oder der peripheren Nerven liegende Prozesse sein.

### Einteilung

*Myalgien ohne körperliche Belastung:*

* Myositis, viral, bakteriell oder »autoimmun« als juvenile Dermatomyositis
* Genetisch determinierte maligne Hyperthermie und maligne Hyperthermie-Reaktion bei verschiedenen neuromuskulären Erkrankungen nach Verwendung von entsprechenden Triggersubstanzen (z. B. Succinylcholin, volatile Anästhetika).
* Toxische Myopathien, im Kindes und Jugendalter, z. B. nach Vincristin

- Elektrolytstörungen (Dehydratation, Wasserintoxikation, Nierenfunktionsstörungen)
- Endokrine Erkrankungen (z. B. Hypothyreose)
- Akutes Guillain-Barré-Syndrom, sehr selten hingegen bei hereditären Neuropathien

*Myalgien nach körperlicher Belastung:*

- Muskeldystrophien, besonders bei der Becker-Muskeldystrophie, seltener bei der Duchenne-Muskeldystrophie, aber auch bei anderen Muskeldystrophien möglich, oft nach starker körperlicher Belastung. Häufig, wenn auch nicht ausschließlich, sind die Waden betroffen.
- Kongenitale Myopathien: insgesamt selten, aber nach starker körperlicher Belastung möglich.
- Entzündliche Myopathien: Hier kommt es häufig bereits bei geringer Anstrengung zu Muskelkater ähnlichen Schmerzen.
- Metabolische Myopathien: hier häufig belastungsabhängige Myalgien kombiniert mit Muskelkrämpfen. Vorkommen bei Störungen der Glyko(geno)lysen (hier häufig walking through-Phänomen mit Besserung der Symptomatik bei fortgesetzter Belastung), bei muskulären Fettstoffwechselstörungen, Myoadenylatdeaminasemangel und Mitochondriopathien.
- Myotonia congenita Becker und Thomsen sowie Paramyotonie: häufig deutliche Zunahme der Schmerzen bei Kälteexposition
- Periodische Paresen, besonders bei der hypokalämischen Form

**Differenzialdiagnosen**

Primär müssen Schmerzen ausgeschlossen werden, die nicht durch neuromuskuläre Erkrankungen bedingt sind, z. B. zentralnervöse, pyramidale oder extrapyramidale Affektionen. Innerhalb der erstgenannten Erkrankungsgruppe sind anamnestisch Beginn, Ausdehnung, Dauer und Charakter zu erfragen, zusätzlich Auftreten in der Nacht und/oder am Tag sowie ohne oder nach körperlicher Anstrengung. Bei der klinischen Untersuchung ist auf weitere Symptome bei neuromuskulären Erkrankungen zu achten; die Symptomkonstellation kann hinweisend für bestimmte Erkrankungen und damit für die weitere Differenzialdiagnostik sein.

## 2.4 Belastungsintoleranz

**Definition**

Die Belastungsintoleranz beschreibt eine unzureichende Muskelkraft und -ausdauer für eine gegebene Belastungssituation. Für die objektive Beurteilung sind eine Altersabhängigkeit und der Trainingszustand zu berücksichtigen. Das Symptom kann permanent und intermittierend auftreten. Ursächlich können biochemische Abnormalitäten z. B. im Lipid- oder Glukosestoffwechsel sowie bei der oxidativen Phosphorylierung in der Atmungskette sein.

## Einteilung

Grundsätzlich ist zu klären, ob es sich um ein echtes Symptom oder eine subjektive Wahrnehmung handelt, z. B. bei schlechtem Trainingszustand. Hier liefern genaue Anamnese, klinische Untersuchung mit wegweisenden weiteren Symptomen und Funktionstests Zusatzinformationen.

## Differenzialdiagnosen

- Kongenitale myasthene Syndrome (hier häufig deutliche Zunahme der Belastungsintoleranz im Tagesverlauf, nach körperlicher Anstrengung und Infekten, seltener Schwankungen über Wochen)
- Myasthenia gravis (hier ist die Anamnese wichtig, die Belastungsintoleranz entwickelt sich bei vorher gesunden Kindern). Tageszeitliche Schwankungen in Abhängigkeit der körperlichen Belastung sind häufig. Häufig sind Hirnnerven (Okulomotorik, Kauen, Schlucken) mit betroffen.
- Mitochondriopathien: Hier findet sich häufig eine deutliche Zunahme z. B. bei Infekten mit/ohne Fieber. Die Symptome überdauern dann den akuten Infekt längere Zeit.
- Metabolische Myopathien, z. B. Störungen der Glyko(geno)lyse und der Beta-Oxidation, Lipidspeichermyopathien
- Kongenitale Myopathien: Hier steht mehr eine permanente Muskelschwäche im Vordergrund. Bei einzelnen Subtypen kann es allerdings zusätzlich zu einer Belastungsintoleranz kommen.
- Degenerative Muskelerkrankungen (Muskeldystrophien): Hier ist in der Regel die kontinuierliche Belastungsintoleranz mit einer Muskelschwäche kombiniert.
- Periodische Paralysen: Wichtig ist hier die klinische und laborchemische Untersuchung bei akuter Verschlechterung.
  - *Cave: Herzrhythmusstörungen!*
  - Im Rahmen der akuten Paralyse findet sich häufig eine Areflexie, die nach Besserung wieder verschwindet.
- Andere Ursachen wie kardiale, pneumologische und nephrologische Erkrankungen sind auszuschließen.

## 2.5    Faszikulationen

### Definition

es handelt sich um eine unwillkürliche Kontraktion einzelner motorischer Einheiten, welche bei oberflächlichen Muskeln mit dem bloßen Auge gesehen werden kann. In tieferen Muskelschichten können Faszikulationen mit der Myosonographie dargestellt werden. Häufig finden sich Faszikulationen in wechselnder Lokalisation. Die Entladung ist unregelmäßig.

### Einteilung

Faszikulationen sind Ausdruck ephaptischer Entladungen von Nerven. Dementsprechend können sie bei allen neurogenen Prozessen gefunden werden. Je proximaler die Schädigung ist, desto wahrscheinlicher ist das Auftreten von Faszikulationen. Allerdings treten Faszikulationen auch bei einigen hereditären Neuropathien auf.

Unter der Behandlung mit Cholinesterasehemmern treten Faszikulationen meist dann auf, wenn im entsprechenden Muskel eine Überdosierung vorliegt. Dies ist besonders häufig bei rein okulärer Myasthenie möglich, bei welcher die Skelettmuskulatur mit Ausnahme der Augenmuskulatur keinen Bedarf für eine Behandlung mit Cholinesterasehemmern hat.

### Differenzialdiagnosen

Die wesentliche Unterscheidung ist zwischen den häufigen benignen Faszikulationen und solchen, die mit einer Krankheit assoziiert sind. Bei der letzteren Gruppe finden sich auf jeden Fall zusätzliche Symptome wie Muskelschwäche oder Muskelatrophie. Faszikulationen kommen relativ häufig bei der spinalen Muskelatrophie einschließlich der im Kindesalter extrem seltenen amyotrophen Lateralsklerose, aber auch bei hereditären sensomotorischen Neuropathien vor.

## 2.6    Fibrillationen

### Definition

Es handelt sich um Entladungen einzelner Muskelfasern. Diese lassen sich lediglich an sehr oberflächlich gelegenen Strukturen (Zunge) optisch erfassen. Ein sicherer Nachweis gelingt lediglich durch die Elektromyographie. Sonographisch ist der Nachweis nicht möglich.

> **Cave:** Der Tremor beim Herausstrecken der Zunge wird häufig mit Fibrillationen verwechselt. Es muss deshalb auf jeden Fall darauf geachtet werden, dass dieser Befund an der entspannten, im Mund liegenden Zunge untersucht wird.

### Einteilung/Differenzialdiagnosen

Häufig finden sich Fibrillationen bei der akuten spinalen Muskelatrophie Werdnig-Hoffmann, aber auch bei der Intermediärform der spinalen Muskelatrophie.

Lediglich elektromyographisch fassbares Fibrillieren kommt sowohl bei akuten neurogenen Schädigungen als auch bei Myopathien vor. Es ist dann jeweils Ausdruck einer floriden Schädigung.

## 2.7 Muskel-Rippling

### Definition

Rippling beschreibt eine mechanisch induzierte unwillkürliche Bewegung der Muskulatur und ist Ausdruck einer muskulären Übererregbarkeit. Bei plötzlicher Dehnung der Muskulatur nach vorheriger Kontraktion treten wellenartige Bewegungen in diesen Muskeln auf, z. B. kommt es bei abrupter Beugung im Kniegelenk nach vorheriger Streckung zu Wellenbewegungen über den M. quadriceps femoris, meist von oben lateral nach unten medial.

### Wichtige Differenzialdiagnosen

- Die autosomal-dominant, seltener -rezessiv, vererbte Rippling-Myopathie
- Autoimmune Prozesse können zu einem sekundären Rippling-Phänomen führen, dies ist bei der Myasthenia gravis beschrieben.

## 2.8 Tremor

### Definition

Es handelt sich um unwillkürliche, rhythmische Zuckungen.

### Einteilung

Je nach Auslösesituation, in der der Tremor auftritt, wird unterschieden:

- Ruhetremor, welcher am entspannten Muskel auftritt
- Haltetremor, welcher bei Aktivation gegen Schwerkraft auftritt
- Intentionstremor, welcher bei Zielbewegungen auftritt

Im Zusammenhang mit neuromuskulären Erkrankungen spielen lediglich der Haltetremor und der Intentionstremor eine Rolle, während der Ruhetremor extrapyramidal motorischen Erkrankungen zugeordnet werden kann.

Die Einteilung nach der Tremorfrequenz sowie der Tremoramplitude (feinschlägig oder grobschlägig helfen in der Regel wenig bei der differenzialdiagnostischen Einordnung).

### Differenzialdiagnose

*Haltetremor:*
Findet sich bei neuromuskulären Erkrankungen häufig bei:

- Hereditären sensomotorischen Neuropathien: In der Regel werden die Patienten durch den Tremor kaum beeinträchtigt.
- Zustand nach Guillain-Barré-Syndrom: Hier kann der Haltetremor als sehr störend empfunden werden. Zum Teil ist sogar eine Behandlung notwendig.
- Spinaler Muskelatrophie: Hier ist der Tremor selten beeinträchtigend. Bei Behandlung mit ß-Mimetika kann es allerdings zu einer störenden Zunahme des Tremors kommen.

Bei der Hyperthyreose tritt ebenfalls ein deutlicher Haltetremor auf. Dieser kann mit einer proximalen Muskelschwäche kombiniert sein. Allerdings ist diese Erkrankung im Kindesalter eher selten.

Differenzialdiagnostisch müssen allerdings überwiegend medikamentöse Ursachen überlegt werden. Eine Vielzahl von in der Pädiatrie verwendeten Substanzen wie Antiepileptika (u. a. Valproinsäure), Betamimetika, Immunsuppressiva (Cyclosporin A) können zu einem zum Teil erheblichen Haltetremor führen.

*Intentionstremor:*
Vorkommen eines Intentionstremors im Zusammenhang mit einer Myopathie oder Neuropathie sollte an die Möglichkeit einer zusätzlichen zentralnervösen Schädigung denken lassen. Dies ist der Fall bei:

- Mitochondrialen Erkrankungen
- Neuropathie im Rahmen von anderen neurometabolischen Erkrankungen (CDG-Syndrom, Leukodystrophie)
- Heredoataxien (vor allem Friedreich-Ataxie, selten andere autosomal rezessive oder dominante Formen)
- CCFDN (Congenital cataracta facial dysmorphism neuropathy syndrome= Variante des Marinesco-Sjögren-Syndroms)

# 2.9 Trophische Störungen der Skelettmuskulatur

## Definition

Trophische Störungen beschreiben eine Muskelhypertrophie (Zunahme der Skelettmuskulatur durch Zunahme der Myofibrillen) oder eine Muskelatrophie (Abnahme der Skelettmuskulatur). Bei Ersterer muss noch eine Pseudohypertrophie abgegrenzt werden, bei der es zur Zunahme des Volumens durch eine vermehrte Binde- und Fettgewebseinlagerung kommt. Hypertrophien bzw. Pseudohypertrophien und Atrophien können nebeneinander vorkommen, entwickeln sich im Verlauf der Erkrankung, können aber auch schon bei Manifestation oder bei den kongenitalen neuromuskulären Erkrankungen schon unmittelbar postnatal sichtbar sein. Bei Atrophien sind neben den neuromuskulären auch ZNS-Erkrankungen zu berücksichtigen.

## Einteilung

Trophische Störungen sind wichtige Zeichen für eine neuromuskuläre Erkrankung. Insbesondere das Verteilungsmuster und die Entwicklung im Verlauf können differenzialdiagnostisch wegweisend sein, sind aber nicht spezifisch für bestimmte Krankheiten. Da nahezu bei jeder Muskel- und Nervenerkrankung trophische Störungen auftreten können, seien im Folgenden nur einige typische Differenzialdiagnosen genannt.

## Differenzialdiagnosen

*Im Vordergrund stehende Hypertrophie/Pseudohypertrophie:*

- X-chromosomale Dystrophinopathien (Duchenne- und Becker-MD): Fokale Hypertrophie/Pseudohypertrophie (Waden, Oberschenkel, seltener Oberarme), im fortgeschrittenen Verlauf fokale Atrophien (Oberschenkel, Oberarme, Schulter- und Beckengürtel); bei Konduktorinnen häufig Waden(pseudo)hypertrophie
- Gliedergürtel-Muskeldystrophien: Vom Subtyp abhängige Verteilung der Muskel(pseudo)hypertrophie und Atrophie
- Kongenitale Muskeldystrophien: Bei einigen schon früh Wadenhypertrophie, häufig aber auch generalisierte Muskelatrophie
- Spinale Muskelatrophie Typ III: Wadenhypertrophie möglich, das klinische Bild kann einer Becker-Muskeldystrophie ähneln! Häufig findet sich gleichzeitig eine Atrophie im Bereich der Handbinnenmuskulatur, was in der Unterscheidung zu proximal betonten Myopathien ein hilfreiches klinisches Kriterium sein kann.
- Myotonia congenita Becker und Thomsen, Paramyotonie: Generalisierte Hypertrophie, oft bei Typ Becker am deutlichsten ausgeprägt, oft wird zusätzlich trotz kräftig aussehender Muskulatur über eine Muskelschwäche berichtet; andere Symptome der Myotonie oder Paramyotonie beachten!

*Im Vordergrund stehende Atrophie:*

- Neuropathien: Häufig distal beginnende Atrophien an den unteren, später auch an den oberen Extremitäten, bei manchen Formen auch von Beginn an generalisierte Atrophie
- Kongenitale Myopathien: Häufig generalisierte Atrophie, bei manchen Subtypen auch zusätzlich besonders deutlicher Befall, wie z. B. bei CMD mit Selenoprotein-Defizienz im Vordergrund stehende Atrophie der Adduktorenmuskeln
- Kongenitale myasthene Syndrome: Bei einigen Unterformen generalisierte Atrophie möglich, die im Verlauf auch zunehmen kann (z. b. Mutationen in *CHRNE, RAPSN* oder *DOK7*); hier ist auf zusätzliche myasthene Symptome zu achten
- Zentralnervöse Erkrankungen mit fokalen oder generalisierten Atrophien: Zerebralparesen, neurodegenerative Erkrankungen
- Kongenitale Plexusparese: Fokale Muskelatrophie der Armmuskulatur der betroffenen Seite möglich

## 2.10   Myotonie/Muskelsteifigkeit

### Definition

Die Myotonie beschreibt eine Muskelversteifung, die durch eine durch Spontanaktivität fortgesetzte Muskelkontraktion ohne adäquate Muskelrelaxation bedingt ist. Sie kann durch Willküraktivität (Aktionsmyotonie) oder durch mechanischen Druck (Perkussionsmyotonie) ausgelöst werden. Der Daueraktivität liegt eine Störung des Muskelmembranpotenzials, häufig als Folge gestörter Chlorid- und Natriumkanäle zu Grunde. Elektromyographisch finden sich spontane und repetitive Muskelaktionspotenziale, die als verzögerte Muskelerschlaffung klinisch sichtbar sind und akustisch im EMG als ein Motorradgeräusch mit wechselnder Frequenz und Amplitude imponieren.

### Einteilung

Es ist bei Anamnese und Untersuchung nach anderen klinischen Zeichen der Myotonie zu fragen bzw. zu suchen, z. B. Greifmyotonie (nach kräftigem Händedruck verzögertes Öffnen der Hand), »warm-up«-Phänomen (nach Ruhephasen und beim Aufstehen aus dem Sitzen oder Liegen müssen die Muskeln erst wiederholt kontrahiert werden, bis es zu einer Besserung der Bewegungsabläufe kommt), plötzliche Versteifung der Muskeln unterschiedlicher Ausdehnung bei Kälteexposition (eingeschränkte Beweglichkeit, plötzliche Stürze, »eingefrorenes Lächeln«). Grundsätzlich abzugrenzen ist die

Paramyotonie, bei der es bei wiederholten Muskelkontraktionen zu einer Zunahme der Myotonie kommt (paradoxe Myotonie), hier ist die Verschlechterung bei Kälteexposition besonders deutlich.

## Wichtige Differenzialdiagnosen

Im Kindesalter zu berücksichtigen sind vor allem die genetisch determinierten Erkrankungen:

- Myotone Muskeldystrophie (DM1): Hier tritt die Myotonie allerdings erst im Schulalter auf.
- Myotonia congenita Becker (autosomal-rezessiv) und Thomsen (autosomal-dominant) durch Störungen im Chloridkanal
- Myogene chondrodystrophe Myotonie (Schwartz-Jampel-Syndrom) durch Störungen im Chloridkanal. Kennzeichen sind hier zusätzliche dysmorphe Stigmata.
- Paramyotonia congenita (Verstärkung bei wiederholter Muskelkontraktion, deutliche Zunahme bei Kälte, oft nachfolgende Muskelschwäche) durch Störung im Natriumkanal
- Kaliumsensitive Myotonie (Klinik ähnlich der Myotonia congenita Thomsen, zusätzlich verstärkt Kalium die Myotonie) durch Störungen im Natriumkanal
- Hyperkaliämische periodische Parese (Myotonie kann der Parese vorausgehen!) durch Störung im Natriumkanal
- Hypokaliämische periodische Parese (Kalziumkanalkrankheit, Störungen im Kaliumkanal)
- Sekundäre hypokaliämische Paresen, z. B. bei Hypo- oder Hyperthyreose

Abzugrenzen von der Myotonie sind Muskelsteifigkeit und elektrisch stumme Muskelkontraktionen.

Der Begriff *Muskelsteifigkeit* ist in der Literatur nicht klar definiert. Er wird häufig für spontan auftretende Muskelkontraktionen benutzt, die mit oder ohne schmerzhafte Muskelkrämpfe auftreten können. Von Betroffenen wird die Myotonie oft als Muskelsteifigkeit beschrieben (zur DD s. o.). Andere Ursachen können sein: »stiff-man« Syndrom, Tetanus, Neuromyotonie, Hypothyreose mit Muskelhypertrophie (Hoffman-Syndrom).

*Elektrisch stumme Muskelkontraktionen* können bei starker und/oder ischämischer körperlicher Belastung im Rahmen metabolischer Myopathien (Glyko(geno)lysen, Myoadenylatdeaminase-Mangel) auftreten. Sie sind schmerzhaft, dauern Minuten bis zu einer Stunde an und können bei weiterer Ausbreitung zur Myoglobinämie und -urie führen. Im Gegensatz zur Myotonie sind diese Muskelkontraktionen elektromyographisch stumm.

## 2.11   Rhabdomyolyse

### Definition

Die Rhabdomyolyse beschreibt eine akute, passagere Muskelnekrose. Leider gibt es keine exakten Kriterien, ab welchem Anstieg der CK-Werte bereits von einer Rhabdomyolyse gesprochen werden sollte. Pathophysiologisch kommt es durch eine Vielzahl von genetischen oder erworbenen Ursachen zu einer Muskelmembranschädigung und Nekrose der Muskelfasern. Dies bedingt eine Freisetzung von Myoglobin, Muskelproteinen und Muskelenzymen sowie Kalium und Phosphat ins Blut und bei Überschreiten der Nierenschwelle für Myoglobin auch in den Urin. Die Ablagerung von Myoglobin in den Nierentubuli kann zum akuten Nierenversagen führen. Bei geschädigter Muskelmembran kommt es zu vermehrtem Kalziumeinstrom in die Zelle, was die kontraktilen Elemente der Zelle weiter triggert; die Hyperkaliämie kann kardiale Arrhythmien bis hin zum Herzstillstand bedingen. Insgesamt stellt die Rhabdomyolyse mit der komplexen Pathophysiologie ein akutes lebensbedrohliches Krankheitsbild dar.

### Wichtige Differenzialdiagnosen

- Idiopathische paroxysmale Rhabdomyolyse
- Metabolische Myopathien: Defekte der Glyko(geno)lyse, muskuläre Fettstoffwechselstörungen, Myoadenylatdeaminase-Mangel und Mitochondriopathien
- Störung der intrazellulären Kalziumhomöostase: Genetisch determinierte maligne Hyperthermie und maligne Hyperthermie-Reaktion bei verschiedenen neuromuskulären Erkrankungen nach Verwendung von entsprechenden Triggersubstanzen (z. B. Succinylcholin, volatile Anästhetika)
- Malignes neuroleptisches Syndrom bei Verwendung verschiedener Neuroleptika
- Medikamente, z. B. Zytostatika
- Elektrolytstörungen (z. B. Hypothyreose, diabetisches Koma, Hypokaliämie, Hypernatriämie, metabolische Azidose)
- Störung der intrazellulären Kalziumhomöostase
- Traumen, z. B. Elektrounfall, Verbrennungen, Erfrierungen, Crush-Syndrom
- Ischämische Muskelläsionen, z. B. durch Gefäßokklusion bei Sichelzellanämie
- Muskeldystrophien, besonders bei der Becker-Muskeldystrophie, seltener bei der Duchenne-Muskeldystrophie, aber auch bei anderen Muskeldystrophien möglich (z. B. LGMD 2i), oft nach starker körperlicher Belastung
- Infektiöse oder parainfektiöse Myositis (viral, bakteriell)
- Autoimmunmyositis als juvenile Dermatomyositis
- Exzessive Muskelanstrengung: Status epilepticus, Status asthmaticus, Tetanus, exzessive sportliche Aktivitäten bei inadäquatem Trainingseffekt

**Cave:** In der differenzialdiagnostischen Aufarbeitung darf die Muskelbiopsie nicht im akuten Stadium erfolgen, da bei ausgeprägter Schädigung die Untersuchungen nicht zu einem verwertbaren Ergebnis führen! Wenn notwendig, ist sie im Abstand von mindestens drei Monaten zum akuten Ereignis durchzuführen.

## 2.12 Ptosis

### Definition/Einteilung

Die Ptosis beschreibt ein teilweises oder vollständiges Herabsinken des Augenlids. Peripher bedingte Störungen führen zu einer Retraktorenlähmung mit einem Defizit der Oberlidhebung; die Oberlidsenkung, also die Ptosis, ist dabei das klinische Leitsymptom. Diese kann akut oder chronisch, ein- oder beidseitig in jedem Lebensalter auftreten, zusätzlich ist eine gewisse Ermüdungsabhängigkeit bei allen Ptosisformen möglich.

Bei gering ausgeprägter Symptomatik kann diese unter Umständen nur am sitzenden Kind beobachtet werden.

Die Ursachen können ZNS-Erkrankungen, Läsionen des peripheren Neurons, Übertragungsstörungen an der neuromuskulären Endplatte, Erkrankungen der Muskeln und der umgebenden Lidstrukturen sein.

### Wichtige Differenzialdiagnosen

- Läsion im Okulomotoriuskerngebiet: meist beidseitige Ptosis, wichtige DD: Tumor mit kompressiver Okulomotoriuslähmung!
- Kongenitale Okulomotoriuslähmung: Ein- und beidseitig, zyklisches Auftreten mit intermittierend normaler Lidspalte
- Sympathikusläsion: Im Kindesalter Ptosis neben Miosis, Enophthalmus und Schweißsekretionsstörungen Teil des Horner-Syndroms. Die Ptose bei Sympathikusläsion ist häufig nur gering ausgeprägt. Ein kompletter Schluss des Lids ist nie ein Horner-Syndrom!
- Marcus-Gunn Phänomen: Neurogene Ptosis mit mandibulärer Synkinese
- Kongenitale Ptose: Ein- oder beidseitige angeborene Hypoplasie des Levatormuskels, bei vertikalen Blickbewegungen ist die Oberlidexkursion eingeschränkt, bei Abblick weite Lidspalte!
- Synaptogene Ptosis: Ein- und beidseitig, ermüdungsabhängig bei Myasthenia gravis, kongenitalen myasthenen Syndromen und Botulismus. Bei längerem Aufwärtsblick kommt es zu einer Zunahme der Ptosis (»positiver Simpson Test«). Bei Kälteexposition (Eisbeutel) zu einer Besserung der Ptosis.
- Hereditäre periphere Neuropathien: Bei einzelnen genetisch determinierten Erkrankungen Ptosis im Rahmen intermittierend auftretender fazialer

Schwäche möglich (z. B. bei hereditärer motorisch-sensorischer Neuropathie Typ 1A)

- Muskelerkrankungen: Beidseitige Ptosis, besonders bei kongenitalen Myopathien; sie kann bei Erkrankungsbeginn (meist im Rahmen einer fazialen Schwäche) vorhanden sein oder sich erst im Krankheitsverlauf entwickeln. Bei mitochondrialen Erkrankungen stellt eine Ptosis ebenfalls ein sehr häufiges Symptom dar.
- Pseudoptosis: Normale neuronale Efferenz und intakte Lidmuskulatur! Möglich bei Volumenverlust der Orbita durch z. B. Enophthalmus, Anophthalmus.
- Andere: Vergrößertes Oberlid bei z. B. Blepharochalasis
- Die Ptosis muss immer abgegrenzt werden von einer pathologischen Kontraktur des orbicularis oculi. Diese kann entweder im Rahmen eines Blepharospasmus, welcher im Kindesalter extrem selten ist, oder im Rahmen einer Fazialissynkinesie bei Zustand nach Fazialisparese auftreten.

## 2.13   Externe Ophthalmoplegie

### Definition

Die Ophthalmoplegie beschreibt den kompletten Ausfall im Gebiet aller okulomotorischen Hirnnerven (N. oculomotorius III, N. trochlearis IV, N. abduzens VI).

### Einteilung

Es wird eine *externe Ophthalmoplegie* mit Erhalt der autonomen Innervierung der Pupille und des Ziliarmuskels von der *internen Ophthalmoplegie* mit freier Bulbusbeweglichkeit bei absoluter Pupillenstarre unterschieden.

### Wichtige Differenzialdiagnosen

Bei neuromuskulären Erkrankungen ist für die differenzialdiagnostischen Überlegungen bei der externen Ophthalmoplegie zu berücksichtigen:

- Myasthenia gravis: Ein-und beidseitiger Befall möglich, bei jungen Kindern oft einziges Symptom mit wechselnder Intensität. Typisch hierbei ist, dass die Augenmuskelparese von Untersuchung zu Untersuchung einem unterschiedlichen Innervationsgebiet zugeordnet werden kann. Bei längerer Fixierung eines Gegenstands nimmt der Schielwinkel zu. In der Regel empfinden die Patienten, wenn sie älter sind, Doppelbilder.
- Kongenitale myasthene Syndrome: Einseitiger Beginn möglich, häufig beidseitiger Befall (z. B. bei Mutationen in den Untereinheiten des Acetylcholinrezeptors, Defizienz der Acetylcholinesterase). Häufig findet sich

eine hochgradige Symptomatik mit »eingemauerten« Bulbi. Die Patienten drehen den Kopf, um zur Seite zu blicken. Doppelbilder treten eher selten auf.

- Botulismus: Neben der Ptose bestehen hier häufig andere Hirnnervenausfälle sowie autonome Störungen.
- Kongenitale Myopathien: In der Regel beidseitig, z. B. typisch bei Mutationen im Ryanodinrezeptor1-Gen (*RYR1*) oder bei zentronukleären Myopathien.
- Chronisch progressive externe Ophthalmoplegie (CPEO): Mitochondriale Erkrankung mit Progredienz der Symptomatik, in der Regel beidseitig. Beginn typisch im Erwachsenenalter, aber Manifestationen im ersten Lebensjahrzehnt sind beschrieben. In der Regel kommt es zu keinen Doppelbildern. Die Bulbi sind eingemauert. Zusätzlich besteht fast regelhaft eine Ptose.
- Okuläre Myositis: Eingeschränkte und schmerzhafte Augenbewegungen, häufig, aber nicht ausschließlich, einseitig. Häufig besteht gleichzeitig eine Protrusio bulbi und Gefäßinjektionen der Kornea. Insgesamt handelt es sich um ein extrem seltenes Krankheitsbild. Differenzialdiagnostisch müssen auf jeden Fall maligne Raumforderungen sowie Erreger bedingte Entzündungen ausgeschlossen werden.

## 2.14 Störung der Pupillomotorik

### Definition/Einteilung

Störungen der Pupillomotorik umfassen ein-oder beidseitige Beeinträchtigungen der Pupillendilatation (mydriatisch) und der Pupillenkonstriktion (miotisch) auf Lichteinfall. Ungleich weite Pupillen (Anisokorie) sind überwiegend durch einseitige Schädigungen bedingt.

### Wichtige Differenzialdiagnosen

Bei einem einseitigen Befund müssen auf jeden Fall primär lokale Schädigungen im Verlauf des Nervus Okulomotorius oder des Sympathicus ausgeschlossen werden.

Insgesamt ist eine beidseitige Pupillomotorikstörung bei neuromuskulären Erkrankungen selten. Sie kommt vorbei:

- Botulismus: Hier findet sich häufig zusätzlich eine mit Mydriasis
- Miller-Fisher-Syndrom
- Kongenitales myasthenes Syndrom: Bei Patienten mit einem kongenitalen myasthenen Syndrom mit Defizienz der Acetylcholinesterase (Mutationen im kodierenden Gen *COLQ*) findet sich eine eingeschränkte/fehlende Pupillenreaktion auf Licht und Dunkelheit.

## 2.15    Fazies myopathica

### Definition

Die Fazies myopathica beschreibt die Muskelschwäche der Gesichtsmuskulatur. Klinisch sind sofort sichtbare Symptome die eingeschränkte Mimik mit immer müdem Gesichtsausdruck, eine Ptosis und oft ein offener Mund mit zeltförmiger Oberlippe. Bei der klinischen Untersuchung haben die Patienten meist Schwierigkeiten, die Wangen aufzublasen oder die Augen kraftvoll zu schließen.

### Einteilung

Die faziale Muskelschwäche kann permanent oder intermittierend sein; sie kann bei Erstmanifestation der Erkrankung oder im Verlauf auftreten.

Grundsätzlich kann die Fazies myopathica zentralnervös und peripher bedingt sein. Häufige Ursachen sind periphere neuromuskuläre Erkrankungen; eine gewisse Zunahme der Symptomatik wird bei Ermüdung beobachtet; insgesamt kommt sie zwar bevorzugt bei bestimmten neuromuskulären Erkrankungen vor, bleibt aber unspezifisch.

### Differenzialdiagnosen

*Häufig assoziiert mit einer Fazies myopathica sind:*

* Kongenitale Strukturmyopathien (z. B. Nemaline Myopathie, zentronukleäre Myopathien, central core Myopathien mit Ryanodinrezeptor1-Defekt)
* Myotone Dystrophie (DM1)
* Fazioskapulo-humerale Muskeldystrophie: Hier besteht in der Regel zusätzlich eine Schwäche der proximalen Muskulatur der Arme, die Arme können seitlich nicht über die Horizontale gebracht werden.
* Kongenitale myasthene Syndrome (hier häufig deutliche Zunahme nach Belastung im Tagesverlauf, seltener Schwankungen über Wochen)
* Botulismus: hier zusätzliche autonome Symptome sowie eine generalisierte Ermüdbarkeit der Muskulatur
* Myasthenia gravis (hier ist die Anamnese wichtig, Fazies myopathica entwickelt sich, vorher gesunde Kinder!), weitere Muskeln können betroffen sein, tageszeitliche Schwankungen in Abhängigkeit der körperlichen Belastung möglich
* Mitochondriopathien, häufig im Rahmen von Enzephalomyopathien, deutliche Zunahme z. B. bei Infekten mit/ohne Fieber
* Juvenile Dermatomyositis (hier ist die Anamnese wichtig: Fazies myopathica entwickelt sich, vorher gesunde Kinder!), zusätzlich Schmetterlingserythem möglich, je nach Ausprägung können weitere Muskeln betroffen sein. Insgesamt ist eine Facies myopathica bei der Dermatomyositis ein extrem ungewöhnlicher Befund und sollte zu differenzialdiagnostischen Überlegungen Anlass geben.

Wichtige Differenzialdiagnose einer kongenitalen Facies myopathica sind Anlagestörungen im Hirnstammbereich im Sinne eines Moebius-Syndroms (wobei hier häufig Störungen der Okulomotorik, insbesondere eine Abduzensparese vergesellschaftet sind).

## 2.16 Sprechstörung

### Definition

Im Unterschied zur Sprachstörung handelt es sich bei der Sprechstörung um eine Störung der Aussprache von Wörtern. Ist die Aussprache undeutlich, spricht man von Dysarthrie, bei völligem Verlust einer verständlichen Sprache von Anarthrie.

### Einteilung

- Bulbäre Sprechstörung mit einer verwaschenen Sprache
- Sprechstörung durch Makroglossie
- Nasale Sprechstörung (Rhinolalia aperta)
- Cerebelläre Sprechstörung mit einer abgehackten, wenig modulierten Sprache (skandierende Sprache)

Bei der klinischen Untersuchung muss beim Symptom Sprechstörung gezielt geachtet werden auf:

- Zungenatrophie (diese kann vor allem am Zungerand gesehen werden, wobei darauf geachtet werden muss, dass nicht Abdrücke der Zähne in der Zunge damit verwechselt werden)
- Faszikulieren der Zunge (*Wichtig: Untersuchung an der im Mundraum ruhenden Zunge nicht bei der herausgestreckten Zunge!* Bei herausgestreckter Zunge ist häufig auch beim Gesunden eine Bewegungsunruhe sichtbar)
- Aktive Beweglichkeit der Zunge (Diadochokinese)
- Hebung des Gaumensegels (eine einseitige Störung häufig nicht im Rahmen einer neuromuskulären Erkrankung, sondern im Rahmen einer lokalen Schädigung oder eines zentralnervösen Prozesses)
- Hoher gotischer Gaumen (kongenitale Myapathien mit Strukturbesonderheiten)

### Wichtige Differenzialdiagnosen

Eine *bulbäre Sprechstörung* findet sich im Kindesalter in erster Linie bei Erkrankungen des 2. Motoneurons und bei neuromuskulären Übertragungsstörungen:

- Fazio-Londe-Syndrom, bzw. Brown-Vialetto-van Laere-Syndrom mit zusätzlicher Schwerhörigkeit (bei beiden Mutationen im *SLC52A3* Gen nachgewiesen)
- Kindliche amyotrophe Lateralsklerose
- Triple-A-Syndrom (mit zusätzlicher Achalasie und Addison-Syndrom)
- kongenitales myasthenes Syndrom und Myasthenia gravis (bei diesen Störung häufig in der Intensität stark schwankend mit Zunahme bei Belastung)

---

**Cave:** Differenzialdiagnostisch muss eine supranukleäre Bulbärparalyse (Pseudobulbärparalys, Worster-Drought Syndrom) abgegrenzt werden. Im Unterschied zur Bulbärparalyse findet sich hier keine Atrophie der Zunge. Der Masseterreflex ist in der Regel gesteigert.

---

*Sprechstörung durch Makroglossie* bisweilen bei:

- Muskeldystrophie Duchenne (hier häufig kombiniert mit einer Sprachstörung)
- M. Pompe

*Nasale Sprechstörung* ist typisch für:

- Kongenitale Myopathien mit Strukturbesonderheiten
- Myotone Dystrophie, Myasthenia gravis und myasthene Syndrome

*Eine zerebelläre Sprechstörung* ist Hinweis auf eine Multisystemerkrankung wie eine mitochondriale Zytopathie.

## 2.17 Schluckstörung

### Definition

Während die unteren zwei Drittel des Ösophagus aus glatter Muskulatur bestehen, ist das obere Drittel des Nahrungstrakts aus quergestreifter Muskulatur aufgebaut. Der Schluckakt kann bei neuromuskulären Erkrankungen in verschiedenen Abschnitten beeinträchtigt sein:

- Kaumotorik (mit nicht ausreichender Zerkleinerung der Nahrung)
- Zungenmotorik
- Schluss des Gaumensegels
- Oberer Ösophagus

### Einteilung

In aller Regel ist die Schluckstörung nur ein Teil der Gesamtsymptomatik. Oft muss sogar gezielt nach der Schluckstörung gefragt werden, da die Patienten bisweilen die Schluckstörung und ihre Folgen (wie z. B. rezidivierende Pneumonien) nicht im Zusammenhang mit der neuromuskulären Erkrankung sehen.

Bei früh beginnenden Schluckstörungen haben die Kinder oft bereits Schwierigkeiten beim Stillen. Neben Verschlucken kann eine Gedeihstörung Hinweis auf die Schluckstörung sein.

Ein fehlender Schluss des Gaumensegels führt zum Austreten von Nahrung und Flüssigkeit aus der Nase.

## Wichtige Differenzialdiagnosen

Für die diagnostische Einordnung bedeutsam ist der *Zeitpunkt des Auftretens der Schluckstörung.*

*Bei Geburt schwere Schluckstörungen* typischerweise bei:

- Kongenitaler myotoner Dystrophie
- Kongenitalen myasthenen Syndromen
- Schwerer neurogener Arthrogryposis multiplex
- Einigen kongenitalen Myopathien mit Strukturbesonderheiten (z. B. myotubuläre Myopathie)

*Stark fluktuierende Schluckstörung mit Ermüdung bei längerem Essen* typischerweise bei:

- Myasthenie/myasthene Syndrome

*Schluckstörung, die im Verlauf der Erkrankung zunehmen,* häufig bei:

- Spinaler Muskelatrophie, wobei hier vor allem das akute Werdnig-Hoffmann-Syndrom betroffen ist. Bei milderen Formen (Intermediärtyp) tritt die Schluckstörung häufig erst später auf. Bei diesen Formen besteht dann gleichzeitig eine Schwierigkeit beim Öffnen des Mundes durch eine Kontraktur im Kiefergelenk.
- Muskeldystrophie Duchenne: Hier tritt die Problematik erst spät im Verlauf, meist mehrere Jahre nach Beginn der respiratorischen Insuffizienz, auf.
- M. Pompe
- Progressiver Bulbärparalyse

*Schluckstörung als führendes Symptom*
- Bulbospinale Muskelatrophie Fazio-Londe
- Brown-Vialetto-van Laere-Syndrom (kominiert mit Taubheit)

## 2.18   Sensibilitätsstörungen

### Definition

Hierunter werden Störungen der sensiblen Wahrnehmung zusammengefasst, welche folgende Systeme betreffen:

- Die epikritische Sensibilität (also Berührung, Lageempfinden, Vibrationsempfinden, welche im Bereich der Hinterstränge geleitet werden)
- Die protopathische Sensibilität (also die Wahrnehmung von Schmerz und Temperatur, welche vor allem über den Tractus spinothalamicus geleitet wird). Eine Störung in diesem System wird häufig vom Patienten nicht wahrgenommen, einziger Hinweis hierauf können schlecht heilende Wunden sein. Aus diesem Grund muss gezielt im Rahmen der Untersuchung nach Störungen von Schmerz und Temperaturempfinden gesucht werden
- Oder beide Systeme zusammen

Ist lediglich die protopathische Sensibilität bei erhaltener epikritischer Sensibilität gestört, spricht man von einer dissoziierten Empfindungsstörung.

### Einteilung

Wesentlich für die Einteilung ist neben der Art der betroffenen Qualitäten (also protopathische Sensibilität versus epikritische Sensibiliät) vor allem die Lokalisation von Sensibilitätsausfällen.

Bei neuromuskulären Erkrankungen spricht eine distal symmetrische (handschuhförmige oder sockenförmige) Verteilung für eine mögliche Polyneuropathie. Allerdings können auch zentrale Prozesse im Bereich des Rückenmarks initial mit diesem Muster beginnen.

Multiple Ausfälle, welche jeweils mehreren einzelnen peripheren Nerven zugeordnet werden können, entsprechen dem Muster einer Mononeuropathia multiplex. Dieses Muster findet sich bei entzündlichen Erkrankungen insbesondere der Vasa nervorum (z. B. bei Vaskulitis) oder bei einer vermehrten Druckempfindlichkeit des peripheren Nerven (z. B. bei der Neuropathie mit Neigung zu Druckparesen). Derartige Erkrankungen sind im Kindesalter extrem selten.

Insbesondere bei der Gruppe der hereditären sensomotorischen Neuropathien finden sich häufig neurophysiologisch eindeutige Hinweise auf eine Mitbeteiligung des sensiblen Nerven ohne entsprechende subjektive Beschwerden.

### Differenzialdiagnosen

Sensibilitätsstörungen weisen immer auf eine Schädigung entweder der sensiblen Afferenz oder der zentralen Verarbeitung hin. Im Zusammenhang mit neuromuskulären Erkrankungen sind sie somit immer ein Hinweis auf eine hoch wahrscheinliche Erkrankung des peripheren Nerven (Polyneuropathie).

Wichtigste Differenzialdiagnose bei einer symmetrischen Sensibilitätsstörung ist eine Schädigung im Bereich des Myleons. Zerebrale Schädigungen hingegen zeigen meist eine asymmetrische Verteilung.

# 3 Nichtmuskuläre Manifestationen bei Muskelerkrankungen

## 3.1 Respiratorische Insuffizienz

### Definition

Als respiratorische Insuffizienz bezeichnet man eine Störung des pulmonalen Gasaustausches mit pathologisch veränderten Blutgaswerten.

Bei einem Teil der neuromuskulären Erkrankungen kommt es im Verlauf zur respiratorischen Insuffizienz. Hierbei können verschiedene Mechanismen eine Rolle spielen:

* Eine Schwäche der Atempumpe
* Verminderte Sekretmobilisation mit Schwierigkeiten beim Abhusten
* Ausbildung von Atelektasen
* Restriktion durch eine Skoliose
* Obstruktion durch Instabilität des Rachenraums
* Auftreten von Pneumonien

Bei mitochondrialen Erkrankungen sowie bei der myotonen Dystrophie (meist allerdings erst im Erwachsenenalter) kann zusätzlich eine zentrale Atemregulationsstörung eine Rolle spielen.

### Symptomatik

In der Regel geht die Hypoxie einer Hyperkapnie voraus. Die respiratorische Insuffizienz beginnt üblicherweise zuerst im Nachtschlaf, später besteht sie während des ganzen Tages. Dementsprechend sind die ersten Symptome der respiratorischen Insuffizienz:

* Albträume
* Gestörter Nachtschlaf
* Morgendliche Kopfschmerzen
* Inappetenz
* Tagesmüdigkeit
* Psychische Veränderungen

Für die Beratung der Patienten und ihrer Familien wesentlich ist, dass eine klare Vorstellung darüber vorliegt, bei welchen Erkrankungen tatsächlich mit einer respiratorischen Insuffizienz zu rechnen ist und zu welchem Zeitpunkt. So macht es keinen Sinn, Kinder mit Muskeldystrophie Duchenne bereits im Kindergartenalter im Schlaflabor zu untersuchen und so der Familie unnötigen psychischen Stress aufzubürden. Umgekehrt ist bei den unten genannten Erkrankungen mit sehr früher respiratorischer Insuffizienz eine sehr frühzeitige Überwachung zwingend notwendig.

Bei den Erkrankungen, die mit einer respiratorischen Insuffizienz einhergehen können, müssen die Patienten und die Familie über die entsprechenden Symptome informiert sein, um rechtzeitig eine Beatmungstherapie beginnen zu können.

## Differenzialdiagnosen

Da einige neuromuskuläre Erkrankungen zusätzlich mit einer Kardiomyopathie einhergehen, muss immer überlegt werden, ob primär eine kardiale oder eine respiratorische Ursache vorliegt.

Die unspezifischen Symptome der nächtlichen respiratorischen Insuffizienz müssen außerdem von Symptomen einer Depression im Rahmen einer Anpassungsstörung abgetrennt werden.

## Einteilung

Wesentlich für die Einteilung und die diagnostische Wertung ist die Frage, ob die respiratorische Insuffizienz:

- unmittelbar postpartal,
- früh im Krankheitsverlauf (bei noch relativ geringer Schwäche der Skelettmuskulatur),
- spät in Krankheitsverlauf auftritt.

*Unmittelbar postpartal*
Nur wenige neuromuskuläre Erkrankungen zeigen bereits postnatal eine schwere respiratorische Insuffizienz, welche eine Intubation und Beatmung notwendig macht. Differenzialdiagnostisch muss bei diesen Erkrankungen in erster Linie eine Störung des zentralen Atemantriebs sowie eine Zwerchfellhernie ausgeschlossen werden.

- Kongenitale Form der myotonen Dystrophie: Bei dieser Erkrankung kommt es, falls die akute Zeit überlebt wird, in der Regel zu einer deutlichen Besserung der respiratorischen Funktion. In der Regel besteht gleichzeitig eine deutliche Schluckstörung.
- Kongenitale Myopathie mit Strukturbesonderheiten (x-chromosomale zentronukleäre (myotubuläre) Myopathie, Nemaline Myopathie)
- Myasthene Syndrome: Wegen der therapeutischen Konsequenzen sollte immer überlegt werden, ob ein repetitiver Stimulationstest sowie ein Behandlungsversuch entweder mit Edrophoniumchlorid (»Tensilontest«) oder mit einem länger wirksamen Cholinesterasehemmer indiziert ist.
- Schwere neurogene Arthrogryposis multiplex
- Muskulärer Carnitin-Mangel
- Schwere kongenitale Neuropathien

*Sehr früh im Krankheitsverlauf*
Eine respiratorische Insuffizienz kann bei einigen Erkrankungen bisweilen sogar schwereren Ausfällen im Bereich der Skelettmuskulatur vorausgehen:

- Morbus Pompe
- Multi-minicore Disease (vor allem bei durch *SEPN1* Muation verursachter Erkrankung), selten Myasthenia gravis/myasthene Syndrome
- Myofibrilläre Myopathie (vor allem bei schweren Verläufen u. a. durch Mutationen im *BAG3* oder *FHL1* Gen)

*Spät im Krankheitsverlauf*
Bei diesen Erkrankungen korreliert die respiratorische Insuffizienz sehr gut mit der zu diesem Zeitpunkt dann bereits deutlichen Schwäche der Skelettmuskulatur. In der Regel sind die Patienten zum Zeitpunkt, zu dem eine respiratorische Insuffizienz auftritt, bereits auf den Rollstuhl angewiesen. Eine respiratorische Insuffizienz ist im Verlauf der Erkrankung

*fast obligat bei:*

- Muskeldystrophie Duchenne
- Spinaler Muskelatrophie Typ I (syn: akutes Werdnig-Hoffmann-Syndrom)
- SMA mit respiratorischem distress (SMARD)-Syndrom

*kommt nur bei einem Teil vor bei:*

- Gliedergürteldystrophie (Calpainopathie, LGMD-2I)
- Spinaler Muskelatrophie (Intermediärform/Kugelberg-Welander)
- Strukturmyopathie (Nemaline, zentronukleäre Myopathie, Fasertypendysproportion)
- Rigid spine-Syndrom (z. B. mit Mutation im SEPN1 Gen)
- Seltenen hereditären sensomotorischen Neuropathien (hier vor allem sehr früh beginnende Formen)

*Eine Verschlechterung der restriktiven Ventilationsstörung im Zusammenhang mit Infekten bei:*

- Myasthenia gravis
- Myasthenen Syndromen, z. B. mit CHAT-Mutation
- Guillain-Barré-Syndrom

Bei *entzündlichen Myopathien* des Kindesalters kommt es nur sehr selten zu einer hochgradigen respiratorischen Insuffizienz. Betroffen hiervon sind vor allem Kinder mit Mischkollagenosen, bei welchen zusätzlich eine interstitielle Lungenerkrankung vorliegt.


## 3.2    Kardiomyopathie


### Definition

Bei neuromuskulären Erkrankungen ist neben der Skelettmuskulatur der Herzmuskel sehr häufig betroffen. Dies kann sich äußern als

- Störung der Impulsgeneration
- Störung der Reizleitung
- Hypertrophe, dilatative oder restriktive Kardiomyopathie
- Linksventrikuläre Hypertrabekulisierung (»spongy myocardium«) oder als
- Sekundäre Klappeninsuffizienz

Die kardiale Mitbeteiligung kann schon bei Manifestation oder erst im Verlauf der Erkrankung auftreten; in Einzelfällen geht sie der Affektion der Skelettmuskulatur voraus oder steht klinisch im Vordergrund.

### Einteilung

Die kardiale Symptomatik ergibt sich aus der zu Grunde liegenden Pathologie.

Zur Diagnostik werden alle zur Verfügung stehenden diagnostischen Methoden und Techniken eingesetzt (Anamnese, klinische Untersuchung mit Fokus auf die kardialen Symptome, 12-Kanal EKG, 24h-EKG und Echokardiographie, Spiroergometrie, evtl. Kardio-Magnetresonanztomographie). Sollten diese keine wegweisenden Befunde liefern und die kardiale Beteiligung klinisch vorliegen, sind in Abhängigkeit von der Verdachtsdiagnose weitere Spezialuntersuchungen (z. B. invasive elektrophysiologische Untersuchungen, Stress-Echokardiographie, transösophageale Echokardiographie) zu erwägen.

Grundsätzlich können Typ und Ausmaß der kardialen Symptomatik wegweisend für die neuromuskuläre Grunderkrankung sein. Bei jeder Diagnose einer neuromuskulären Erkrankung sollte mindestens initial die kardiologische Diagnostik erfolgen (s. o.). Bei anzunehmender oder manifester kardialer Mitbeteiligung sind individuell Methoden, Untersuchungsintervalle und Therapie festzulegen.

### Differenzialdiagnose

*Störung der Impulsgeneration oder der Reizleitung*
Es gibt keine für eine neuromuskuläre Erkrankung pathognomonische EKG-Veränderung. Sämtliche Blockbilder, bradykarde/tachykarde, supraventrikuläre/ventrikuläre Rhythmusstörungen können vorkommen, wenngleich bestimmte EKG-Muster bei der einen Krankheit mehr als bei der anderen beobachtet werden. Wichtige Beispiele sind:

- Atrioventrikulärer Block 1° bei myotoner Dystrophie (DM1)
- Vorhoffibrillationen bei Laminopathie und Mitochondriopathien
- Plötzlicher Herztod bei Laminopathie und X-chromosomaler Emery-Dreifuss-Muskeldystrophie, klassisch infantiler M. Pompe (Glykogenose IIa)
- Kompletter AV-Block bei X-chromosomaler Emery-Dreifuss-Muskeldystrophie
- Atriale Fibrillationen und eine schwere dilatative Kardiomyopathie können zu vermehrter Hyperkoagulabilität führen

*Hypertrophe, dilatative oder restriktive Kardiomyopathien und linksventrikuläre Hypertrabekulisierung (»spongy myocardium«)*
   Hier ist zu beachten, dass unterschiedliche Formen einer Kardiomyopathie bei einer Erkrankung vorkommen können. Besonders im Kindes- und Jugendalter zu berücksichtigen sind:

*Hypertrophe Kardiomyopathie*

- Becker-Muskeldystrophie und Konduktorinnen
- Laminopathie
- Gliedergürtel-Muskeldystrophien
- Kongenitale Muskeldystrophien (Dystroglykanopathien)
- Kongenitale Myopathien (z. B. Nemaline, zentronukleäre, Multicore Myopathie)
- Myofibrilläre Myopathien (im Kindesalter besonders Desminopathie)
- Glykogenosen (Typ II, III, IV und VII)
- Myoadenylatdeaminase-Mangel
- Mitochondriopathien

*Dilatative Kardiomyopathie*

- Becker-/Duchenne-Muskeldystrophie und Konduktorinnen
- Laminopathie
- X-chromosomale Emery-Dreifuss-Muskeldystrophie
- Gliedergürtel-Muskeldystrophien (Sarkoglykanopathien, bes. delta-SG, Dystroglycanopathien, Dysferlinopathie, Caveolinopathie)
- Kongenitale Muskeldystrophien (z. B. Merosinopathie, Dystroglykanopathien, Myosinspeichermyopathie mit Kardiomyopathie)
- Kongenitale Myopathien (z. B. Nemaline, Central Core, zentronukleäre Myopathie, kongenitale Fasertypendisproportion, Aktinopathie)
- Myofibrilläre Myopathien (im Kindesalter besonders Desminopathie)
- Glykogenose Typ IV
- Mitochondriopathien
- Myopathie mit primärem Carnitinmangel

*Restriktive Kardiomyopathie*

- Laminopathie
- Kongenitale Myopathien (z. B. Multicore-Myopathie)
- Myofibrilläre Myopathien (im Kindesalter besonders Desminopathie)
- Mitochondriopathien

*Linksventrikuläre Hypertrabekulisierung (»non-compaction« oder »spongy myocardium«)*

- Laminopathie
- Myotone Dystrophie (DM1)
- Becker-/Duchenne-Muskeldystrophie
- Mitochondriopathien
- Infantile Glykogenose Typ II (M. Pompe)

- Myoadenylatdeaminase-Mangel
- Friedreich-Ataxie

## 3.3 Zentralnervöse Manifestationen

**Definition**

Eine Störung des zentralen Nervensystems (ZNS) ist mit verschiedenen neuromuskulären Erkrankungen assoziiert. In unterschiedlicher Ausprägung kommen Hirnfehlbildungen und Störungen der weißen Substanz vor; klinisch manifestieren sich kognitive Affektionen, motorische Defizite, zerebrale Krampfanfälle, Seh- und Hörstörungen, Verhaltens- und Lernprobleme, emotionale Störungen und autistische Verhaltensweisen. Innerhalb einzelner Erkrankungen mit Mutationen in einem definierten Gen gibt es nicht immer eine sichere Genotyp-Phänotyp-Korrelation, wohl aber ist die klinische Symptomatik mit dem Ausmaß der Hirnfehlbildung bzw. der Affektion der weißen Substanz häufig zu korrelieren.

**Einteilung/Differenzialdiagnosen**

*Hirnfehlbildungen*
beinhalten Balken- und Septum pellucidum-Defekte, Migrationsstörungen, Lissenzephalien, Hydrozephalus, Hypoplasie der Pons, des Kleinhirnwurmes und der Hemisphären sowie die Hirnstammhypoplasie und cerebelläre Zysten, selten eine Dandy-Walker-Malformation, Arnold-Chiari-Malformation Typ1 oder Enzephalozelen. Diese Fehlbildungen können in unterschiedlicher Schwere vorkommen bei:

- Kongenitalen Muskeldystrophien mit alpha-Dystroglykan-Mangel: Hier handelt es sich um ein Kontinuum von isolierter Kleinhirnaffektion bis zu komplexen Hirnfehlbildungen (bei Walker-Warburg-Syndrom [WWS] und Muscle-eye-brain Krankheit [MEB])
- Kongenitaler Muskeldystrophie mit alpha2-Laminindefizienz: Polymikrogyrie und fokale kortikale Dysplasie überwiegend im Okkzipitallappen, selten Hypoplasie des Kleinhirns oder des Hirnstamms
- Gliedergürtel-Muskeldystrophien mit alpha-Dystroglykan-Mangel (allelisch zu CMDs mit alpha-Dystroglykan-Mangel): besonders Mikrozephalie und Kleinhirnaffektionen
- Friedreich-Ataxie: spinocerebelläre Atrophie, welche allerdings erst spät im Verlauf auftritt
- Mitochondriopathien: Balkenhypoplasie, unspezifische Hirnvolumenminderung, Kleinhirnaffektionen

*Störungen der weißen Substanz* umschreiben leukenzephalopathische Veränderungen. Diese kommen vor bei:

- CMD mit kompletter oder partieller alpha2-Laminindefizienz
- CMD mit alpha-Dystroglycan-Mangel bei Mutationen im LARGE-Gen
- Myotone Dystrophie (DM1), besonders paraventrikulär okkzipital betont
- Mitochondriopathien

*Psychomotorische Retardierung/kognitive Störungen/Verhaltensauffälligkeiten* können bei verschiedenen Erkrankungen in unterschiedlicher Ausprägung auftreten. Morphologische ZNS-Affektion sind häufig – aber nicht immer – assoziiert:

- Myotone Dystrophie (DM1), besonders bei kongenitaler und infantiler Form
- Kongenitale Muskeldystrophien mit alpha-Dystroglykan-Mangel
- Kongenitale Muskeldystrophie mit alpha-7-Integrindefekt: bis zu 30 % der Patienten betroffen
- Gliedergürtel-Muskeldystrophien mit alpha-Dystroglykan-Mangel (allelisch zu CMDs mit alpha-Dystroglykan-Mangel) mit Mutationen in POMT1, POMT2, DAG1
- Duchenne-Muskeldystrophie: 30 % der Patienten sind betroffen. Im Unterschied zur muskulären Symptomatik ist die ZNS Symptomatik nicht progredient.
- Becker-Muskeldystrophie: Eine Intelligenzminderung scheint statistisch nicht häufiger als in der Normalbevölkerung aufzutreten, wohl aber werden viele Jungen mit einer Konzentrations- und Aufmerksamkeitsstörungen vorgestellt.
- Mitochondriopathien: Variable Ausprägung, statische und progrediente Verläufe möglich
- Klassisch infantiler M. Pompe (Glykogenose Typ II): Symptomatik überhaupt zu beobachten, weil Betroffene unter Enzymersatztherapie älter werden und die Enzymersatztherapie keinen Einfluss auf die Glykogenspeicherung im ZNS hat.
- Infantile Form der Fazio-skapulo-humeralen Muskeldystrophie (FSHD): Hier muss bei Verdacht auf autistische Störung immer überprüft werden, ob nicht eine mit der FSH-Dystrophie häufig assoziierte Schwerhörigkeit Ursache der Verhaltensauffälligkeiten ist.
- Selten bei kongenitalen Myopathien

*Zerebrale Krampfanfälle* können fokal, fokal beginnend und sekundär generalisierend sowie primär generalisierend auftreten; dabei sind bei einem Patienten auch unterschiedliche Anfälle zu beobachten. Nicht selten hängt die Symptomatik von der zu Grunde liegenden ZNS-Affektion ab, Krampfanfälle können aber auch ohne jegliche Hirnfehlbildung, Leukenzephalopathie oder kognitive Beeinträchtigung auftreten. Zu berücksichtigende Krankheitsbilder sind:

- Kongenitale Muskeldystrophien mit kompletter oder partieller alpha2-Laminindefizienz
- Kongenitale Muskeldystrophien mit alpha-Dystroglykan-Mangel
- Infantile Form der Fazioskapulohumeralen Muskeldystrophie (FSHD)
- Mitochondriopathien

# 3.4 Hepatopathie

## Definition

Eine Hepatopathie beschreibt eine akute oder chronische Leberfunktionsstörung unterschiedlicher Ätiologie. Sie kann sich im Rahmen einer systemischen Erkrankung oder isoliert manifestieren.

## Wichtige Differenzialdiagnosen

Bei neuromuskulären Erkrankungen ist eine Hepatopathie, häufig mit Hepatomegalie, besonders zu berücksichtigen bei:

- Metabolischen Myopathien: Glykogenosen (Typ II, III, IV). Bei der Glykogenose III geht die Hepatopathie der klinisch manifesten Myopathie Jahre voraus.
- Mitochondriopathien: Isolierte Leberaffektion bis zum akuten Leberversagen, z. B. bei mitochondrialen Translationsdefekten oder im Rahmen einer systemischen Enzephalomyopathie mit Hepatopathie, z. B. M Alpers.
- Beta-Oxidationsdefekten

---

**Cave:** Bei Muskeldystrophien kommt es häufig zu einer Erhöhung von Glutamat-Oxalacetat-Transaminase (GOT), Glutamat-Pyruvat-Transaminase (GPT) und Laktatdehydrogenase (LDH). Hierbei handelt es sich in der Regel nicht um eine Leberbeteiligung sondern um Isoenzyme aus der Muskelzelle, die mit einer Kreatinkinase (CK)-Erhöhung einhergehen können.

Bei ungeklärter»Hepatopathie« sollte deshalb immer die CK zumindest einmalig bestimmt werden!

Umgekehrt sollte eine Erhöhung der Transaminasen, die weit den üblichen Bereich hinausgeht, der durch die CK-Erhöhung erklärt werden kann, immer an die Möglichkeit einer kombinierten Erkrankung denken lassen.

---

# 3.5 Hörstörungen

## Definition

Eine Hörstörung liegt vor, wenn bei verschiedenen Frequenzen eine Einschränkung gegenüber der normalen Hörfähigkeit festgestellt wird.

## Einteilung

Hörstörungen im Rahmen neuromuskulärer Erkrankungen sind relativ selten und werden häufig nicht mit der Grunderkrankung in Zusammenhang gebracht. Im Einzelfall können sich hieraus allerdings wertvolle diagnostische Schlüsse ergeben. Allerdings treten bei einem Teil der neuromuskulären Erkrankungen Hörstörungen erst in einem fortgeschrittenen Stadium der Erkrankung und somit erst im Erwachsenenalter auf.

Zum anderen muss bei jeder Sprechstörung im Rahmen einer neuromuskulären Erkrankungen auch überlegt werden, ob diese tatsächlich durch die Muskelschwäche hinreichend erklärt ist oder ob eine Schwerhörigkeit ursächlich mitverantwortlich ist.

Bei einigen wenigen Erkrankungen kann die Hörstörung dem Auftreten der neuromuskulären Symptome vorausgehen.

Diagnostisch und vor allem therapeutisch ist allerdings entscheidend, dass auch bei Kindern mit neuromuskulärer Erkrankung die übliche Ausschlussdiagnostik, nämlich HNO-ärztliche Untersuchung, insbesondere zum Ausschluss eines Paukenergusses, auf jeden Fall durchgeführt wird.

In der folgenden Tabelle sind die neuromuskulären Erkrankungen aufgeführt, bei denen gehäuft mit Hörstörungen gerechnet werden muss.

## Differenzialdiagnose

**Tab. 3.1:** Zusatzsymptome bei Hörstörungen

| | Wichtige Zusatzsymptome | Häufigkeit bei Krankheitsbild | Hörstörung bereits in Kindheit |
|---|---|---|---|
| **Myopathien** | | | |
| FSHD | Fazies myopathica, respiratorische Insuffizienz | 25 % (bei frühem Beginn der FSHD) | + |
| Scapuloperonealsyndrom | | ?? | |
| Infantiler M. Pompe | Schweres Floppy-infant-Syndrom, Cardiomyopathie, Hepatopathie. Hörstörung wird zunehmend unter Enzymersatztherapie gesehen, da hierdurch längeres Überleben | Häufig | + |
| **Multisystemerkrankungen** | | | |
| Mitochondriopathie | Multisystemerkrankung, Kleinwuchs | Häufig | + |

**Tab.3.1:** Zusatzsymptome bei Hörstörungen – Fortsetzung

| | Wichtige Zusatzsymptome | Häufigkeit bei Krankheits- bild | Hörstörung bereits in Kindheit |
|---|---|---|---|
| Hypothy- reose | Mentale Retardierung | Häufig | + |
| **Neuropathie** | | | |
| Hereditäre sensomotorische Neuropathie | | | |
| CMT 1 a | | ? | + |
| CMT 1 b | | | – |
| CMT1e | | 30% | + |
| M. Refsum | Nachtblindheit vorausgehend | | – |
| CMT 2a | | | |

# 3.6 Störungen des Sehapparates

## Definition

Einschränkungen der Sehfähigkeit können durch Veränderungen im gesamten visuellen System hervorgerufen werden. Hierzu zählen die Katarakte, sowie Veränderungen der Netzhaut und des Sehnerven.

## Symptome

Beeinträchtigungen im visuellen System im Rahmen neuromuskulärer Erkrankungen sind relativ selten. Sie führen je nach zugrundeliegender Ursache zu einer progredienten Visusminderung, teils verbunden mit Gesichtfelddefekten und Störungen des Farbsehens.

### 3.6.1 Katarakt (Syn. Grauer Star)

## Definition

Die Katarakt bezeichnet eine Trübung der Augenlinse.

**Symptome**

Hauptsymptom ist ein langsamer, schmerzloser Verlust des Visus mit Verschwommensehen, zunehmender Blendungsempfindlichkeit und reduzierter Wahrnehmung von Kontrasten »wie durch einen Nebel«.

**Wichtige neuromuskuläre Differenzialdiagnosen**

* Myotone Dystrophie (DM1)
* Marinecso-Sjögren-Syndom
* CCFDN-Syndrom
* Iatrogen (z. B. Steroidbehandlung bei M. Duchenne)

### 3.6.2    Retinopathia pigmentosa (Syn. tapetoretinale Degeneration, Retinitis pigmentosa)

**Definition**

Die Retinits pigmentosa stellt eine hereditäre Störung retinaler Proteine dar, die für Funktion oder Struktur der Photorezeptoren/des retinalen Pigmentepithels wichtig sind.

**Symptome**

Die Retinitis pigmentosa führt initial zu einer Funktionsstörung des Stäbchensystems mit Nachtsehstörungen und Einschränkung des mittelperipheren Gesichtsfeldes. Tritt im Verlauf zusätzliche eine Beeinträchtigung des Zapfensystems auf, kommt es zusätzlich zu einer Visusminderung, Farbsinnstörungen, Blendungsempfindlichkeit und Gesichtsfeldausfällen im Zentrum.

**Wichtige Differenzialdiagnosen**

* Mitochondriale Erkrankungen (v. a. beim Kearns-Sayre-Syndrom)
* M. Refsum (autosomal-rezessive Phytansäurespeicherkrankheit. Sie wird zu den hereditären motorisch-sensiblen Neuropathien gerechnet (Typ IV))
* Abetalipoproteinämie (Syn. Bassen-Kornzweig-Syndrom/Akanthozytose) autosomal-rezessiv vererbte Hypolipoproteinämie, mit intestinaler Malabsorption, Pigmentdegeneration der Netzhaut, progressiver sensorischer Ataxie und peripheren Neuropathie

### 3.6.3    Optikusatrophie

**Definition**

Im Verlauf der Krankheit kommt es zur Degeneration von Fasern des Nervus opticus, insbesondere in seinem temporalen Bereich. Die Funduskopie zeigt einen typischen Befund des Augenhintergrundes mit Pseudopapillenödem und abgeblasster Papille, Arterienerweiterungen und peripapillären Teleangiektasien.

## Symptome

Progressiver Visusverlust bis zur Erblindung mit verminderter Wahrnehmung von Rot-Grün, sowie zentralen Gesichtsfeldausfällen. Die Funduskopie zeigt einen typischen Befund des Augenhintergrundes mit Pseudopapillenödem und abgeblasster Papille, Arterienerweiterungen und peripapillären Teleangiektasien.

## Wichtige Differenzialdiagnosen

- *Selten, daher:* Andere Ursachen ausschließen!
  - Vor allem Tumore (+ als Folge der Behandlung)
  - Intrakranielle Druckerhöhung
  - Toxische Ursachen [z. B. Vitaminmangel (B1, B2, B6, B12, Folsäure, Cobalamin), Vincristin, Ethambutol, Rifamopicin, Toxine (Methanol, Blei)]
- Spätes Symptom einer retinalen Erkrankung (z. B. Retinits pigmentosa, neuronale Ceroidlipofuszinose, Infektion/Entzündungen, arterielle Okklusion)
- Mitochondriale Erkrankungen [unter anderem DOA (autosomal dominante Optikusatrophie), LHON Syndrom]
- Neuropathie mit Mutation im MFN2-Gen (CMT6)

# 3.7 Skoliose

## Definition

Unter einer Skoliose versteht man eine Seitabweichung der Wirbelsäule von der Längsachse kombiniert mit einer Rotation der Wirbelkörper um die Längsachse und Torsion der Wirbelkörper (Verschieben der Deck- und Grundplatten gegeneinander) – begleitet von strukturellen Verformungen der Wirbelkörper.

## Einteilung

Obwohl grundsätzlich bei entsprechender Fehlbelastung bei fast allen neuromuskulären Erkrankungen eine Skoliose auftreten kann, wird dieses Symptom bei einer geringeren Anzahl von Erkrankungen entweder bereits sehr früh im Krankheitsverlauf oder sehr ausgeprägt gesehen. Hilfreich für die Einordnung sind:

- Zeitpunkt des Auftretens im Krankheitsverlauf
- Gleichzeitiges Vorhandensein eines Rigid-Spine Syndroms

**Differenzialdiagnose**

Ein *frühes Auftreten* bei noch erhaltener Gehfähigkeit findet sich bei:

- Spinaler Muskelatrophie Typ III (insbesondere bei schweren Formen)
- Hereditären sensomotorischen Neuropathien
  - CMT 2A2 (*MFN2*)
  - CMT 2C (*TRPV4*)
  - CMT 2D (*GARS*)
  - CMT 2K (*GDAP1*)
  - CMT 2L (*HSPB8*)
  - AR-CMT 2A (*LMNA*)
  - CMT 3 (*PMP22, MPZ, PRX, EGR2*)
  - CMT 4 (*GDAP1, MTM2, MTM13, SH3TC2,*
  - *NDRG1, ERG2, PRX, HK1, FDG4, FIG4)*
- Friedreich-Ataxie
- Kongenitalen Myopathien
  - Mini-Core disease/Multi-Mini-Core disease
  - Nemaline Myopathie
  - Selenoprotein-1 *(SEPN-1* Myopathie)
  - *FHL-1*-Myopathie
  - Morbus Pompe (bei ca. 10 % der Patienten)
- Andersen-Syndrom

*Skoliose nach Verlust der Gehfähigkeit* ist typisch für:

- Muskeldystrophie Duchenne
- Seltener bei Gliedergürteldystrophie (*FKRP*)
- Spinale Muskelatrophie (Typ I/II, bei welchen allerdings die Gehfähigkeit nie erlangt wurde)

*Skoliose und gleichzeitiges Rigid spine-Syndrom* (Versteifung der Wirbelsäule mit verminderter Fähigkeit, diese zu beugen) finden sich gehäuft bei:

- Emery-Dreifuss-Dystrophie/Lamin A/C-Myopathie
- Rigid spine-Syndromen (*SEPN-1*-Mutation, four and a half lim domain (*FHL1*)-Mutation
- Morbus Pompe

## 3.8 Kontrakturen

### Definition

Bedingt durch das Ungleichgewicht zwischen verschiedenen Muskelgruppen kommt es bei neuromuskulären Erkrankungen sehr häufig zu Kontrakturen.

### Einteilung

Kontrakuren treten überwiegend mit zunehmendem Grad der Behinderung auf, meist lassen sich aus diesen später im Verlauf der Erkrankung auftretenden Kontrakturen keine speziellen diagnostischen Hinweise ableiten. Üblicherweise kommt es bei zahlreichen Muskeldystrophien zur Kombination aus einer Beugekontraktur in der Hüfte, im Kniegelenk sowie einer Spitzfußkontraktur.

### Differenzialdiagnose

Diagnostisch wertvoll hingegen sind solche Kontrakturen, welche entweder bereits sehr früh im Verlauf der Krankheit auftreten oder welche sich nicht zwanglos durch ein neuromuskuläres Ungleichgewicht erklären lassen. Ein Beispiel hierfür ist eine Beugekontraktur am Ellbogen beim gehfähigen Patienten. Während beim Patienten im Rollstuhl eine Beugekontraktur zwanglos durch die die meiste Zeit eingenommene Beugestellung im Ellbogen erklärt werden kann, muss beim gehfähigen Patienten davon ausgegangen werden, dass die Schwerkraft an sich einer Beugekontraktur im Ellbogen entgegen arbeitet.

*Früh auftretende Beugekontrakturen am Ellbogen*

- Emery-Dreifuss-Dystrophie (Emerin, Lamin A/C)
- Kongenitale Muskeldystrophien

*Spitzfußkontraktur als sehr frühes Symptom* findet sich häufig bei:

- Dystrophinopathie (Muskeldystrophie Duchenne/Becker-Kiener)
- Calpainopathie (LGMD2A)
- Selten bei hereditären sensomotorischen Neuropathien
- Myotone Dystrophie

*Eine Steifigkeit der Wirbelsäule* (Rigid spine-Syndrom) kann bei folgenden Krankheiten einen Leitbefund darstellen:

- Kongenitale Muskeldystrophien (*SEPN1-*, Ullrich-Myopathie)
- Calpainopathie (LGMD 2A)
- Emery-Dreifuss-Muskeldystrophie (Emerin-, Lamin A/C-Gen)
- Myofibrilläre Myopathie (*FHL1* Mutation)
- M. Pompe

Wichtig: Bei der Emery-Dreifuss-Erkrankung kann es hierbei neben einer Steifigkeit der Wirbelsäule zu einer ausgeprägten Hyperlordosierung kommen. *Kontrakturen* an den Händen, welche die Handgrundgelenke I und Interphalangealgelenke betreffen, treten vor allem auf bei:

• Hereditären sensomotorischen Neuropathien
• Syringomyelie
• Selten bei distalen Myopathien

Eine *Ulnardeviation der Hand* findet sich häufig im Endstadium der Muskeldystrophie Duchenne, bei schweren hereditären sensomotorischen Neuropathien und bei der spinalen Muskelatrophie. Diese Fehlstellung kann die Gebrauchsfähigkeit der Hand (Steuerung des Rollstuhls, Verwendung von Tastaturen) ganz erheblich beeinträchtigen. Es sollte deshalb immer gezielt nach derartigen Fehlstellungen gesucht und rechtzeitig prophylaktisch behandelt werden.

# 4 Einzelne Erkrankungen

## 4.1 Vorderhornerkrankungen

### 4.1.1 Spinale Muskelatrophie Typ I (akutes Werdnig-Hoffmann-Syndrom)

> In den folgenden Kapiteln werden die einzelnen Krankheitsbilder besprochen. Hierbei haben wir zur Verdeutlichung der praktischen Vorgehensweise ein Ampelsystem entwickelt. So finden Sie für die Einordnung der Parameter Häufigkeit und bei der Diagnostik Stellenwert und Aufwand der jeweiligen Untersuchungen eine Anzahl von Kugeln. Dabei ist die Skala aufsteigend zu interpretieren, d.h. sehr selten=1 Kugel und häufig=4 Kugeln; bei Stellenwert und Aufwand entspricht 1 Kugel=gering und 4 Kugeln=sehr hoch.

**Definiton**

Bei der spinalen Muskelatrophie kommt es durch eine Degeneration von motorischen Nervenzellen im Vorderhorn des Rückenmarks zu fortschreitender Muskelschwäche und Atrophie der Skelettmuskulatur.

**Pathophysiologie**

Im humanen Genom sind zwei fast identische SMN Genkopien vorhanden auf Chromosom 5q13: das telomere *SMN1* Gen, und das centromere *SMN2* Gen.

Durch eine Mutation im *SMN 1* (survival motor neuron) Gen, welches entscheidend für die Trophik der Vorderhornzellen ist, kommt es zum Untergang von Motoneuronzellen. Das SMN-Protein hat wahrscheinlich verschiedene Funktionen: es ist beteiligt an der Biogenese des prä-mRNA Splicing-Komplexes im Zellkern. Darüber hinaus scheint SMN eine Rolle beim Transport von mRNA entlang der Axone zu spielen.

Die Schwere der Erkrankung ist primär assoziiert mit der Zahl der Kopien im *SMN2* Gen. Die meisten SMA Typ 1 Patienten haben null bis zwei Kopien, SMA Typ2 in der Regel zwei oder drei Kopien und Typ 3 Patienten drei oder vier SMN2 Kopien.

| Verlauf | Häufigkeit |
|---|---|

**Epidemiologie** ●●●

Mit einer Prävalenz von 1:7.000 zählt die SMA (alle Formen zusammen) zu den häufigsten genetischen neuromuskulären Erkrankungen.

**Klinische Symptome**

In der Regel bemerken die Eltern in den ersten Lebenswochen einen rasch progredienten Verlust motorischer Fähigkeiten sowie ein zunehmendes »Floppy-infant«-

Syndrom. In selteneren Fällen zeigen sich erste Symptome bereits intrauterin mit einer in der Schwangerschaft neu aufgetretenen Verminderung der Kindsbewegungen.

Eine extreme Rarität ist ein intrauteriner Beginn mit Ausbildung multipler Gelenkkontrakturen im Sinne einer Arthrogryposis multiplex congenita. Bei dieser Form, welche als SMA Typ 0 bezeichnet wird, kann eine respiratorische Insuffizienz bereits zum Zeitpunkt der Geburt bestehen. Zusätzliche Symptome können kardiale Fehlbildungen (ASD, VSD) sowie periphere Durchblutungsstörungen sein.

In der Regel sind, zumindest initial, die Beine deutlicher als die Arme betroffen. Die mimische Muskulatur ist weniger betroffen, trotzdem zeigt sich beim schweren Werdnig-Hoffmann-Syndrom meist auch eine Schwäche der mimischen Muskulatur.

Durch eine Schwäche der Interkostalmuskulatur bei gleichzeitig erhaltener Zwerchfellfunktion kommt es zur Ausbildung eines Glockenthorax. Als Zeichen der respiratorischen Insuffizienz zeigen sich interkostale Einziehungen sowie Nasenflügeln.

**Wichtige Differenzialdiagnosen**

- ZNS-Erkrankungen (hier in der Regel Rumpfhypotonie deutlicher als Extremitätenhypotonie)
- Kongenitale Myopathien mit Strukturbesonderheiten
- M. Pompe
- Kongenitales myasthenes Syndrom
- Seltener: kongenitale Neuropathien

Im Unterschied zu den oben genannten Erkrankungen zeigt sich hier in aller Regel bei den Patienten mit respiratorischer Insuffizienz eine zusätzliche Beteiligung der Zwerchfellmuskulatur. Der Glockenthorax in Zusammenhang mit einer generalisierten Muskelschwäche ist fast pathognomonisch für eine spinale Muskelatrophie.

| Diagnostik | Stellenwert in Diagnostik | Aufwand |
|---|---|---|
| **CK** <br><br> Dient im wesentlichen der Differenzialdiagnose, wobei die meisten differenzialdiagnostisch in Betracht kommenden Erkrankungen ebenfalls wie die spinale Muskelatrophie auch nur eine normale oder gering erhöhte CK aufweisen (Ausnahmen: einige Unterformen der kongenitalen Muskeldystrophie und M. Pompe) | ● | ● |
| **Neurophysiologie** <br><br> EMG: Die Elektromyographie zeigt in erfahrenen Händen sehr früh ein gelichtetes Innervationsmuster mit einem pathologischen Rekrutierungsverhalten. Initial kann das Rekrutierungsverhalten (hohe Entladungsfrequenz bei fehlender Neurekrutierung von motorischen Einheiten) der einzig pathologische Befund sein. Zu einem späteren Zeitpunkt kommt | ●─● | ●─●─● |

| Diagnostik | Stellenwert in Diagnostik | Aufwand |
| --- | --- | --- |
| es dann zum Auftreten verbreiterter und überhöhter motorischer Einheiten, die teilweise auch polyphasisch sein können. Neurographie: Die Nervenleitgeschwindigkeit (NLG) ist normal oder gering verlangsamt, die motorischen Summenaktionspotenziale sind meist erniedrigt. Die sensible Neurographie ist in der Regel normal, selten gibt es jedoch auch eine Mitbeteiligung des sensiblen Nerven. Seit der universellen Verfügbarkeit der Molekulargenetik hat, zumindest bei typischem klinischen Bild, die Neurophysiologie im Wesentlichen eine Bedeutung in der Differenzialdiagnostik bei fehlendem genetischen Nachweis einer SMA. | | |
| **Sonographie** <br> Im frühen Säuglingsalter häufig noch keine eindeutigen Befunde. Im weiteren Verlauf dann typischer Befund mit: <br> • Atrophie der Muskulatur <br> • Relativer Zunahme der subkutanen Fettschicht im Verhältnis zum Muskeldurchmesser <br> • Zunahme der Echointensität zum Teil in großknotig inhomogener Anordnung | ◐ | ●–● |
| **Muskelbiopsie** <br> Ist bei typischer klinischer Symptomatik nicht indiziert und häufig insbesondere zu Beginn der Erkrankung noch unauffällig. Die Muskelbiopsie dient inzwischen ausschließlich differenzialdiagnostischen Zwecken bei nicht zuordenbarer Erkrankung. | ◐ | ●–●–●–● |
| **Genetik-Erbgänge** <br> Es handelt sich um eine autosomal-rezessive Erkrankung mit einer deutlichen phänotypischen Variabilität. | | |
| **Genetische Diagnostik** <br> Ein Nachweis einer homozygoten Deletion von Exon 7/8, in manchen Fällen auch nur von Exon 7, im *SMN1-* Gen findet sich in mindestens 95 % der Werdnig-Hoffmann-Syndrome. In den restlichen Fällen liegt eine Punktmutation homozygot oder compound heterozygot mit einer Deletion im *SMN1*-Gen vor. | ●–●–●–●–● | ●–● |

## Diagnostik

### Diagnosesicherung

Die Diagnosesicherung erfolgt über die Mutationsanalyse des *SMN1*- Gens aus dem peripheren Blut.

| Verlauf | Häufigkeit |
| --- | --- |

### Atmung

Eine respiratorische Insuffizienz tritt beim akuten Werdnig-Hoffmann-Syndrom obligat auf und führt in der Regel unbehandelt innerhalb der ersten 18 Lebensmonate zum Tod. Bereits sehr früh zeigt sich das pathologische Atemmuster mit fast ausschließlicher Zwerchfellatmung und interkostalen Einziehungen.

Mit Verschlechterung der Situation zeigen sich die üblichen Zeichen einer respiratorischen Insuffizienz (Nasenflügeln, Zyanose perioral, vermehrtes Schwitzen).

Häufig kommt es in dann im Rahmen eines Infekts zur raschen pulmonalen Dekompensation.

### Herz/Kreislauf

Eigenständige kardiale Probleme bestehen bei der SMA-1 nicht. Lediglich bei langzeitbeatmeten Kindern kann es bei inadäquater Beatmung zur Rechtsherzinsuffizienz kommen.

Bei der SMA-0 kommen Anlagestörungen (VSD/ASD) gehäuft vor.

### Orthopädie

Bei langzeitbeatmeten Patienten kommt es obligat, sobald die Patienten zum Sitzen gebracht werden, zur Ausbildung einer meist massiven Skoliose der Wirbelsäule.

An den übrigen Gelenken bilden sich Kontrakturen aus, die der überwiegend eingenommenen Körperposition angepasst sind.

Infolge der fehlenden Belastung, möglicherweise zusätzlich bedingt durch den Gendefekt selbst, kommt es zu einer sehr schweren Osteoporose mit häufigen Spontanfrakturen.

### Kognitive/psychiatrische Probleme

In der Regel auffallend wache, intelligent wirkende Kinder. Eine zusätzliche mentale Behinderung schließt eine klassische SMA praktisch aus.

### Anästhesie

Im Wesentlichen nur durch respiratorische Insuffizienz beeinträchtigt.

### Notwendige Verlaufskontrollen

Regelmäßige Kontrollen von

- Atmung,
- Skelettsystem (insbesondere Frage der Skoliose)
- und Ernährungssituation

sind notwendig.

## Therapie

### Medikamentöse Maßnahmen

Es stehen bis heute keine gesicherten medikamentösen Maßnahmen zur Verfügung. Für die theoretisch sinnvoll erscheinenden Versuche mit Substanzen, die das Auslesen der SMN-2 Kopie fördern oder zu einer stabilen Expression des trunkierten *SMN*-Gens führen, gibt es noch keine klare klinische Evidenz. Dies gilt insbesondere für die immer wieder propagierte Therapie mit Valproat, für welche ebenfalls lediglich theoretische Überlegungen, allerdings bis dato noch keine eindeutigen Studiendaten vorliegen. Aktuell sind Studien mit Substanzen, die eine vermehrte Expression von SMN ermöglichen, in Planung bzw. in ersten Studienphasen.

### Besonderheiten in Beratung

Es muss sehr früh eine intensive Beratung der Familie mit einer gründlichen Aufklärung über die zu erwartende respiratorische Insuffizienz erfolgen. In dieser Beratung sollten sowohl die vorhandenen Möglichkeiten der Beatmungstherapie als auch die Möglichkeit eines Verzichts auf eine Beatmung thematisiert werden. Es muss in Zusammenarbeit mit der Familie entschieden werden, ob eine palliative Therapie oder eine symptomatische Therapie unter Einschluss der Beatmung angestrebt werden soll.

Diese Beratung sollte sehr früh mit einem palliativ medizinischen Team durchgeführt werden, um der Familie im Fall der Endphase des Lebens ausreichende Unterstützung geben zu können. Es müssen auch Palliativmaßnahmen (wie z.B. zur Linderung der Atemnot mit Opiaten oder Benzodiazepinen) bereits frühzeitig mit den behandelnden niedergelassenen Kollegen koordiniert werden.

Angesicht der schwerwiegenden, meist letal verlaufenden Erkrankung ist es für die Familien oft hilfreich, wenn ein neuromuskuläres Zentrum eingeschaltet wurde, letztendlich um der Familie das Gefühl zu geben, alles Notwendige für das Kind getan zu haben.

### Atemmanagement

Die Indikation zur Beatmungstherapie sollte nur nach intensiver Aufklärung der Familie über den Verlauf gestellt werden. Entschließt sich die Familie hierzu, spielt neben der Beatmung das Sekretmanagement (durch Lagerung, krankengymnastische Maßnahmen zur Sekretmobilisierung, evtl. Cough-assist für das unterstützte Husten) eine entscheidende Rolle. Sekretolytika sollten eher vermieden werden, da sie häufig eher zum Sekretstau führen.

Die Beatmungstherapie wirft häufig bereits kurzfristig die Frage der Tracheotomie auf, wenn die Kinder fast kontinuierlich beatmet werden müssen.

### Krankengymnastik

Unabhängig davon, ob ein palliatives Vorgehen oder eine längerfristige symptomatische Therapie gewählt wird, sollte auf jeden Fall das Wohlbefinden des Kindes oberste Priorität haben. Keine Therapie kann die Krankheit nachhaltig beeinflussen.

Entschließt man sich zur längerfristigen symptomatischen Therapie, muss die Behandlung und Hilfsmittelversorgung immer wieder dem entsprechenden Lebensabschnitt angepasst werden. Dies ist letztlich nur durch ein erfahrenes Behandlungsteam zu leisten.

**Besonderheiten in Beratung**

**Gastroenterologie**

Häufig besteht eine erhebliche Gedeihstörung. Die Kinder können oft nur sehr langsam trinken und ermüden rasch. Verschlucken ist häufig. Es sollte deshalb frühzeitig über die Anlage einer perkutanen endoskopischen Gastrostomie (PEG) nachgedacht werden. Diese Frage sollte allerdings im Gesamtkonzept entschieden werden, wobei einzelne Kinder auch von einer PEG-Anlage ohne zusätzliche Beatmung in ihrer Lebensqualität profitieren können.

**Verlauf und Prognose**

Initial rasch progredient verlaufende Erkrankung, die sich nach teils unauffälliger Neonatalperiode vor dem 3. Lebensmonat manifestiert. 95 % aller Patienten versterben vor dem 2. Geburtstag. Mit Beatmung und Sondenernährung kann die Lebensdauer deutlich verlängert werden. Daher stellt das Abwägen von Behandlungsoptionen eine Entscheidung dar, die nur gemeinsam mit den Angehörigen getroffen werden kann.

**Links**

Initiative 'Forschung und Therapie für SMA, DGM (www.initiative-sma.de)
Philipp und Freunde-SMA Deutschland e.V. (www.sma-deutschland.de)
Families of SMA (www.fsma.org)
SMA Trust (UK) (www.smatrust.org)
SMA-Foundation (www.smafoundation.org)

**Literatur**

Arkblad E, Tulinius M, Kroksmark AK, et al. A population-based study of genotypic and phenotypic variability in children with spinal muscular atrophy. Acta Paediatr. 2009 May;98(5):865–72.
D'Amico A, Mercuri E, Tiziano FD, Bertini E: *Spinal muscular atrophy*. Orphanet Journal of Rare Diseases, 2011,6:71.
http://www.biomedcentral.com/content/pdf/1750-1172-6-71.pdf

## 4.1.2    Spinale Muskelatrophie Typ II/III (Intermediärform/ Kugelberg-Welander)

**Definiton**

Bei der spinalen Muskelatrophie kommt durch eine Degeneration von motorischen Nervenzellen im Vorderhorn des Rückenmark zu fortschreitender Muskelschwäche und Atrophie der Skelettmuskulatur.

**Pathophysiologie**

Siehe Kapitel SMA1

**Häufigkeit**

**Epidemiologie**

Es handelt sich um eine der häufigsten neuromuskulären Erkrankungen im Kindesalter mit einer Gesamthäufigkeit von 1:7.000 für alle Typen. Ungefähr die Hälfte davon entfallen auf die Typen II und III. Die Häufigkeit der Gen-Überträger (heterozygoten Anlageträger) wird auf 1:40–1:60 geschätzt.

## Klinische Symptome

Hauptsymptom ist eine symmetrische, proximal betonte Muskelschwäche variabler Ausprägung. Das Spektrum der Erkrankung ist extrem weit:

* Fehlende Sitzfähigkeit
* Fehlende Steh- und Gehfähigkeit bei ausreichender bis guter Sitzfähigkeit (Intermediärform)
* Gehfähigkeit mit Schwierigkeiten beim Hochkommen vom Boden und Treppensteigen

Je nach Schweregrad werden im Kindesalter unterschieden:

* Typ II = Intermediärform: Sitzen möglich, aber kein Gehen
* Typ III = Kugelberg-Welander Syndrom: Gehen möglich

Es muss betont werden, dass es sich, anders als dies die Einteilung in SMA I-III suggeriert, um ein Krankheitsspektrum und nicht um klar abgegrenzte Entitäten handelt. Außerdem kommt es im Verlauf oft zu Übergängen von einem Schweregrad zum anderen.
Die mimische Muskulatur ist meist unauffällig. Bei schwererer Form kann die Mundöffnung beeinträchtigt sein, im Verlauf ist hier mit Zahnfehlstellungen sowie einer progredienten Einschränkung der Mundöffnung zu rechnen.
Zungenfibrillieren kommt gehäuft vor, wird allerdings oft auch durch eine normale Bewegungsunruhe der Zunge vorgetäuscht. Bei schwerer Symptomatik kann allerdings eine Sprechstörung und Schluckstörung assoziiert sein.
Im Bereich der Hände findet sich häufig eine Atrophie der Handbinnenmuskulatur. Bei Anspannung der Muskulatur zeigt sich ein Haltetremor.

## Wichtige Differenzialdiagnosen

Sämtliche neuromuskulären Erkrankungen mit dem Leitsymptom einer proximalen Muskelschwäche kommen differenzialdiagnostisch in Betracht:

* Muskeldystrophien
* Kongenitale Myopathien mit Strukurbesonderheiten
* (Hereditäre) Neuropathien

Eine gewisse differenzialdiagnostische Einordnung lässt sich bisweilen aus dem Verlauf ableiten: Bei spinalen Muskelatrophien kommt es häufig nach anfänglich normaler Entwicklung innerhalb sehr kurzer Zeit (Wochen bis Monate) zu einem Verlust von Fähigkeiten, der dann von einer stabilen Periode gefolgt ist. Bei Muskeldystrophien hingegen findet sich meist ein chronischerer Verlauf, bei kongenitalen Myopathien mit Strukturbesonderheiten häufig ein sehr früher, konnataler Beginn mit anschließender Besserung.

| Diagnostik | Stellenwert in Diagnostik | Aufwand |
|---|---|---|
| **CK** | ◓ | ◓ |
| Der CK-Wert kann insbesondere bei der SMA Typ III mäßig (ca. 5-fach der Norm) erhöht sein, weshalb früher die Bezeichnung »pseudomyopathisch« gewählt wurde. Die CK ist deshalb in der Differenzialdiagnose zu Muskeldystrophien nur von eingeschränktem Wert. | | |

| Diagnostik | Stellenwert in Diagnostik | Aufwand |
|---|---|---|
| Sonstige Laborbefunde/technische Befunde: Im EKG bisweilen Tremorartefakt. | ● | ● |
| **Neurophysiologie** Die klinische Neurophysiologie erlaubt bei ausreichender Erfahrung des Untersuchers rasch und präzise den Nachweis einer neurogenen Muskelatrophie. EMG: fast obligat zeigt sich ein gelichtetes Muster mit fehlender Rekrutierung motorischer Einheiten bei hoher Entladungsfrequenz. Die motorischen Einheiten sind verbreitert und überhöht, bisweilen polyphasisch. Pathologische Spontanaktivität ist sehr selten. Neurographie: In der Regel zeigt sich eine normale motorische und sensible Nervenleitgeschwindigkeit, die motorischen Summenaktionspotenziale können erniedrigt sein. Die sensiblen Summenaktionspotentiale sind normal. | ●●● | ●●● |
| **Sonographie** Die Sonographie erlaubt häufig, die Verdachtsdiagnose einer spinalen Muskelatrophie zu stellen. Typische, wenn auch nicht pathognomonische Befunde sind: <br>• Atrophie der Muskulatur <br>• Zunahme des Quotienten subkutanes Fettgewebe/Muskeldurchmesser <br>• Oft recht großflächig, knotige Echozunahme <br>• Relativ gute Abgrenzung des Knochenechos trotz deutlichem Muskelbefall am Oberschenkel <br>Zur präzisen Einordnung des Befunds ist eventuell die Kombination mit der Elektromyographie sinnvoll. | ●●●●● | ●● |
| **Muskelbiopsie** Die Biopsie hat an sich keinen Stellenwert für die Diagnostik. Sie belegt letztlich nur den bereits mit anderen Methoden (Sonographie/Elektromyographie) erfassbaren neurogenen Umbau. Allerdings kommt es immer wieder vor, dass vom Kliniker nicht an die Möglichkeit einer spinalen Muskelatrophie bei Patienten mit einem Gliedergürtelsyndrom gedacht wurde und dann die Muskelbiopsie erstmals diese Differenzialdiagnose in den Mittelpunkt rückt. | ● | ●●●● |

| Diagnostik | Stellenwert in Diagnostik | Aufwand |
|---|---|---|
| Typische histologische Befunde sind: | | |

- In großen Felder angeordnete neurogene Muskelatrophie
- Terminal atrophe Muskelfasern
- Vereinzelte hypertrophe Typ-I Muskelfasern

### Genetik-Erbgänge

Es handelt sich um einen autosomal rezessiven Erbgang mit unterschiedlichen Phänotypen. Eine größere Anzahl von SMN2-Genkopien scheint mit einem milderen Phänotyp assoziiert zu sein, wobei die Grenze sehr unscharf verläuft.

### Genetische Diagnostik

Bei 90–95 % der Patienten lässt sich eine homozygote Deletion im *SMN1*-Gen nachweisen. 3 % sind compound-heterozygot mit einer Deletion und einer Punktmutation im *SMN1*-Gen.

### Diagnosesicherung

Nachweis einer Deletion im *SMN1*-Gen aus dem peripheren Blut.

| Verlauf | Häufigkeit |
|---|---|
| **Atmung** |  |

Das Auftreten respiratorischer Probleme hängt eng mit dem Schweregrad der Erkrankung zusammen. Dies bedeutet, dass eine respiratorische Insuffizienz bei gehfähigen Patienten nicht vorkommt, bei ausgeprägter Intermediärform hingegen häufig. Ursächlich steht im Vordergrund die Muskelschwäche mit Ausbildung von Atelektasen sowie Schwierigkeiten beim Abhusten. Zusätzlich kann eine schwere Skoliose eine restriktive Ventilationsstörung verschlechtern.
Bei Patienten mit schwerer SMA kommt es häufig bereits im Kleinkindesalter zu gehäuften Pneumonien. Diese Symptomatik kann zum Schulalter hin sogar seltener auftreten. Kommt es hingegen beim älteren Kind zu gehäuften Pneumonien deutet dies in der Regel auf die Notwendigkeit einer Intensivierung des Sekretmanagements und der Einleitung einer nicht-invasiven Maskenbeatmung hin.
Bereits sehr früh sollte bei vermindertem Hustenstoß auf ein adäquates Sekretmanagement geachtet werden (Cough assist, krankengymnastische Verfahren)

### Herz/Kreislauf

Bei chronischer repiratorischer Insuffizienz oder nicht adäquater maschineller Beatmung kann es zum Auftreten einer Rechtsherzinsuffizienz kommen. Bei Typ II sind plötzliche Herztode beschrieben.

| Verlauf | Häufigkeit |
|---|---|

**Orthopädie**

Hauptproblem ist das Auftreten einer Skoliose. Diese kann sowohl bei Patienten im Rollstuhl als auch bei noch gehfähigen Patienten auftreten. Sobald die Skoliose sichtbar wird, schreitet sie in der Regel rasch fort. Eine Versorgung mit einer Sitzschale oder mit einem Korsett ist in der Regel nicht in der Lage, das Auftreten einer Skoliose zu verhindern. Trotzdem sind beide Hilfsmittel oft sinnvoll, um den Zeitpunkt einer Operation möglichst hinauszuschieben und vorübergehend den Sitzkomfort zu verbessern.

Eine Operation muss rechtzeitig überlegt werden, da ein Cobb-Winkel > 60 Grad eine Instrumentation sehr schwierig macht. Die Betreuung sollte immer in Zusammenarbeit mit einem erfahrenen Wirbelsäulenchirurgen erfolgen, um rechtzeitig die Indikation zu stabilisierenden, wachstumslenkenden Maßnahmen zu stellen (Stabimplantation, vertikal expandierbare Titan-Rippenprothese (VEPTR-System)).

Beim Rollstuhlpatienten kommt es häufig zur Supinationsstellung der Füße. Zur Prophylaxe sollte auf eine stabile Schuhversorgung und eine gute Positionierung der Füße auf den Fußstützen des Rollstuhls geachtet werden. Beugekontrakturen in Knie und Hüfte lassen sich meist langfristig nicht vermeiden, durch Stehtraining und passives Dehnen allerdings hinauszögern. Kontrakturfreiheit darf allerdings kein Selbstzweck sein. Sind bereits deutlichere Kontrakturen vorhanden, sollte das Stehtraining beendet werden, um unnötige Schmerzen zu vermeiden.

Die Verwendung von Nachtlagerungsschienen ist sehr umstritten. Häufig ist die Beeinträchtigung des Nachtsschlafs hierdurch deutlich größer als der tatsächliche Nutzen.

**Kognitive/psychiatrische Probleme**

Kognitive Probleme sind nicht zu erwarten. Treten sie auf, muss unbedingt eine nächtliche respiratorische Insuffizienz ausgeschlossen werden. Allerdings kommt es häufiger zu Problemen in der Krankheitsbewältigung mit Schwierigkeiten im Sozialverhalten. Hier sollte rechtzeitig eine unterstützende Therapie (Erziehungsberatung, psychologische Therapie) angeboten werden.

**Anästhesie**

Im Wesentlichen abhängig von der respiratorischen Insuffizienz

**Notwendige Verlaufskontrollen**

Regelmäßige Kontrolle von:

- Skoliose
- Kontrakturen
- Respiratorischer Situation bei nicht gehfähigen Patienten

## Therapie

### Medikamentöse Maßnahmen

Bisher steht keine spezifische Therapie zur Verfügung. Möglicherweise können ß-Mimetika (Salbutamol) über eine anabole Funktion am Muskel und eine vermehrte Expression von SMN eine gewisse Besserung herbeiführen, wobei auch hier nur wenige Daten vorliegen. Unklar ist noch der Stellenwert von Substanzen, die auf einer Steigerung von SMN-Genprodukt basieren.

Zu Valproat, welches von einigen Zentren propagiert wird, Phenylbutyrat, Kreatinmonohydrat, Gabapentin und Thyreoida releasing Hormon (TRH) liegen bis heute keine schlüssigen Daten vor.

### Symptomatische Therapie

Im Vordergrund steht Krankengymnastik, wobei hier vor allem die Alltagsfähigkeiten im Vordergrund stehen sollen. Es muss betont werden, dass keines der krankengymnastischen Verfahren einem anderen erwiesenermaßen überlegen ist. Hier sollten falsche Erwartungen unbedingt vermieden werden.

Entscheidend ist eine adäquate Hilfsmittelversorgung. Wenn nötig, sollte bereits sehr frühzeitig bei nicht gehfähigen Patienten eine Versorgung mit einem Elektrorollstuhl erfolgen. Dies ist, nachdem die Kinder häufig sehr intelligent sind, bereits im dritten Lebensjahr möglich.

Bei deutlicher Schwäche der Hände kann eine Spezialsteuerung für den Rollstuhl notwendig sein. Es sollte bereits früh darauf geachtet werden, durch Krankengymnastik und eventuell auch durch Versorgung mit einer Hand-Schiene eine Ulnardeviation der Hände zu vermeiden, da diese langfristig den Einsatz von Computer-Hilfsmitteln erschwert.

### Besonderheiten in Beratung

In sehr frühen Stadien der Erkrankung lässt sich die Prognose oft nicht klar festlegen. Es empfiehlt sich, den Verlauf einige Monate anzusehen, um übertriebene Hoffnungen auf der einen Seite und eine falsch pessimistische Prognose quoad vitam auf der anderen Seite zu vermeiden.

### Verlauf

Nach einer anfänglich oft relativ raschen Progredienz kommt es häufig für Jahre zu einer bezogen auf die Muskelkraft relativ stabilen Situation. Allerdings kann es trotzdem zur Zunahme von Kontrakturen und Skoliose kommen, die dann sekundär ganz erheblich durch die schlechtere statische Situation die Funktion beeinträchtigen können.

### Prognose

Die Prognose quoad vitam hängt ganz entscheidend von der respiratorischen Situation und dem Management der Begleiterkrankungen ab. Es existieren keine zuverlässigen Daten, die den aktuellen Stand der Therapie (wie nicht-invasive Beatmung, Sekretmanagement etc.) berücksichtigen.

Die Prognose bezüglich motorischer Funktionen sollte ebenfalls vorsichtig und nach ausreichend langer Beobachtung des Krankheitsverlaufs abgeschätzt werden.

**Therapie**

Die folgenden, wenn auch im Einzelfall nicht immer korrekten, Aussagen können berücksichtigt werden:

- Kommt es im Verlauf der Erkrankung zum Verlust der Gehfähigkeit, ist eine Wiedererlangung einer funktionell ausreichenden Gehfähigkeit in der Regel nicht zu erwarten.
- Insbesondere in Zeiten deutlicher Wachstumsschübe (vor allem Pubertät) besteht auch bei gehfähigen Patienten die Gefahr eines sekundären Verlusts der Gehfähigkeit.

**Links**

Initiative Forschung und Therapie für SMA', DGM (www.initiative-sma.de)
Philipp und Freunde-SMA Deutschland e.V. (www.sma-deutschland.de)
Families of SMA (www.fsma.org)
SMA Trust (UK) (www.smatrust.org)
SMA-Foundation (www.smafoundation.org/)

**Literatur**

Arkblad E, Tulinius M, Kroksmark AK, et al. A population-based study of genotypic and phenotypic variability in children with spinal muscular atrophy. Acta Paediatr. 2009 May;98(5):865–72.
Adele D'Amico, Eugenio Mercuri, Francesco D Tiziano, Enrico Bertini: *Spinal muscular atrophy*. Orphanet Journal of Rare Diseases, 2011, 6: 71.
http://www.biomedcentral.com/content/pdf/1750-1172-6-71.pdf

## 4.1.3    SMARD1-Syndrom (syn. Distale hereditäre motorische Neuropathie VI)

**Definition**

Bei dieser Erkrankung handelt es sich um eine in den ersten Lebensmonaten beginnende, distal symmetrische, überwiegend motorische Neuropathie kombiniert mit einer sehr frühen Zwerchfellparese.

**Pathophysiologie/Ätiologie**

Die Erkrankung wird durch eine Mutation in einem Immunglobulin bindenden Protein verursacht, dessen Funktion bis heute nicht klar ist. Die Pathogenese ist noch nicht geklärt.

|  | **Häufigkeit** |
|---|---|
| **Definition und Epidemiologie** |  |
| Es handelt sich um eine sehr seltene Erkrankung. Insgesamt sind bisher knapp 100 Fälle publiziert (vermutlich ist diese Erkrankung allerdings häufiger als bisher angenommen). | |

**Klinische Symptome**

Klinisches Leitsymptom ist die Kombination aus einer distal symmetrischen Polyneuropathie, welche motorisch betont ist, und einer sehr frühen, rasch fortschreitenden respiratorischen Insuffizienz mit einer Zwerchfellparese. Die meisten betroffenen Kinder sterben entweder im ersten Lebensjahr oder müssen maschinell beatmet werden. Neben der motorischen Neuropathie besteht allerdings auch häufig eine sensible Polyneuropathie sowie zusätzliche autonome Funktionsstörungen.

Im Verlauf der Erkrankung kommt es zusätzlich zu einer Schwäche der mimischen Muskulatur sowie der Zungenmuskulatur mit einer Sprech- und Schluckstörung.

**Wichtige Differenzialdiagnosen**

Wichtige Differenzialdiagnosen sind wegen der Möglichkeit der Behandlung kongenitale myasthene Syndrome, Botulismus sowie entzündliche Neuropathien.

Relevante Differenzialdiagnosen sind das akute Werdnig-Hoffmann-Syndrom, wobei im Unterschied zum SMARD-Syndrom hierbei die Funktion des Zwerchfells gut erhalten ist. Bei der kongenitalen Dystrophia myotonica sowie bei Strukturmyopathien besteht die respiratorische Insuffizienz in der Regel bereits zum Zeitpunkt der Geburt.

| Diagnostik | Stellenwert in Diagnostik | Aufwand |
|---|---|---|
| **CK** <br> In der Regel normal | ● | ● |
| **Neurophysiologie** <br> Es findet sich sowohl eine Beteiligung des sensiblen als auch motorischen Nervensystems. Obwohl es sich um eine primär axonale Läsion mit einer Verminderung der sensiblen Summenaktionspotenziale (SNAP) und motorischen Summenaktionspotenziale (CMAP) handelt, sind die motorischen Nervenleitgeschwindigkeiten häufig zusätzlich vermindert (vermutlich durch einen vermehrten Befall schnell leitender Fasern). Elektromyographisch findet sich häufig pathologische Spontanaktivität kombiniert mit chronisch neurogenen Veränderungen. | ●●● | ●●● |
| **Sonographie** <br> Es zeigt sich bereits früh eine distal betonte Atrophie und Vermehrung der Echointensität der Muskulatur. | ●●● | ●● |
| **Muskel-/Nervenbiopsie** <br> Die Muskelbiopsie zeigt ein chronisch neurogenes Gewebebild, wobei keine klare Indikation zur Durchführung einer Muskelbiopsie besteht. Gleiches gilt für die Suralisbiopsie, welche eine verminderte Anzahl dicker Nervenfasern ohne Hinweise auf eine Demyelinisierung zeigt. Beide Verfahren liefern allerdings keine spezifischen diagnostischen Hinweise, die über den Stellenwert der Elektromyographie hinausgehen. | ● | ●●●● |
| **Genetik-Erbgänge** <br> Autosomal-rezessiver Erbgang | | |

| Diagnostik | Stellenwert in Diagnostik | Aufwand |
|---|---|---|
| **Genetische Diagnostik** | ●●●● | ●●● |
| Die Erkrankung lässt sich durch Mutationen im *IGHMBP2*-Gen nachweisen, wobei eine Vielzahl von Mutationen bekannt sind. | | |
| **Diagnosesicherung** | | |
| Bei der Kombination aus distal symmetrischer, überwiegend motorischer Neuropathie und Zwerchfellparese sollte als nächster Schritt eine molekulargenetische Diagnostik durchgeführt werden. Ist es unklar, ob tatsächlich eine neurogene Erkrankung zu Grunde liegt, sollte vorher noch eine Elektromyographie erfolgen. | | |

| Verlauf | Häufigkeit |
|---|---|
| **Atmung** | ●●●● |
| Kennzeichen für die Erkrankung ist die sehr frühe respiratorische Insuffizienz. Allerdings gibt es auch Einzelfälle, in welchen diese erst nach einigen Jahren auftritt. | |
| **Herz/autonomes Nervensystem** | ●●● |
| Bedingt durch eine zusätzliche Erkrankung des autonomen Nervensystems kann es zu autonomen Symptomen, Tachykardie, vermehrten Schwitzen, Obstipation und Blasenentleerungsstörung kommen. In Einzelfällen wurden lebensbedrohliche autonome Krisen beschrieben. | |
| **Orthopädie** | ●●●● |
| Bedingt durch die erhebliche Schwäche muss bereits sehr früh mit dem Auftreten einer schweren Skoliose gerechnet werden. Aus diesem Grund sind häufig bereits in den ersten Lebensjahren stabilisierende Eingriffe an der Wirbelsäule notwendig. Im Bereich der Hände kommt es regelhaft zur Ausbildung von Krallenhänden. | |
| **Ernährung/Gastrointestinaltrakt** | ●●●● |
| Häufig besteht zusätzlich eine erhebliche Schluckstörung, welche die Anlage einer PEG notwendig macht. Hinzu kommt eine Störung der Motilität im Mund-Rachenbereich. | |
| **Anästhesie** | ●● |
| Bei der Anästhesie muss auf die autonomen Funktionsstörungen geachtet werden. Bei noch nicht beatmeten Kindern muss damit gerechnet werden, dass nach der Operation eine langfristige Beatmung nötig bleibt. | |

| Notwendige Verlaufskontrollen und multidisziplinäres Management |
|---|
| Aufgrund der Schwere der Erkrankung muss ein sehr engmaschiges interdisziplinäres Management erfolgen, welches die Mitarbeit von Kollegen der Neuropädiatrie, Beatmungsmedizin, Gastroenterologie, Wirbelsäulenchirurgie und Orthopädie notwendig macht. |

Daneben muss eine umfangreiche psychosoziale Beratung erfolgen, da häufig die Organisation der häuslichen Pflege erhebliche Probleme aufwirft und die psychische Belastung der Familie erhebliche Ausmaße erreichen kann.

## Therapie

### Symptomatische Therapie

Im Vordergrund stehen:

- Beatmung und Sekretmanagement
- Ernährung (hier muss regelmäßig überprüft werden, ob die Anlage einer PEG notwendig ist)
- Orthopädische Kontrollen, wobei vor allem auf die Wirbelsäule geachtet werden muss und gegebenenfalls rechtzeitig eine operative Stabilisierung durchgeführt werden sollte.
- Logopädie zur Behandlung der Schluckstörung sowie der häufig zusätzlich vorhandenen Sprechstörung
- Krankengymnastik, wobei hier vor allem auch auf eine ausreichende Hilfsmittelversorgung (Sitzschale, Stehschale, später Elektrorollstuhl) und auf das Erlernen von Hilfsstrategien geachtet werden muss.

### Verlauf und Prognose

Die Prognose hängt im Wesentlichen davon ab, inwieweit respiratorische Insuffizienz und Skoliose beherrscht werden können. Insgesamt ist die Prognose sehr ernst, es wurde inzwischen allerdings auch einige wenige Patienten berichtet, die älter als 20 Jahre wurden.

## 4.1.4    Neurogene Arthrogryposis multiplex

### Definition

Es handelt sich um zum Zeitpunkt der Geburt bestehende multiple Gelenkkontrakturen, welche durch eine heterogene primäre Schädigung des Motoneurons bedingt sind.

### Pathophysiologie/Ätiologie

Es handelt sich um ein heterogenes Krankheitsbild, dessen Ätiologie noch nicht klar zugeordnet ist. Die neurophysiologischen Befunde legen nahe, dass es sich um eine früh abgelaufene Vorderhornschädigung handelt.

**Häufigkeit**

### Epidemiologie

Insgesamt beträgt die geschätzte Inzidenz der Arthrogryposis multiplex 1:3.000 Geburten. Davon sind bis zu 50 % durch eine neurogene Schädigung bedingt.

### Klinische Symptome

Leitsymptome sind zum Zeitpunkt der Geburt bestehende multiple Kontrakturen. Diese betreffen in 2/3 der Fälle obere und untere Extremitäten, in einem Drittel sind sie auf die obere oder untere Extremität beschränkt. Das Muskelprofil ist häufig deutlich reduziert. Bei einem Teil der Patient besteht zusätzlich eine Skoliose oder eine Hüftgelenksdysplasie.

### Wichtige Differenzialdiagnosen

Neben neurogenen Ursachen können zahlreiche andere Ursachen, welche bereits intrauterin zu einer verminderten Bewegung des Feten führen, zum Bild einer Arthrogrypose führen. Dementsprechend müssen sowohl zentralnervöse Ursachen (wie Fehlbildungen des Gehirns) als auch neuromuskuläre Erkrankungen wie kongenitale myasthene Syndrome, kongenitale Myopathien sowie Anlagestörungen der Muskulatur (wobei diese zum Teil wiederum neurogenen bedingt sind) in Erwägung gezogen werden.

| Diagnostik | Stellenwert in Diagnostik | Aufwand |
|---|---|---|
| **CK**<br>In aller Regel sind die CK-Werte im Bereich der Norm. | ● | ● |
| **Neurophysiologie**<br>In der Elektromyographie zeigt sich bei Willkürinnervation ein chronisch neurogener Umbau. In stark umgebauten Muskeln finden sich nur noch ganz wenige motorische Einheiten. In der Regel zeigt sich in Ruhe keine pathologische Spontanaktivität.<br>Sensible Nerven sind häufig unauffällig. Das motorische Summenaktionspotenzial ist vermindert oder nicht mehr ableitbar. | ●●●●● | ●●● |
| **Sonographie**<br>Die Muskel-Sonographie zeigt in den betroffenen Muskeln eine deutliche Atrophie, zum Teil mit einer grobfleckig vermehrten Echointensität. Bei einem Teil der Patienten lassen sich Faszikulationen darstellen. | ●●● | ●● |
| **MRT**<br>In der Mehrzahl der Fälle finden sich in der Kernspintomographie des Schädels oder des Myleons keine Besonderheiten. Die Indikation hierzu sollte dann gestellt werden, wenn der Verdacht auf eine zusätzliche Fehlbildung des Gehirns besteht oder auf eine dysraphische Störung (z.B. mit Syringomyelie). Als orientierende Ausschlussdiagnostik kann allerdings bereits in der Neonatalperiode versucht werden, zumindest sonographisch eine gröbere Pathologie des Myleons, bzw. des Gehirns auszuschließen. | ●● | ●●● |
| **Bioptische Diagnostik**<br>In der Muskelbiopsie finden sich neurogene Veränderungen, häufig mit terminal atrophen Muskelfasern | ●● | ●●●● |

| Diagnostik | Stellenwert in Diagnostik | Aufwand |
|---|---|---|
| und einem lipomatösen myosklerotischen Umbau. Allerdings ist die Muskelbiopsie für die Diagnose nicht notwendig. | | |

### Genetik-Erbgänge

In aller Regel handelt es sich um eine sporadisch auftretende Erkrankung.

| Genetische Diagnostik |  |
|---|---|
| Eine genetische Diagnostik ist in der Regel zumindest mit den gegenwärtigen Methoden nicht Erfolg versprechend. Es findet sich in aller Regel keine Mutation im *SMN1*-Gen, was unterstreicht, dass es sich nicht um eine Erkrankung aus dem Formenkreis der spinalen Muskelatrophie handelt. Einzelfälle mit Mutationen in anderen Genen wurden beschrieben (z. B. *ERB3*) | |

### Diagnosesicherung

Diagnostisch wegweisend ist das klinische Bild mit multiplen Kontrakturen kombiniert mit neurogenen Veränderungen in der Elektromyographie. Eine Muskelbiopsie ist nicht zwingend notwendig.

| Verlauf | Häufigkeit |
|---|---|

| Atmung |  |
|---|---|
| In sehr ausgeprägten, seltenen Fällen kann auch die respiratorische Muskulatur betroffen sein. Bei diesen Patienten ist diese Symptomatik allerdings bereits kurz nach der Geburt sichtbar. Im Verlauf ist nicht mit einer Verschlechterung der respiratorischen Situation zu rechnen. | |

| Orthopädie |  |
|---|---|
| Bei einem Teil der Patienten muss mit einer zusätzlichen Skoliose sowie einer Hüftgelenksluxation gerechnet werden. | |

### Notwendige Verlaufskontrollen und multidisziplinäres Management

Es ist eine enge Kooperation zwischen Neuropädiater, Krankengymnast, Ergotherapeut und Orthopäden zwingend notwendig. Häufig kann erst im Verlauf entschieden werden, welche Therapieziele tatsächlich realistisch zu erreichen sind.

### Therapie

### Symptomatische Therapie

Als erster Schritt sollte versucht werden, die Gelenkkontrakturen durch Krankengymnastik und Redressionmaßnahmen, gegebenenfalls auch durch operative Korrekturen zu beeinflussen. Ganz wesentlich ist die früh einsetzende konsequente Krankengymnastik sowie im weiteren Verlauf die Ergotherapie zur Besserung der Handfunktion.
In Abhängigkeit vom Ausmaß der Muskelschwäche muss definiert werden, ob eine Gehfähigkeit realistisch zu erreichen ist. Es muss interdisziplinär im Einzelfall zusammen mit Orthopäden festgelegt werden, inwieweit Orthesen hierbei sinnvoll sein können.

---

**Therapie**

**Verlauf und Prognose**

Ungefähr die Hälfte der Patienten mit einer neurogenen Arthrogryposis der unteren Extremitäten erlangt die Gehfähigkeit. In der Regel besteht bezüglich der Muskelkraft ein stabiler Verlauf. Verschlechterungen können sich allerdings dadurch ergeben, dass es im Verlauf wieder zu einer Zunahme der Muskelkontrakturen und damit einer schlechteren mechanischen Situation kommt. Im Unterschied zu einer spinalen Muskelatrophie handelt es sich um keine progrediente Degeneration im Bereich des Nervensystems.

**Link**

Arthrogrypose-Selbsthilfegruppe: www.iga-ev.de/

**Literatur**

Ambegaonkar G, Manzur AY, Robb SA, Kinali M, Muntoni F. The multiple phenotypes of arthrogryposis multiplex congenita with reference to the neurogenic variant. European journal of paediatric neurology: EJPN 2011;15:316–319.

## 4.1.5 Distale hereditäre Motoneuronopathie

**Definition**

Es handelt sich um eine Gruppe distal lokalisierter, hereditärer Erkrankungen, die ausschließlich Motoneurone ohne zusätzliche Beteiligung der sensiblen Nerven betreffen.

| | **Häufigkeit** |
|---|---|
| **Epidemiologie** | ◖ |
| Insgesamt handelt es sich um sehr seltene Erkrankungen. Daten zur Epidemiologie liegen nicht vor. | |

**Klinische Symptome**

Leitsymptom sind langsam progrediente, distal betonte Paresen. Häufig besteht zusätzlich eine Atrophie der betroffenen Muskeln. Die Muskeleigenreflexe sind abgeschwächt oder fehlen. Störungen der Sensibilität lassen sich nicht nachweisen.
Die verschiedenen Erkrankungen werden momentan noch danach eingeteilt, ob:

- bevorzugt die Beine betroffen sind
- bevorzugt die Arme Symptome zeigen
- eine zusätzliche Schädigung der Pyramidenbahn vorliegt
- eine Stimmbandparese vorhanden ist

**Wichtige Differenzialdiagnosen**

Die wichtigste Differenzialdiagnose sind die verschiedenen Formen der hereditären sensomotorischen Polyneuropathie, bei welchen in aller Regel der sensible Nerv entweder nach klinischen Kriterien oder zumindest neurophysiologisch mitbetroffen ist.
Daneben muss eine zentromedulläre Schädigung (z.B. Syringomyelie) ausgeschlossen werden, bei welcher häufig im betroffenen Segment eine dissoziierte Empfindungsstörung vorliegt.
Distale Myopathien treten in aller Regel erst im Erwachsenenalter auf. Während bei der hereditären Motoneuronopathie überwiegend die Handbinnenmuskulatur betroffen ist, sind bei den distalen Myopathien vor allem die Muskeln am Unterarm betroffen.

| Diagnostik | Stellenwert in Diagnostik | Aufwand |
|---|---|---|
| **CK** In der Regel normal. | ● | ● |
| **Neurophysiologie** Leitbefund sind neurogene Veränderungen in der Elektromyographie, eine Verminderung des motorischen Summenaktionspotenzials bei (weitgehend) normalen Nervenleitgeschwindigkeiten. Die sensible Neurographie ist normal. | ●●●● | ●●● |
| **Sonographie** Es findet sich eine distal betonte Atrophie der Muskulatur in der Regel mit einer Vermehrung der Echointensität. | ●●● | ●● |
| **Muskelbiopsie** Es zeigt sich eine felderförmige neurogene Atrophie. In der Regel ist die Muskelbiopsie allerdings nicht indiziert, da sie keine weiterführende Aussage ermöglicht. Sie ist lediglich dann indiziert, wenn differenzialdiagnostisch eine distale Myopathie ausgeschlossen werden soll. | ● | ●●●● |
| **Genetik-Erbgänge** Es finden sich autosomal-dominante, autosomal-rezessive und X-chromosomale Erbgänge, wobei der Großteil der Patienten letztlich sporadisch erkrankt ist. | | |
| **Genetische Diagnostik** Bisher ist nur in ca. 20 % eine molekulargenetische Zuordnung möglich. Bei den übrigen 80 % sind die zu Grunde liegenden Gene noch nicht bekannt. | ● | ●●●● |
| **Diagnosesicherung** Die Sicherung der Diagnose basiert auf dem klinischen Befund mit einer rein motorischen, distal betonten Muskelschwäche sowie auf den oben genannten neurophysiologischen Kriterien. Die Elektromyographie ist nach wie vor bei dieser Erkrankungsgruppe der wesentliche diagnostische Parameter. Zumindest zum gegenwärtigen Zeitpunkt ist eine molekulargenetische Diagnose nur in Ausnahmefällen möglich. | | |

**Therapie**

**Symptomatische Therapie**

Neben Krankengymnastik steht eine rechtzeitige Versorgung mit Orthesen und anderen Hilfsmitteln im Vordergrund. Die Versorgung entspricht im Wesentlichen der bei Patienten mit hereditärer sensomotorischer Neuropathie.

**Verlauf und Prognose**

Es handelt sich in der Regel um langsam progrediente Erkrankungen. Exakte Daten zur Mortalität und Verlust der Gehfähigkeit gibt es nicht.

## 4.1.6    Poliomyelitis ähnliche Erkrankungen

**Definition**

Es handelt sich um akute entzündliche Vorderhornerkrankungen.

**Pathophysiologie/Ätiologie**

Bis zur Einführung der Poliomyelitis Impfung waren die Polioviren wesentlich für diese Erkrankung. Inzwischen existiert diese Ursache in Mitteleuropa nicht mehr. Nachdem inzwischen ein Totimpfstoff verwendet wird, tritt eine entzündliche Vorderhornerkrankung auch nicht mehr als Impfkomplikation auf.

Sehr selten wurden andere Erreger wie Enteroviren, Coxsackie-Viren, EBV, Rotaviren, Chlamydia pneumoniae, Borrelien im Zusammenhang mit einer Poliomyelitis beschrieben. Im Zusammenhang mit einem Asthmaanfall kann es zum sogenannten Hopkins-Syndrom kommen. Unklar ist, ob es sich hier um ein primär immunologisches Phänomen oder um eine primäre Virusinfektion, die sekundär sowohl den Asthmaanfall als auch die Poliomyelitis ausgelöst hat, handelt.

|  | Häufigkeit |
|---|---|
| **Epidemiologie** | ◗ |
| In Europa extrem seltene Erkrankungen. | |

**Klinische Symptome**

Leitsymptome sind akut auftretende, asymmetrische Paresen. Anfänglich können Muskelschmerzen bestehen. Im Anschluss daran kommt es zu Atrophie der Muskulatur sowie bei schwerer, anhaltender Schädigung in früher Kindheit möglicherweise zu einem verminderten Wachstum der betroffenen Extremität. Sensibilitätstörungen fehlen. Faszikulieren kann beobachtet werden.

**Wichtige Differenzialdiagnosen**

Wesentlich ist der Ausschluss einer lokalen Raumforderung sowie eines Guillain-Barré-Syndroms (hier allerdings in der Regel symmetrische Lähmungen).

| **Diagnostik** | **Stellenwert in Diagnostik** | **Aufwand** |
|---|---|---|
| **CK** | ● | ● |
| Kann bei Erregern, die gleichzeitig den Muskel betreffen, erhöht sein. | | |
| **Sonstige Laborbefunde** | ●◗ | ●◗ |
| In der Regel erfolgt eine breite Untersuchung von Erreger wie Enteroviren, Echoviren, Coxsackie. Häufig gelingt allerdings entweder kein Erregernachweis oder es findet sich ein unspezifischer Erreger. | | |
| **Neurophysiologie** | ●●◗ | ●◗ |
| Die Neurographie dient in erster Linie zur differenzialdiagnostischen Abtrennung eines Guillain-Barré-Syndroms. Nach 2–3 Wochen zeigen sich im EMG frische | | |

| Diagnostik | Stellenwert in Diagnostik | Aufwand |
|---|---|---|
| Zeichen der Denervierung mit pathologischer Spontanaktivität. Im weiteren Verlauf dann chronisch neurogene Veränderungen. Typischerweise sind die Veränderungen asymmetrisch verteilt. | | |

### Diagnosesicherung

In einem Teil der Fälle ist ein Erregernachweis möglich. Ansonsten basiert die Diagnose auf dem klinischen Bild sowie den elektromyographischen Veränderungen. Auf jeden Fall sollte eine Liquorpunktion insbesondere zum Ausschluss potenziell behandelbarer Ursachen durchgeführt werden. Wichtig ist die oben genannte Ausschlussdiagnostik.

## Therapie

### Medikamentöse Maßnahmen

Eine antivirale Therapie steht nicht zur Verfügung. In Einzelfällen wurde die Behandlung mit intravenösen Immunglobulinen mit Erfolg durchgeführt, sodass diese Option zumindest überlegt werden sollte.

### Symptomatische Therapie

Im Vordergrund steht die krankengymnastische Behandlung. Ist ausschließlich der Plexus brachialis betroffen, muss überlegt werden, ob nicht chirurgische Eingriffe in Analogie zur Plexuschirurgie bei traumatischer Plexusläsion sinnvoll sind.

### Verlauf und Prognose

In den wenigen berichteten Fallserien ist es beim Großteil der Patienten zu bleibenden Paresen gekommen.

## 4.2 Neuropathien

### 4.2.1 Guillain-Barré-Syndrom (GBS)

### Definition

Das GBS ist eine akute inflammatorische Polyradikuloneuropathie in Folge einer Zerstörung des Myelins oder seltener der Axone.

### Pathophysiologie

Die Pathophysiologie ist bis heute noch nicht letztlich geklärt. Es wird davon ausgegangen, dass es sich um ein Autoimmunphänomen handelt. Zumindest bei einem Teil der Patienten lassen sich vorausgegangene Infekte mit Erregern wie Campylobacter jejunii, Mykoplasmen, EBV, CMV nachweisen. Es werden, was den Mechanismus betrifft, verschiedene Untertypen unterschieden:

- Akute inflammatorische demyelinisierende Neuropathie (AIDP) in ca. 90 % der Fälle
- Akute motorische axonale Neuropathie (AMAN) in ca. 10 % der Fälle
- Akute sensomotorische axonale Neuropathie, welche nur sehr selten vorkommt

|  | Häufigkeit |
|---|---|
| **Epidemiologie** |  |
| Die Inzidenz liegt bei ca. 1:100.000 Kinder unter 18 Jahren pro Jahr. In den ersten beiden Lebensjahren ist Erkrankung sehr selten. Es gibt keine jahreszeitliche Häufung. | |

**Klinische Symptome**

Zu Beginn der Symptomatik klagen die Kinder häufig über Schmerzen. Insbesondere kleinere Kinder weigern sich sehr früh zu gehen (häufig noch vor Auftreten schwererer Lähmungen). Es kommt häufig zu einer deutlichen Ataxie. Daneben treten Lähmungen auf, welche von distal nach proximal aufsteigen. In Abhängigkeit davon, wie ausgeprägt die Lähmungen sind, kann es auch zu einer respiratorischen Insuffizienz kommen. Bedingt durch eine Störung der Vasomotorik kann es zu einer ausgeprägten orthostatischen Blutdruckdysregulation kommen.
Blasenentleerungsstörungen sind selten und sollten auf jeden Fall Veranlassung dazu geben, eine Raumforderung im Bereich des Myleons auszuschließen.
Die Muskeleigenreflexe sind üblicherweise abgeschwächt bis ausgefallen.

**Wichtige Differenzialdiagnosen**

Sämtliche Erkrankungen, die akut zu einer beidseitigen Lähmung führen können, müssen differenzialdiagnostisch in Betracht gezogen werden. In erster Linie müssen Erkrankungen des Myleons und andere akute Polyneuropathien ausgeschlossen werden. Erkrankungen des Myleons zeichnen sich häufig durch eine querschnittartige Anordnung mit einer relativ scharf begrenzten Sensibilitätstörung aus. Störungen von Blase und Mastdarm gehören nicht zum typischen Guillain-Barré-Syndrom und sollten immer an die Möglichkeit einer Schädigung des Myleons denken lassen. In Betracht kommen:

- Raumforderungen (Tumoren, Abszesse, selten Frakturen)
- Myelitis
- Vaskuläre Erkrankungen
- Akute Neuropathien

Relevante, akut auftretende Neuropathien sind:

- Porphyrie (hier häufig kombiniert psychiatrische Auffälligkeiten sowie autonome Störung vor allem mit Tachykardie)
- Erreger bedingte Neuropathien (z. B. Borreliose, HIV): Bei diesen Erkrankungen findet sich häufig im Unterschied zum GBS eine ausgeprägte Pleozytose im Liquor.
- Toxische Neuropathien (z. B. Vincristin, Cisplatin, Schwermetalle, Organophospate): in der Regel durch die Voranamnese leicht zu erfassen

| Diagnostik | Stellenwert in Diagnostik | Aufwand |
|---|---|---|
| **CK** | ●–● | ◐ |
| Der CK-Wert kann initial erhöht sein (in der Regel < 10x der Norm). | | |

| Diagnostik | Stellenwert in Diagnostik | Aufwand |
|---|---|---|

**Sonstige Laborbefunde**    ●●●● ●●

Im typischen Fall zeigt sich eine deutliche Erhöhung des Liquor Eiweiß bei einer normalen oder erniedrigten Zellzahl (»Dissocation cyto-albuminique«). Dieser Befund kann allerdings erst 2–3 Wochen nach Beginn der Symptomatik auftreten. Findet sich eine deutliche Erhöhung der Zellzahl, muss in erster Linie an eine erregerbedingte Erkrankung gedacht werden.

Der Nachweis von Gangliosid Antikörpern gelingt nur in einem kleinen Prozentsatz der Patienten. Spezifische Aussagen lassen sich hieraus nicht ableiten.

**Neurophysiologie**    ●●●● ●●

Als früher Befund findet sich ein Verlust der F-Wellen sowie das Auftreten von A-Wellen. Eine Verlangsamung der Nervenleitgeschwindigkeit tritt häufig erst mit einer Latenz von 2–3 Wochen auf. Dieser Befund kann sich auch noch zu einem Zeitpunkt verschlechtern, an dem es bereits zu einer klinischen Besserung kommt. Eine deutliche Verminderung des motorischen Summenaktionspotenzials kann Hinweis auf eine axonale Schädigung mit einer schlechteren Prognose sein. Im Kindesalter findet man allerdings immer wieder Patienten, bei denen es durch einen ganz distal lokalisierten Leitungsblock zum gleichen Phänomen kommt, ohne dass damit eine schlechte Prognose verbunden wäre.

**Sonographie**    ●     ●●

In der Regel findet sich ein Normalbefund. Lediglich bei Fällen mit nicht ausreichender Remission lässt sich nach mehreren Wochen eine Atrophie und Vermehrung der Echointensität in der betroffenen Muskulatur nachweisen.

**MRT**    ●●     ●●●

In der Kernspintomographie zeigt sich häufig eine Kontrastmittelaufnahme der Fasern der Cauda equina. Auf diesen Befund sollte dann geachtet werden, wenn die Kernspintomographie ohnehin zum Ausschluss einer Raumforderung durchgeführt wird.

| Diagnostik | Stellenwert in Diagnostik | Aufwand |
|---|---|---|
| **Muskelbiopsie/Nervenbiopsie** |  | |
| Beide Verfahren sind üblicherweise nicht indiziert. | | |

### Diagnosesicherung

Die Diagnose basiert in erster Linie auf dem typischen klinischen Bild mit akut aufgetretener Schwäche und Hypo-/Areflexie. Im Idealfall lässt sie sich bereits sehr früh durch den typischen Liquorbefund (hohes Eiweiß bei normaler Zellzahl) sowie die neurophysiologischen Befunde untermauern. Bei unklarer Situation sollte allerdings großzügig Ausschlussdiagnostik (in der Regel mit Bildgebung) durchgeführt werden.

| Verlauf | Häufigkeit |
|---|---|
| **Atmung** |  |

15–24 % der Patienten müssen beatmet werden. In der Regel kommt es bei den betroffenen Patienten innerhalb von 1–2 Wochen nach Beginn der Symptomatik zum Auftreten einer respiratorischen Insuffizienz.

**Herz/Kreislauf**

Bei ungefähr 2/3 der Patienten ist mit einer Tachykardie und einer arteriellen Hypertonie als Ausdruck der autonomen Dysfunktion zu rechnen. Autonome Symptome korrelieren mit dem Schweregrad der Erkrankung.
Bradykardie und AV-Block sind im Kindesalter hingegen extrem selten.

### Notwendige Verlaufskontrollen

Wichtig ist ein engmaschiges Monitoring der respiratorischen Funktion sowie eine kardiale Überwachung (z. B. AV Block, autonome Dysregulation).

### Therapie

### Medikamentöse Maßnahmen

Therapie der ersten Wahl ist die Gabe von intravenösen Immunglobulinen (2 g/Kilogramm Körpergewicht). Diese werden in der Regel auf zwei oder fünf Tage verteilt verabreicht. Der Effekt dieser Behandlung kann allerdings häufig erst nach 1–2 Wochen beurteilt werden. Eine Indikation besteht immer dann, wenn relevante schwere Symptome vorliegen und der Höhepunkt der Erkrankung noch nicht überschritten wurde.
Corticosteroide sind nicht indiziert, führen möglicherweise sogar zu einer Verschlechterung.
Nur in Ausnahmefällen muss über die Möglichkeit einer Plasmapherese nachgedacht werden. Die Plasmapherese ist der ivIG-Therapie nicht überlegen. Unsinnig ist es, nach einer intravenösen Immunglobulin-Therapie eine Plasmapherese durchzuführen.
Kommt es nach vier Wochen zu einem erneuten Rezidiv, wird die Behandlung in gleicher Weise wiederholt. Allerdings muss dann über die Möglichkeit nachgedacht werden, dass es sich um ein chronisches Guillain-Barré-Syndrom handeln könnte. In diesem Fall ist möglicherweise eine Langzeittherapie mit einem Immunsuppressivum (z. B. Azathioprin) zu überlegen.

## Therapie

### Symptomatische Therapie

Zu Beginn der Symptomatik kann eine intensivmedizinische Überwachung notwendig sein, um eine respiratorische Insuffizienz sowie autonome Funktionsstörungen rechtzeitig zu erfassen. Extrem selten erfordern Reizleitungsstörungen die Anlage eines passageren Schrittmachers.

Bisweilen stehen erhebliche Schmerzen im Vordergrund, welche eine medikamentöse Behandlung notwendig machen. Ansonsten sollte bereits sehr früh Krankengymnastik durchgeführt werden, um Kontrakturen zu vermeiden und das Kind schrittweise wieder zu mobilisieren.

Ansonsten müssen in Abhängigkeit vom Schweregrad die üblichen Maßnahmen bei immobilen Patienten durchgeführt werden wie:

- Dekubitus Prophylaxe
- Thrombembolie Prophylaxe
- Mobilisation

### Verlauf und Prognose

Bei 90–95 % der Kinder kommt es zu einer Vollremission innerhalb eines Jahres. Ein axonales Guillain -Barré -Syndrom hat eine schlechtere Prognose als die klassische demyelinisierende Variante. Ein rezidivierendes Guillain-Barré-Syndrom findet sich bei 5 % der Patienten.

### Links

Deutsche GBS Initiative e.V. (www.gbs-mg.de)
GBS/CIDP Fountation (www.gbs-cidp.org)

### Literatur

Mori M, Kuwabara S, Yuki N. Fisher syndrome: clinical features, immunopathogenesis and management. *Expert Rev Neurother. 2012 Jan;12(1):39–51.*
Kuitwaard K, van Koningsveld R, Ruts L, Jacobs BC, van Doorn PA. Recurrent Guillain-Barré-Syndrome. *J. Neurol. Neurosurg. Psychiatry* 80(1),56–59 (2009).

## 4.2.2 Chronisches Guillain-Barré-Syndrom (CIDP)

### Definition

Die chronisch inflammatorische demyelinisierende Polyradikuloneuropathie (CIDP) stellt eine erworbene Neuropathie dar, die entweder chronisch progressiv oder schubartig verläuft. Dabei kommt es zu einer allmählichen Demyelinisierung (spinale Wurzel, peripherer Nerv).

### Pathophysiologie

Es handelt sich um einen sowohl humoral als auch zellulär vermittelten Prozess, welcher zur segmentalen Demyelinisierung sowie zu entzündlichen Infiltraten am Nerv führt. Bisher konnte noch kein spezifisches Antigen, gegen das der Immunprozess gerichtet ist, nachgewiesen werden.

| | Häufigkeit |
|---|---|
| **Epidemiologie** |  |

Die Erkrankung ist im Kindesalter deutlich seltener als im Erwachsenenalter. Die geschätzte Inzidenz liegt zwischen 0,2. und 0,5:100.000, Vorschulkinder sind seltener betroffen als ältere Kinder. Eine extreme Rarität stellt eine kongenitale Form dar.

**Klinische Symptome**

Leitsymptome sind:

- Chronisch progrediente oder chronisch rezidivierend auftretende Muskelschwäche
- In der Regel die unteren Extremitäten deutlicher betroffen als die oberen
- Distale Betonung
- Die Paresen sind meist symmetrisch, können jedoch auch asymmetrisch sein
- Sensibilitätsstörungen und Parästhesien (wobei diese auch völlig fehlen können) bei einem Drittel der Patienten

Nur selten kommt es zu respiratorischer Insuffizienz.

Ausfälle im Hirnnervenbereich kommen in bis zu 30 % der Kinder vor. Betroffen sein kann sowohl die Okulomotorik als auch die mimische Muskulatur. Selten stellen Hirnnervenausfälle das Initialsymptom dar.

In 30–50 % geht eine Infektion (meist der oberen Luftwege) dem Beginn der Symptomatik voraus.

**Wichtige Differenzialdiagnosen**

Bei chronisch progredienter, distal betonter Symptomatik muss in erster Linie eine hereditäre sensomotorische Neuropathie abgegrenzt werden. Kompliziert wird diese Unterscheidung dadurch, dass auch bei hereditären Neuropathien bisweilen entzündliche Faktoren zu einer zusätzlichen Verschlechterung führen können und beide Erkrankungen kombiniert vorkommen können.

Stehen sensible Störungen im Vordergrund, müssen primär kausal behandelbare Ursachen wie Vitamin B12 oder Vitamin E-Mangel ausgeschlossen werden. Toxische Ursachen (z. B. Schwermetalle, Lösungsmittelschnüffeln) können ebenfalls zu einer chronischen Neuropathie führen.

Bei einer zusätzlichen deutlichen proximalen Muskelschwäche müssen auch Gliedergürteldystrophien in Betracht gezogen werden, wobei die Symptomatik im Gegensatz zu diesen Erkrankungen bei der CIDP stets eine distale Betonung zeigt.

| **Diagnostik** | **Stellenwert in Diagnostik** | **Aufwand** |
|---|---|---|
| **CK** | ●–● | ● |

Der CK Wert kann mäßig erhöht sein. In erster Linie dient die Bestimmung der differenzialdiagnostischen Abgrenzung gegenüber primären Myopathien.

| Diagnostik | Stellenwert in Diagnostik | Aufwand |
|---|---|---|
| **Sonstige Laborbefunde** <br><br> Antikörperbestimmungen (z.B. gegen Ganglioside) haben bisher keinen Stellenwert in der Diagnostik. Häufig lassen sie sich, anders als beim Erwachsenen, nicht nachweisen. | | ●● |
| **Neurophysiologie** <br><br> Beim Großteil der Patienten handelt es sich um eine demyelinisierende Erkrankung mit einer Verlangsamung der Nervenleitgeschwindigkeit, verzögerter distaler Latenz und sehr häufig einem Leitungsblock. Allerdings lassen diese Kriterien keine Unterscheidung gegenüber einer hereditären sensomotorischen Neuropathie zu. <br> Bei Sonderformen kann es sich auch um eine axonale Schädigung mit normaler Nervenleitgeschwindigkeit und lediglich verminderten Summenaktionspotenzial handeln. | ●●●● | ●● |
| **Kernspintomographie** <br><br> Wird zum Ausschluss einer Raumforderung ohnehin eine Kernspintomographie durchgeführt, sollte darauf geachtet werden, ob eine Verdickung der Nervenwurzeln mit Kontrastmittelaufnahme als Hinweis auf eine Radikulitis vorliegt. Bei eindeutigen neurophysiologischen Befunden besteht allerdings keine klare Indikation für eine Kernspintomographie. | ● | ●●● |
| **Liquordiagnostik** <br><br> Typischer Befund ist die zytoalbuminäre Dissoziation mit einer Erhöhung des Liquoreiweisses (im Mittel 190 mg/dl) bei fehlender Pleozytose. Im Reiber-Schema zeigt sich eine Schrankenstörung in der Regel ohne Zeichen einer IgG-Synthese im Liquorraum oder Nachweis oligoklonaler Banden. <br> Findet sich eine deutliche Pleozytose, besteht der Verdacht auf eine erregerbedingte akute Neuropathie (z.B. bei Neuroborreliose). | ●●●● | ●● |
| **Suralisbiopsie** <br><br> Diese Untersuchung ist in der Regel zur Stellung der Diagnose nicht notwendig. Es können sich, ähnlich wie | ● | ●●●● |

bei der hereditären sensomotorischen Neuropathie auch, Zwiebelschalenphänomene und segmentale Demyelinisierungen finden. Die differenzialdiagnostische Wertigkeit ist somit deutlich eingeschränkt.

### Diagnosesicherung

Die Diagnose basiert auf dem klinischen Bild mit einer subakut-chronisch sich entwickelnden, motorisch betonten Neuropathie, dem neurophysiologischen Nachweis einer (meist demyelinisierenden) Neuropathie und dem Liquorbefund.

## Verlauf

### Atmung

In aller Regel kommt es nicht zu respiratorischen Problemen.

### Notwendige Verlaufskontrollen

Im Vordergrund steht die klinische Verlaufskontrolle unter der Therapie. Die neurophysiologische Diagnostik kann im begrenzten Maße zur Verlaufskontrolle verwendet werden. Allerdings bleibt häufig die Nervenleitgeschwindigkeit trotz klinischer Besserung auffällig.

## Therapie

### Medikamentöse Maßnahmen

Die Therapie orientiert sich im Wesentlichen am Vorgehen bei Erwachsenen sowie an den Daten aus einigen kleinen Studien bei Kindern.

- Therapie der Wahl ist die Gabe von intravenösen Immunglobulinen in einer Gesamtdosierung von 2 g/kg Körpergewicht (z.B. auf 5 Tage verteilt). Die Behandlung muss individuell unterschiedlich in Intervallen zwischen 2 und 6 Wochen wiederholt werden. Bei einem Teil der Patienten kommt es zu einem raschen Wirkungsverlust der Immunglobulin Therapie.
- Grundsätzlich ebenso wirksam, aber deutlich nebenwirkungsreicher ist die Plasmapherese.
- Prednisolon/Prednison (1 bis 2 mg/kg Körpergewicht täglich oder alternierend) ist ebenfalls wirksam, wird von einigen Zentren sogar bevorzugt. Hauptnachteil sind die bekannten Nebenwirkungen der Corticosteroide. In Abhängigkeit vom klinischen Befund wird die Dosis schrittweise ausgeschlichen.

In ihrer Wirkung noch nicht gesichert sind weiterführende Maßnahmen wie Immunsuppressiva (z.B. Azathioprin), monoklonale Antikörper (z.B. Rituximab).
Spricht ein Patient mit einer vermuteten CIDP nicht auf die Therapie an, sollte in erster Linie nochmals die Diagnose überprüft werden (z.B. Ausschluss einer Leukodystrophie, welche sich initial unter dem Bild einer Polyneuropathie manifestieren kann).

### Symptomatische Therapie

Bei Patienten mit deutlicher Fußheberschwäche sollte überlegt werden, ob zeitweise eine Fußheberorthese indiziert ist, um eine mögliche Sprunggelenksverletzung zu vermeiden und ein günstigeres Gangbild zu erreichen.

## Therapie

### Prognose

Insgesamt ist die Prognose deutlich besser als im Erwachsenenalter. Die Mehrzahl der Kinder gelangt in eine Vollremission, schwere bleibende Defizite finden sich unter 10 % der betroffen Patienten. Es wurde bisher lediglich ein Todesfall bei respiratorischer Insuffizienz beschrieben.
Rezidive sind häufig assoziiert mit:

* Reduktion der Behandlung
* Interkurrenten Infekten

### Links

Deutsche GBS Initiative e.V (www.gbs-mg.de)
GBS/CIDP Fountation (www.gbs-cidp.org)

## 4.2.3   Miller-Fisher-Syndrom

### Definition

Das Miller-Fisher-Syndrom mit einer Kombination aus externer Opththalmoplegie, Ataxie, Muskelschwäche und Arreflexie, stellt eine seltene klinische Variante des GBS-Syndroms dar.

### Pathophysiologie

Wie das klassische GBS ist auch das Miller-Fisher-Syndrom mit einer Campylobacter Infektion assoziiert. Die meisten Patienten haben kreuzreagierende anti-GQ1b Gangliosid Antikörper.

| | Häufigkeit |
|---|---|
| **Epidemiologie**<br>Selten (eine Minorität aller GBS Fälle) |  |

### Klinische Symptome

Im Vordergrund steht die Kombination aus:

* Externer Ophthalmoplegie,
* Ptose,
* Störung der Pupillomotorik,
* Ataxie und
* Muskelschwäche (allerdings oft relativ gering ausgeprägt).

Insbesondere kleinere Kinder weigern sich zu laufen. Häufig erscheinen die Kinder auch psychisch deutlich irritiert, sie beginnen zu weinen, wenn Sie aufgefordert werden, zu laufen. Ob dies eher durch das sehr unangenehme Schwindelgefühl bedingt ist oder Ausdruck einer zusätzlichen psychischen Alteration lässt sich schwer beurteilen. Die Muskeleigenreflexe können, müssen aber nicht abgeschwächt sein.

**Wichtige Differenzialdiagnosen**

Die wichtigsten Differenzialdiagnosen sind:

- Raumforderung im Bereich der hinteren Schädelgrube
- Intoxikationen

Bei unauffälliger Kernspintomographie muss außerdem an eine parainfektiöse Zerebellitis (z. B. nach Varizellen) gedacht werden. Finden sich demyelinisierende Herde, muss an die Möglichkeit einer multiplen Sklerose oder eine akute disseminierte Enzephalomyelitis (ADEM) gedacht werden. Stehen chaotische Augenbewegungen im Vordergrund, muss außerdem ein (evtl. paraneoplastisches) Opsoklonus-Myoklonus-Syndrom ausgeschlossen werden.

| Diagnostik | Stellenwert in Diagnostik | Aufwand |
|---|---|---|
| **CK**<br>In der Regel nicht erhöht. | ◖ | ◖ |
| **Sonstige Laborbefunde**<br>In den ersten Tagen finden sich häufig normale Befunde in der Liquor-Untersuchung. Zu einem späteren Zeitpunkt können dann die gleichen Veränderungen wie beim Guillain-Barré-Syndrom auftreten (Eiweißerhöhung bei normaler Zellzahl).<br>Serologisch gelingt der Nachweis von GQ1b-Antikörpern und gelegentlich GT1a (Serum), wobei die Antikörper nicht obligat vorkommen müssen. | ●●● | ●● |
| **Neurophysiologie**<br>Die neurophysiologische Untersuchung zeigt in der Regel normale Nervenleitgeschwindigkeiten, zum Teil allerdings auch eine Verlangsamung wie beim Guillain-Barré-Syndrom. Diese Veränderungen können auch erst 2–3 Wochen nach Beginn der Symptomatik (zum Teil wieder während der Besserungsphase) sichtbar werden.<br>Ein fehlender H-Reflex ist ein typischer (wenn auch unspezifischer) Befund. | ●● | ●● |

**Diagnosesicherung**

Die Diagnose basiert auf der typischen Kombination aus Ataxie, Areflexie und Okulomotorikstörung, sowie wenn möglich den entsprechenden Liquorveränderungen und Antikörperbefunden.

| Verlauf | Häufigkeit |
|---|---|
| **Atmung**<br>Nachdem es sich um eine Sonderform der Guillain-Barré-Syndroms handelt, kann es in seltenen Fällen zur respiratorischen Insuffizienz kommen. | ◖ |

| Verlauf | Häufigkeit |
|---|---|
| **ZNS** |  |
| Selten kann es im Rahmen der nahe verwandten Bickerstaff Encephalitis zu Bewusstseinsstörung bis zum Koma kommen. Allerdings muss in dieser Situation auf jeden Fall eine andere Pathologie (Raumforderung, Encephalitis, Ischämie u. andere), die zur Kombination Bewusstseinsstörung mit Hirnnervenausfällen führen können, ausgeschlossen werden. | |

**Therapie**

**Medikamentöse Maßnahmen**

Therapeutisch empfiehlt sich die Gabe von intravenösen Immunglobulinen (insgesamt 2 g/Kilogramm Körpergewicht verteilt auf 2 Tage).

**Symptomatische Therapie**

Insgesamt ist die Prognose sehr günstig. Es muss versucht werden, die Kinder schrittweise wieder zu mobilisieren.

**Verlauf und Prognose**

Praktisch alle Patienten haben einen monophasischen Verlauf, bei dem in der Regel innerhalb von zwei Wochen das Maximum der Symptomatik erreicht wird. Etwa die Hälfte der Patienten kann dann nicht mehr frei laufen, in 40 % ist eine komplette Ophthalmoplegie präsent. In der Regel heilt die Erkrankung innerhalb von drei Monaten aus, während die Areflexie oft persistiert, ohne jedoch das tägliche Leben zu beeinträchtigen.

Es gibt seltene Beschreibungen von einem Wiederauftreten des Miller-Fisher-Syndrom, wobei in der Literatur dies eher die jüngeren Patienten betraf.

**Links**

Deutsche GBS Initiative e.V (www.gbs-mg.de)
GBS/CIDP Fountation (www.gbs-cidp.org)

**Literatur**

Kuitwaard K, van Koningsveld R, Ruts L, Jacobs BC, van Doorn PA. Recurrent Guillain-Barré syndrome. *J. Neurol. Neurosurg. Psychiatry* 80(1), 56–59 (2009).

## 4.2.4 Critical-Illness-Neuropathie/Critical-Illness-Myopathie

**Definition**

Critical-Illness-Neuropathie/Critical-Illness-Myopathie scheint eine systemische inflammatorische Reaktion zu sein, die mit Polyneuropathie und Myopathie (allein oder in Kombination) auftritt.

**Pathophysiologie/Ätiologie**

Die exakte Pathophysiologie ist bis heute nicht bekannt. Risikofaktoren für das Auftreten einer Critical-Illness-Neuropathie oder Critical-Illness-Myopathie sind beim Erwachsenen:

- Sepsis
- Systemische Entzündungen
- Hyperosmolarität

Unklar ist die Rolle, welche die Gabe von Corticosteroiden und Muskelrelaxantien spielt. Zumindest beim Erwachsenen scheint eine strikte Blutzuckerkontrolle die Wahrscheinlichkeit zu vermindern. Im Kindesalter scheint eine Sepsis, Asthma und Zustand nach Organtransplantation mit einem erhöhten Auftreten verbunden zu sein.

In Einzelfällen kann die Symptomatik bereits wenige Tage nach Beginn des Intensiv-Aufenthalts beobachtet werden. In den publizierten Fällen trat die Erkrankung zwischen 4 und 26 Tage nach Beginn des Intensiv-Aufenthalts auf.

| | Häufigkeit |
|---|---|
| **Epidemiologie** |  |

Exakte Angaben zur Häufigkeit der critical illness-Neuropathie und Myopathie im Kindesalter liegen nicht vor. Die einzig verfügbare Studie geht von einer Inzidenz von 1,7 % bei intensivmedizinisch behandelten Kindern aus. Möglicherweise wird die Häufigkeit allerdings deutlich unterschätzt.

### Klinische Symptome

Insgesamt wird ein heterogenes Spektrum neuromuskulärer Erkrankungen unter diesem Begriff subsumiert, welche bei Patienten, die längere Zeit auf Intensivstation behandelt wurden, auftreten. Als wesentliche Charakteristika gelten:

- Eine ausgeprägte, generalisierten Muskelschwäche
- mit Überwiegen der motorischen Ausfälle gegenüber den sensiblen Defiziten
- Sensibilitätstörungen können allerdings vorhanden sein
- Schwierigkeiten bei der Entwöhnung des Patienten vom Respirator, welche nicht durch eine Pathologie der Lunge erklärt werden kann.

Die Muskeleigenreflexe sind abgeschwächt oder fehlen (wobei dieses Kriterium erst nach Beendigung der Sedierung und Weglassen der Muskelrelaxation beurteilt werden kann). Im weiteren Verlauf zeigt sich eine Muskelatrophie.

### Wichtige Differenzialdiagnosen

Wesentlich ist die Abgrenzung anderer Ursachen einer weiter bestehenden respiratorischen Insuffizienz (insbesondere Erkrankungen von Herz und Lunge). Steht das Leitsymptom Muskelschwäche im Vordergrund, müssen

- Elektrolytentgleisungen (hier vor allem eine Hypokaliämie),
- Medikamentöse Effekte auf die neuromuskuläre Übertragung oder auf die Muskulatur (toxische Myopathien, toxische Neuropathien) überlegt werden.

| Diagnostik | Stellenwert in Diagnostik | Aufwand |
|---|---|---|
| **CK** |  | |

In der Mehrzahl der Fälle ist der CK-Wert im Bereich der Norm. Lediglich bei Fällen mit einer nekrotisierenden

| Diagnostik | Stellenwert in Diagnostik | Aufwand |
|---|---|---|
| Myopathie (z.B. bei Zustand nach Hypokaliämie) kann der CK-Wert zum Teil deutlich erhöht sein. | | |

**Sonstige Laborbefunde**

Es gibt keine richtungsweisenden Laborbefunde.

**Neurophysiologie**   ●●●●  ●●

Wesentlich für die Diagnose ist die neurophysiologische Untersuchung. Allerdings kann diese nicht zwischen einer Critical-Illness-Neuropathie und einer Critical-Illness-Myopathie klar unterscheiden. Wesentliche Befunde sind:

- Vermindertes motorisches Summenaktionspotenzial, welches entweder Ausdruck der Myopathie oder einer axonalen Neuropathie ist
- In der Regel eine normale motorische Nervenleitgeschwindigkeit
- Kein Dekrement beim repetitiven Stimulationstest (im Unterschied zu der neuromuskulären Übertragungsstörung, welche durch Muskelrelaxantien bedingt sein kann)
- Bei einem Teil der Fälle ein erniedrigtes sensibles Summenaktionspotenzial
- Nach einer Latenz von ca. 14 Tagen pathologische Spontanaktivität als Ausdruck entweder einer axonalen Neuropathie oder einer Schädigung der Muskelfasern selbst

Nachdem die neurophysiologische Untersuchung auf der Intensivstation durchgeführt wird, müssen artifizielle Veränderungen (z.B. durch das subkutane Ödem) mit in Erwägung gezogen werden. Es muss auf jeden Fall sichergestellt sein, dass zum Zeitpunkt der Untersuchung keine Substanzen wirksam sind, die zur Blockierung der neuromuskulären Übertragung führen.

**Muskelbiopsie**   ●●●  ●●●●

Grundsätzlich ist die Muskelbiopsie am besten geeignet, zwischen einer Critical-Illness-Neuropathie und einer -Myopathie zu unterscheiden. Wegen der fehlenden therapeutischen Konsequenzen wird diese Untersuchung allerdings in aller Regel nicht durchgeführt.

**Diagnosesicherung**

Die Diagnose wird durch die:

* Typische Klinik,
* Neurophysiologische Diagnostik

gesichert.

| Verlauf | Häufigkeit |
|---|---|
| **Atmung** |  |

In aller Regel wird die Erkrankung erst dann diagnostiziert, wenn eine Mitbeteiligung der Atemmuskulatur vorliegt. Die respiratorische Situation bessert sich in dem Maß, in dem sich auch die Schwäche der übrigen Extremitätenmuskulatur bessert.

**Therapie**

**Medikamentöse Maßnahmen**

Spezifische medikamentöse Maßnahmen sind nicht vorhanden.

**Symptomatische Therapie**

Im Vordergrund steht die krankengymnastische Überwachung und Behandlung. Insbesondere zu einem Zeitpunkt, zu dem lebensbedrohliche Probleme ganz im Vordergrund stehen, muss bereits intensiv auf die Entwicklung von *Kontrakturen* geachtet werden, da diese im weiteren Verlauf die Rehabilitation ganz erheblich beeinflussen werden. Insbesondere Kontrakturen im Bereich der Hände sollten rechtzeitig und konsequent durch passive Bewegung verhindert werden. Mit zunehmender Besserung wird dann eine Rehabilitationsbehandlung entsprechend den Standards der Frührehabilitation durchgeführt.

**Verlauf und Prognose**

Exakte Daten zum klinischen Verlauf liegen leider nicht vor. Insgesamt ist die Prognose zumindest bezüglich motorischer Entwicklung variabel, die berichteten Todesfälle standen allerdings im Wesentlichen in Zusammenhang mit der Grunderkrankung. Nachdem es sich um eine axonale Schädigung handelt, muss mit einer über Monate gehenden Besserung gerechnet werden.

## 4.2.5    Neuralgische Schulteramyotrophie (Syn. Parsonage-Turner-Syndrom)

**Definition**

Akut auftretende Entzündung des Plexus brachialis mit einer anfangs im Vordergrund stehenden Schmerzsymptomatik, welcher dann eine Schwäche und Atrophie folgt.

**Pathophysiologie/Ätiologie**

In der Regel handelt es sich um eine Immunreaktion entweder auf einen vorangegangenen Infekt (häufig eine Infektion der oberen Luftwege) oder eine vorangegangene Impfung oder Serumgabe.

|  | Häufigkeit |
|---|---|
| **Definition und Epidemiologie** | ◐ |
| Im Kindesalter sehr selten, der Schwerpunkt der Erkrankung liegt im frühen Erwachsenenalter. Insgesamt geht man, bezogen auf alle Altersgruppen, von einer jährlichen Inzidenz von 2–4:100.000 aus. Exakte Daten zur kindlichen Verlaufsform liegen nicht vor. | |

**Klinische Symptome**

Leitsymptom ist der akut aufgetretene nächtliche Schmerz im Bereich der Schulter. Dieser kann allerdings, im Unterschied zum Erwachsenen, bei einem Drittel der Kinder nicht vorhanden sein bzw. nicht als solcher interpretiert werden. Die Schmerzen dauern in aller Regel ca. 14 Tage. Meist wird mit dem Abklingen der Schmerzen bemerkt, dass eine erhebliche proximal betonte Schwäche der betroffenen Schulter sowie in der Folgezeit eine Atrophie der Muskulatur besteht. Sensibilitätstörungen können über der Schulter vorhanden sein, sind allerdings in der Regel relativ gering ausgeprägt und stehen nicht im Vordergrund.
Extrem selten kann es auch zu einer beidseitigen Affektion des Plexus brachialis kommen.

**Wichtige Differenzialdiagnosen**

Insbesondere im Säuglingsalter und Kleinkindesalter ist die wesentliche Differenzialdiagnose die Osteomyelitis des Schultergelenks, welche sekundär den Plexus brachialis infiltrieren kann und dann zu einer Plexusparese führt.
Die nächtlich betonten Schmerzen können Hinweis auf eine Borreliose sein (Bannwarth-Syndrom). Hierbei kann eine sehr vielgestaltige neurologische Symptomatik zusätzlich vorliegen.
Entwickelt sich die Symptomatik subakut bis chronisch muss eine Kompression oder Infiltration der Nervenwurzeln oder des Plexus brachialis ausgeschlossen werden (z.B. bei der Neurofibromatose). Selten muss auch an eine beginnende fazioskapulohumerale Muskeldystrophie gedacht werden, welche allerdings auch initial schmerzlos verläuft.

| Diagnostik | Stellenwert in Diagnostik | Aufwand |
|---|---|---|
| **CK** | ◐ | ◐ |
| Ist in der Regel nicht oder allenfalls geringfügig erhöht. | | |
| **Sonstige Laborbefunde** | ◐–● | ◐–● |
| Ein Teil der Patienten weist eine Liquorpleozytose sowie ein erhöhtes Liquor Eiweiß auf. Allerdings ist eine Liquorpunktion bei typischer Befund Konstellation nicht zwingend notwendig. Gangliosidantikörper finden sich ebenfalls bei einzelnen Patienten. | | |
| **Neurophysiologie** | ◐–◐–● | ◐–◐–● |
| Zu Beginn der Symptomatik kann die Neurophysiologie noch komplett normal sein. Lediglich bei einem Teil der Fälle findet sich eine Erniedrigung des sensiblen Summenaktionspotenzials. Das motorische | | |

| Diagnostik | Stellenwert in Diagnostik | Aufwand |
|---|---|---|
| Summenaktionspotenzial sowie die Elektroneurographie im Bereich der distalen Nerven (Nervus medianus oder Nervus ulnaris) ist häufig normal, bei Ableitung vom betroffenen Muskeln (z.B. M. deltoideus) ist es häufig niedrig. 2–3 Wochen nach Beginn der Symptomatik zeigt sich in der Elektromyographie häufig pathologische Spontanaktivität. | | |
| **Sonographie/Bildgebung** | ●● | ●●● |
| Die Kernspintomographie des Plexus brachialis bzw. der Halswirbelsäule dient in erster Linie der Ausschlussdiagnostik anderer Läsionen. Möglicherweise kann allerdings auch die Entzündung des Plexus brachialis sichtbar gemacht werden. Die Sonographie der Muskulatur trägt nicht zur Diagnose bei. | | |
| **Muskelbiopsie** | | ●●●●● |
| Diese Untersuchung ist nicht indiziert. | | |
| **Genetik-Erbgänge** | | |
| Es handelt sich überwiegend um eine sporadisch auftretende Erkrankung. Daneben gibt es eine allerdings seltene autosomal dominant vererbte Form. | | |
| **Genetische Diagnostik** | ● | ●●●● |
| Üblicherweise nicht sinnvoll. Lediglich bei der autosomal dominanten Form Untersuchung des *SEPT9*-Gens auf Chromossom 17 sinnvoll. Besteht die Möglichkeit, dass die Plexusparese im Rahmen einer hereditären Neuropathie mit Neigung zu Druckparesen aufgetreten ist (entsprechende Familienanamnese), sollte eine Deletion im PMP-22 Gen ausgeschlossen werden. | | |
| **Diagnosesicherung** | | |
| Es handelt sich in erster Linie um eine klinische Diagnose. Die technischen Verfahren dienen mehr der Ausschlussdiagnostik. | | |
| **Notwendige Verlaufskontrollen und multidisziplinäres Management** | | |
| Es müssen regelmäßige neurologische Kontrollen durchgeführt werden. Bei Ausbleiben der Reinnervation muss gemeinsam mit einem plastischen Chirurgen bzw. Neurochirurgen überlegt werden, ob Rekonstruktionsmaßnahmen in Analogie zur traumatischen Plexusparese notwendig sind. | | |
| **Therapie** | | |
| **Medikamentöse Maßnahmen** | | |
| Möglicherweise beeinflusst eine Corticosteroidbehandlung über 14 Tage die Schmerzen und die neurologische Symptomatik. Kontrollierte Daten hierzu liegen allerdings weder im Kindes-noch Erwachsenenalter bisher vor. | | |

**Symptomatische Therapie**

Im Frühstadium der Erkrankung muss auf eine ausreichende analgetische Behandlung geachtet werden. In diesem Stadium empfiehlt es sich, den Arm zu schonen. Sobald die Schmerzen abgeklungen sind, sollte mit einer intensiven Physiotherapie begonnen werden.

**Verlauf und Prognose**

Insgesamt zeigen 2/3 der Patienten eine Vollremission, ca. 10 % eine schlechte Remission. Bis zum Erreichen einer Remission können ein bis zwei Jahre vergehen.

## 4.2.6 Infektiöse Neuropathien

**Definition**

Es handelt sich um eine akute oder chronische Schädigung peripherer Nerven durch infektiöse Erreger.

**Pathophysiologie/Ätiologie**

Die Erreger führen entweder durch direkte Schädigung (z.B. Fibrose bei Lepra), durch Entzündung (vaskuläre Inflammation bei HCV) oder durch sekundäre immunologische Prozesse (Kryoglobuline bei HCV, proinflammatorische Zytokine bei HIV) zu einer Neuropathie.

| | Häufigkeit |
|---|---|
| **Epidemiologie**<br>Weltweit stellen die infektiösen Neuropathien eine wichtige Differenzialdiagnose dar. In Europa hingegen kommen erregerbedingte Neuropathien nur sehr selten vor. Exakte Zahlen liegen nicht vor. |  |

**Klinische Symptome**

In Abhängigkeit von den in erster Linie betroffenen Fasertypen kommt es entweder zu:

- Schmerzen (small fiber-Neuropathie)
- Missempfindungen
- Taubheitsgefühl
- Paresen
- Autonomen Symptomen (Lepra, HIV) des kardiovaskulären, gastroenterologischen und urogenitalen Systems

**Wichtige Differenzialdiagnosen**

Vor allem sollten die toxischen Schädigungen des peripheren Nervensystems beachtet werden (antiretrovirale Therapie, Chemotherapeutika).

| Diagnostik | Stellenwert in Diagnostik | Aufwand |
|---|---|---|
| **CK**<br>Ist in der Regel normal. | ● | ● |

| Diagnostik | Stellenwert in Diagnostik | Aufwand |
|---|---|---|
| **Sonstige Laborbefunde** Erregernachweis im Serum. | ●●●● | ●● |
| **Neurophysiologie** Die meisten infektiösen Neuropathien zeigen eine sensibel betonte axonale Neuropathie mit den Leitbefunden einer Verminderung des sensiblen Summenaktionspotenzials, möglicherweise zusätzlich des motorischen Summenaktionspotenzials. | ●● | ●● |

**Diagnosesicherung**

Wichtigster Schritt ist eine exakte Anamnese inkl. Reiseanamnese und Vorerkrankungen (z. B. Tumorerkrankungen mit Chemotherapie).
Bei dringendem Verdacht auf eine durch M. Leprae verursachte Neuropathie (insbesondere die reine neuropathische Form) kann in Einzelfällen eine Biopsie notwendig sein.

## Therapie

**Medikamentöse Maßnahmen**

Bei Erreger-induzierter *entzündlich verursachter* Neuropathie wurde durch die antiinfektiöse Therapie (v. a. HCV, HIV) eine Verbesserung der Neuropathie beobachtet.
Stehen Schmerzen im Vordergrund, empfiehlt sich meist die Behandlung mit Antiepileptika (Carbamazepin/Oxcarbazepin, Gabapentin). Bisweilen ist zusätzlich eine Behandlung mit Analgetika sinnvoll.

**Symptomatische Therapie**

Bei Vorliegen von Paresen sollte neben der notwendigen Krankengymnastik vor allem auch über die Notwendigkeit von Orthesen (vor allem bei Fußheberparese) nachgedacht werden.
Eine Dekompression des betroffenen Nerven kann bei M. leprae eine deutliche Symptomlinderung ergeben

**Verlauf und Prognose**

Manifeste Neuropathien können außer bei bestimmten Erregern (HCV, HIV) nur symptomatisch beeinflusst werden. Die primäre Vermeidung einer Infektion hat daher oberste Priorität. Bei bereits bestehender Infektion kann die frühzeitige antiinfektiöser Therapie ggf. zur Prophylaxe einer Neuropathie beitragen.

## 4.2.7 Hereditäre sensomotorische Neuropathie (syn: HMSN, CMT, Charcot-Marie-Tooth-Erkrankung)

**Definition**

Unter dem Begriff HMSN fasst man eine Gruppe von erblichen Erkrankungen zusammen, gekennzeichnet von fortschreitender Degeneration der peripheren Nerven. In der

Regel sind die motorischen Nervenfasern wesentlich stärker betroffen als die sensorischen Fasern.

## Nomenklatur

Die Bezeichnungen für die verschiedenen Unterformen haben sich leider sehr häufig geändert und so oft mehr zur Verwirrung als zur Klarheit beigetragen. Die grundsätzliche Einteilung erfolgt nach dem Schädigungsmuster (axonal oder demyelinisierend) und nach dem Erbgang.

Die aktuell übliche Bezeichnung greift in Teilen wieder den alten Namen »Charcot-Marie-Tooth-Erkrankung« als CMT auf und bildet folgende Gruppen:

- CMT 1 = autosomal dominante demyelinisierende Formen (frühere Bezeichnungen: neurale Muskelatrophie, HMSN Typ 1, hereditäre sensomotorische Neuropathie Typ I)
- CMT 2 = autosomal dominante axonale Form (frühere Bezeichnung HMSN Typ 2, neuronale Form der neuralen Muskelatrophie)
- AR-CMT 2 = autosomale rezessive axonale Form (frühere Bezeichnung wie oben)
- CMT 4 = autosomal rezessive demyelinsierende Form

Leider wurden einige Unterformen nicht in diese Nomenklatur eingefügt:

- HMSN III = schwere, früh beginnende demyelinierende hereditäre Neuropathie (syn: Déjèrine Sottas Erkrankung)
- HMSN Typ 5 = hereditäre sensomotorische Neuropathie + Spastik

Daneben gibt es noch eine Vielzahl von Sonderformen mit Beteiligung anderer Anteile des Nervensystems, die in der Regel als HMSN + Zusatzsymptom bezeichnet werden (z.B. HMSN + Heiserkeit etc.).

## Pathophysiologie

Es handelt sich um eine Gruppe von Erkrankungen, die durch eine Vielzahl bereits identifizierter, aber auch zahlreicher noch unbekannter Gene verursacht werden. Grundsätzlich werden drei verschiedene pathophysiologische Muster unterschieden:

- Axonale Schädigung
- Schädigung der Myelinscheide
- Gemischte Schädigung

Die bisher bekannten Gene, die zu einer demyelinisierenden Neuropathie führen, betreffen u.a.:

- Kompaktierung von Myelin (z.B. *PMP22*-Gen)
- Aufbau von Myelin (u.a. *MPZ*-Gen)
- Stabilisierung der Myelinscheide (*Periaxin*-Gen)
- Aufbau der axoglialen Verbindung am Ranvierschen Schnürring (z.B. *KIAA1985-Gen*)
- Aufbau der Gap junctions (*Connexin 32*-Gen)

**Häufigkeit**

## Epidemiologie

Man geht von einer Häufigkeit von 30:100.000 für die Gesamtheit der hereditären sensomotorischen Neuropathien aus. Die Hälfte davon entspricht dem autosomal-dominanten demyelinisierenden Typ. Die

Dunkelziffer dürfte allerdings, da insbesondere spät manifeste Formen oft klinisch extrem mild sind (z.B. isolierter Ballenhohlfuß), ganz erheblich sein.
Angaben über die Häufigkeit im Kindesalter existieren nicht.

## Klinische Symptome

Die klinischen Symptome hängen sowohl vom Lebensalter des Kindes als auch von der Unterform der HMSN ab.
Führende Symptome im Kleinkindesalter sind:

- Vermehrte Vorfußbelastung (»Zehenspitzengang«)
- Schwierigkeiten beim Rennen (insbesondere beim schnellen Spurten)
- Evtl. Gangunsicherheit mit verzögerter statomotorischer Entwicklung

Wesentliche Symptome im Schulalter sind:

- Entwicklung eines meist symmetrischen Ballenhohlfußes
- Zunehmende Belastung des Fußaußenrands mit Supinationsstellung des Fußes
- Schwierigkeiten beim Rennen
- Evtl. Steppergang (bei schwereren Formen)
- Evtl. Atrophie der Unterschenkel und der Handbinnenmuskulatur
- Haltetremor der Hände
- Bei einem Teil der Patienten Schwäche der Handbinnenmuskulatur mit Atrophie, Krallenhand, Feinmotorikstörung

Sensibilitätstörungen können zwar vorkommen, sind allerdings als klinisches Symptom eher selten und sollten an die Möglichkeit einer erworbenen Neuropathie denken lassen.

## Wichtige Differenzialdiagnosen

Die relevanten Differenzialdiagnosen sollten an bestimmten Leitsymptomen der Erkrankung festgemacht werden:

- Beim Ballenhohlfuß muss, insbesondere bei asymmetrischer Ausprägung, eine Pathologie im lumbosakralen Bereich (z.B. Tethered cord, Lipome, Diastematomyelie) ausgeschlossen werden.
- Bei einer rasch progredienten oder schubförmig verlaufenden Neuropathie muss eine chronische inflammatorische demyelinisierende Neuropathie ausgeschlossen werden. Es kann allerdings auch bei molekulargenetisch gesicherter CMT zu zusätzlichen entzündlichen Veränderungen kommen, die dann ebenfalls auf Immuntherapie ansprechen (Steroid-responsive CMT).
- Bei vorwiegender Ataxie muss bei gleichzeitigem Nachweis einer sensiblen Neuropathie in erster Linie eine Friedreich-Ataxie ausgeschlossen werden.
- Bei distal symmetrischen Paresen muss eine breite Differenzialdiagnose anderer Neuropathieursachen erfolgen. Im Kindesalter relevant sind vor allem entzündliche Erkrankungen.

| Diagnostik | Stellenwert in Diagnostik | Aufwand |
|---|---|---|
| **CK** <br> In der Regel normal, kann aber selten Rahmen einer Anpassungshypertrophie/Begleitmyopathie  gering | ● | ● |

| Diagnostik | Stellenwert in Diagnostik | Aufwand |
|---|---|---|
| erhöht sein. Bei deutlich erhöhter CK muss an eine distale Myopathie/Muskeldystrophie (z.B. Dysferlino-pathie) gedacht werden, wobei diese Erkrankungen meist erst nach dem Kindes-/Jugendalter beginnen. | | |
| **Sonstige Laborbefunde**<br><br>Im Liquor ist bei demyelinisierenden Neuropathien eine Einweißerhöhung möglich. Die Liquorpunktion dient in erster Linie der Ausschlussdiagnostik. Eine Pleozytose spricht eher für eine erregerbedingte Neuropathie (z.B. Neuroborreliose). Der Nachweis einer authochthonen IgG-Synthese spricht für eine entzündliche Neuropathie. | ●● | ●● |
| **Neurophysiologie**<br><br>Die sensible Neurographie ist sehr sensitiv, allerdings nicht spezifisch zum Nachweis einer hereditären Neuropathie. Eine normale sensible Neurographie macht eine hereditäre sensomotorische Neuropathie eher unwahrscheinlich.<br>Die motorische Neurographie dient der Grobunter-scheidung zwischen demyelinisierenden und axona-len Formen.<br>Die Elektromyographie kann, insbesondere bei de-myelinisierenden Formen, lange Zeit normal bleiben. Bei der axonalen Form finden sich hingegen bereits früh neurogene Veränderungen. Pathologische Spon-tanaktivität kommt selten vor und sollte in erster Linie an eine erworbene Neuropathie denken lassen. | ●●●● | ●● |
| **Sonographie**<br><br>Die Myosonographie zeigt meist erst in fortgeschrit-teneren Fällen eine Atrophie und Vermehrung der Echointensität der distalen Muskulatur.<br>Die Sonographie des Nerven beweist bei demyelini-sierenden Neuropathien eine Verdickung des Nerven, liefert allerdings keine Information, die über die Neuro-graphie hinausgeht. Normwerte für Kinder fehlen. | ● | ●● |
| **Muskelbiopsie**<br><br>Ist in der Regel verzichtbar, da lediglich ein unspezi-fischer Hinweis auf neurogene Muskelatrophie er-bracht werden kann. | ● | ●●●● |
| **Genetik-Erbgänge**<br><br>Es finden sich sowohl sporadische als auch autosomal-dominante und -rezessive Erbgän-ge sowie X-chromosomale. | | |

| Diagnostik | Stellenwert in Diagnostik | Aufwand |
|---|---|---|
| **Genetische Diagnostik** | ●–●–● | |

**Genetische Diagnostik**

Hauptproblem der genetischen Diagnostik ist, dass insbesondere bei sporadischem Auftreten eine Vielzahl verschiedenster genetischer Ursachen letztendlich zu klinisch nicht unterscheidbaren Phänotypen führen.

Relativ einfach ist hingegen die molekulargenetische Diagnostik bei klar autosomal-dominanter, autosomal-rezessiver oder x-chromosomaler Vererbung (wobei hier ohnehin keine differenzialdiagnostischen Probleme vorliegen und somit der molekulargenetische Nachweis weniger dringlich erscheint). Bei 1/3 bis knapp der Hälfte der Kinder mit vermuteter hereditärer Neuropathie muss allerdings mit einer sporadischen Vererbung gerechnet werden (Neumutation, inkomplette Penetranz in der Elterngeneration, rezessiver Erbgang bei fehlenden ebenfalls betroffenen Geschwistern).

Bei demyelinisierender Neuropathie findet sich im Kindes- wie Erwachsenenalter mit Abstand am häufigsten die einfach nachzuweisende Duplikation des *PMP22*-Gens.

Bei axonalen Formen ist eine Mutation im *MFN2*-Gen (Mitofusion) noch relativ häufig. Insgesamt können in dieser Gruppe momentan allerdings nur ca. 10 % endgültig molekulargenetisch zugeordnet werden.

In Zukunft wird die gezielte Gen-Panel Diagnostik bei guter klinischer Charakterisierung eine deutlich einfachere Zuordnung ermöglichen. Allerdings ist zumindest momentan bei sporadischen axonalen Neuropathien nach wie vor nur in einem geringen Anteil der Patienten mit einem positiven Ergebnis zu rechnen.

**Diagnosesicherung**

Die klinische und elektrophysiologische Diagnostik in Verbindung mit einer ausführlichen Familienanamnese und Stammbaum-Erstellung bildet die Grundlage der Diagnose. Ob eine weiterführende Diagnostik sinnvoll ist und welche molekulargenetischen Untersuchung zur Verfügung steht, muss individuell geklärt werden. Bisweilen kann lediglich aus dem Verlauf entschieden werden, ob tatsächlich eine hereditäre Neuropathie oder vielmehr eine erworbene Neuropathie zugrunde liegt. Eine rasche oder schubförmige Progredienz sollte immer an der Diagnose einer hereditären Neuropathie zweifeln lassen.

| Verlauf | Häufigkeit |
|---|---|
| **Atmung** | |
| Bei der Mehrzahl der hereditären sensomotorischen Neuropathien kommt es zu keiner respiratorischen Insuffizienz. Ausnahme: Bei der CMT 4C kann es bereits in der frühen Kindheit zur respiratorischen Insuffizienz kommen. Gleiches gilt für sehr schwere infantile Neuropathien (z.B. infantile axonale Neuropathie mit respiratorischer Insuffizienz). | |
| **Herz/Kreislauf** | |
| In der Regel gibt es keine kardialen Auffälligkeiten. Es gibt lediglich Einzelfallberichte über Reizleitungsstörungen, die eher zufällig assoziiert sind. Liegen kardiale Probleme vor, sollte nochmals überlegt werden, ob nicht eine metabolische Erkrankung oder eine Friedreich-Ataxie zugrunde liegt. | |
| **Orthopädie** | |
| • Hauptproblem ist die Ausbildung eines Ballenhohlfußes. Dieser entsteht üblicherweise erst ab dem beginnenden Schulalter, während beim kleinen Kind häufig ein Pes planus sowie ein vermehrter Zehenspitzengang im Vordergrund stehen.<br>• Eine Skoliose entwickelt sich häufig bei CMT 4C, CCFDN, Déjèrine-Sottas-Syndrom<br>• Viele Patienten zeigen eine Lendenstrecksteife.<br>• Möglicherweise kommt es bei der CMT gehäuft zum Auftreten einer Hüftgelenksdysplasie eventuell mit Hüftgelenksluxation. Diese tritt meist erst im Laufe der Entwicklung auf und kann nicht durch die frühe Hüftsonographie erfasst werden. | |
| **Kognitive/psychiatrische Probleme** | |
| Üblicherweise gibt es keine mentalen Probleme. Liegen diese vor, sollte eher an eine Neuropathie im Rahmen einer neurometabolischen Erkrankung gedacht werden.<br>Bei der CMT-X ist vereinzelt eine transiente Enzephalopathie bei verschiedenen Auslösefaktoren beschrieben (körperliche Belastung, Fieber, Dehydration, Aufenthalt in großen Höhen u. a.). | |
| **Anästhesie** | |
| Es kann eine vermehrte Sensitivität gegenüber Thiopental bestehen. | |
| **Notwendige Verlaufskontrollen** | |
| in erster Linie muss überprüft werden, ob relevante Fehlhaltungen mit orthopädischen Problemen vorliegen (Klumpfußstellung, Ballenhohlfuß). Bei einem Teil der Patienten muss auf die Entwicklung einer Skoliose geachtet werden. Ebenso muss regelmäßig überprüft werden, ob sich eine Hüftgelenkdysplasie entwickelt. | |
| **Therapie** | |
| **Medikamentöse Maßnahmen** | |
| Gezielte medikamentöse Behandlungsmöglichkeiten gibt es nicht. Bei der CMT 1A gibt es tierexperimentelle Hinweise auf eine mögliche Wirksamkeit von Vitamin C. | |

## Therapie

Aussagekräftige klinische Studien hierzu fehlen allerdings. Bei kurzzeitiger Behandlung (6 Monate) konnte kein Therapieeffekt gesehen werden.

### Symptomatische Therapie

Wesentliche Bausteine sind Physiotherapie, Ergotherapie, Orthesenversorgung und evtl. chirurgische Behandlung (v.a. von Fußdeformitäten).
Wesentliche Ziele für Physiotherapie/Ergotherapie sind:

- Kontrakturprophylaxe
- Koordinationsschulung
- Muskelkräftigung

Es muss allerdings rechtzeitig über den Einsatz von Orthesen (vor allem einer Unterschenkel-Fuß-Orthese) zur Stabilisierung des Gangbilds nachgedacht werden. Bei deutlicher Fußheberschwäche ist meist die aktive Übungsbehandlung nicht in der Lage, ein stabiles Gangbild zu erreichen.
Bei Ausbildung eines Ballenhohlfußes sollte, insbesondere wenn es zu einer Klumpfußstellung kommt, rechtzeitig ein operativ tätiger Orthopäde zugezogen werden.
Liegt hingegen nur ein Zehenspitzengang vor, sollte die Indikation zur Achillotenotomie erst nach Ausschöpfung krankengymnastischer Verfahren gestellt werden.
Bei Auftreten einer schweren Skoliose muss die Indikation zur Skolioseoperation in enger Absprache zwischen Wirbelsäulenchirurg und Neuropädiater gestellt werden, da die Stabilisierung der Wirbelsäule unter Umständen zum kompletten Verlust der Gehfähigkeit führen kann. Hier muss das Nutzen-Risiko-Verhältnis insbesondere unter Berücksichtigung der zu erwartenden weiteren motorischen Entwicklung abgewogen werden.

### Besonderheiten in Beratung

- Betroffene Patienten müssen informiert werden, dass die Medikation mit Vinca-Alkaloiden (z.B. Vincristin) zu einer deutlichen Verschlechterung der Neuropathie führen kann. Die Einnahme von ß-Blockern kann ebenfalls einen ungünstigen Effekt auf die Erkrankung haben.
- Ein Liste potenziell problematischer Medikamente finden sich in der folgenden Tabelle:

Substanzen mit mäßigem bis deutlichen Risiko bei CMT[1]

- Amiodarone
- Zytostatika
  - Cisplatin & Oxaliplatin
  - Vinca-Alkaloide
  - Suramin
- Colchizin
- Dapsone
- Didanosine
- Dichloroacetat
- Disulfiram
- Gold

## Therapie

- Leflunomid
- Metronidazol/Misonidazol
- Q Nitrofurantoin (Macrodantin, Furadantin, Macrobid)
- Stickoxid
- Perhexilin
- Pyridoxin (in Megadosen)
- Taxole (paclitaxel, docetaxel)
- Thalidomid
- Zalcitabin
- Stavudine

### Verlauf und Prognose

Der Verlauf wird bestimmt durch Komplikationen der Neuropathie, vor allem durch das Auftreten einer Skoliose und der Fußdeformitäten (Pes Equinovarus). Zudem tritt in bis zu 40 % aller Patienten eine Schwäche der gesamten unteren Extremität auf, die obere Extremität ist nur bei einer Minderheit (~20 %) klinisch beeinträchtigt. Diaphragmale und bulbäre Beteiligungen stellen eine Rarität dar.

Bei den autosomal-dominant vererbten Formen kann der Blick auf die betroffenen Verwandten eine Orientierung für den betroffenen Patienten liefern, wenngleich in der Literatur über eine bedeutende intrafamiliäre Variabilität berichtet wird. Im Durchschnitt der Patienten ist die Gehfähigkeit in der Regel bis weit ins Erwachsenenalter erhalten.

Im Gegensatz dazu verlaufen die rezessiven Formen im Einzelfall deutlich progredienter, sodass ein Verlust der Gehfähigkeit in der Kindheit vorkommen kann. Hier kann nur die Verlaufsbeobachtung des einzelnen Patienten über einen längeren Zeitraum ein Indikator der Prognose sein.

### Links

Charcot-Marie-Tooth Association (CMTA) (http://www.cmtausa.org/)
Hereditary Neuropathy Foundation, Inc. (www.hnf-cure.org)

**Tab. 4.1:** Hereditäre sensomotorische Neuropathien

| Typ | | Erbgang | | | Beginn | Relative Häufigkeit | Klinische Besonderheiten |
|---|---|---|---|---|---|---|---|
| CMT 1A | Demyel. | ad | PMP-22 | 17p11 | 1.Dekade | | |
| CMT 1B | Demyel. | ad | P0 | 1q22 | 1.Dekade | | |
| CMT 1C | Demyel. | ad | LITAF | 16p13 | 2.Dekade | | |
| CMT 1D | Demyel. | ad | EGR2 | 10q21 | 2.Dekade | | |
| CMT X (S-D*) | Demyel. | x | GJB1 | Xq13 | 2.Dekade | | Akute ZNS-Manifestation |
| HNPP | Fokal Demyel. | ad | PMP-22 | 17p11 | Meist erst Erwachsenenalter | | Rez. Druckparesen |
| Dejerine-Sottas | Demyel. | ar | PMP-22 / 8q23 / EGR2/ | 17p11 / 8q23 / 10q21 | Infantile- spatinfantil | | |
| CMT 4A | Demyel. | ar | GDAP1 | 8q13 | Kindheit | (Tunesien) | |
| CMT 4B | Demyel. | ar | MTMR2 | 11q22 | 2–4 Jahre | (Italien/ Saudi-Arabien) | |
| CMT 4B2 | Demyel. | ar | SBF2 | 11p15 | 1.bis 2. Dekade | (Türkei/ Tunesien) | |
| CMT 4C | Demyel. | ar | SH3TC2 | 5q23 | 5–15 Jahre | | Skoliose |
| CMT 4D (Lom) | Demyel. | ar | NDRG1 | 8q24 | 1–10 Jahre | (Roma Familien) | |
| CMT 4E | Demyel. | ar | EGR2 | 10q21 | Infantil | | |
| CMT 4F | Demyel. | ar | Periaxin | 19q13 | 1–3 Jahre | | |
| CMT 4H | Demyel. | ar | FGD4 | 12q12 | 1.–2.Lj. | | |
| HMSN-Russe | Demyel. | ar | | 10q22 | 8–16 Jahre | | |
| Hypomyelinating Neuropathy | Demyel. | ar | EGR2 / P0 | | < 1 Jahr | | |

**Tab. 4.1:** Hereditäre sensomotorische Neuropathien – Fortsetzung

| | Typ | Erbgang | | | Beginn | Relative Häufigkeit | Klinische Besonderheiten |
|---|---|---|---|---|---|---|---|
| CCFDN | Demyel. | ar | CTDP1 | 18q23 | 1.–2. Dekade | (Roma-Familien) | Katarakt, Ataxie, Rhabdomyolysen |
| HMSN + Ataxia | | | IFRD1 | 7q22 | 13–27 Jahre | | |
| CMT 2 P0 | axonal | ad | P0 | 1q22 | 37–61 Jahre | ?? | |
| AR-CMT2A | Axonal | ad | Lamin A/C | 1q21 | 2. Dekade | Nordafrika | |
| AR-CMT2B | axonal | ad | | 19q13 | 3.–4. Dekade | Südamerika | |
| Andermann | axonal | ad | KCC3 | 15q13 | 1. Dekade | (häufiger in Kanada) | |
| CMT 2A | axonal | Ar | MFN2 | 1p36 | (1.)–2. Dekade | | |
| CMT 2B | axonal | Ar | RAB7 | 3q13 | 2. Dekade | | |
| CMT 2C | axonal | Ar | TRPV4 | 12q24 | 1. Dekade | ?? | |
| CMT 2D | axonal | Ar | GARS | 7p15 | 16–30 Jahre | | |
| CMT 2E | axonal | Ar | NF-68 | 8p21 | 1–40 Jahre | | |
| CMT 2F/ Distal HMN | axonal | ar | HSPB1 | 7q11 | 6–54 Jahre | | |
| CMT 2G | axonal | Ar | | 12q12 | 15–25 Jahre | | |
| CMT 2L | axonal | Ar | HSPB8 | 12q24 | 15–33 Jahre | | |
| CMT 2M | axonal | Ar | DNM2 | 19p12 | 0–50 Jahre | ?? | |
| CMT 2N | axonal | Ar | AARS | 16q22 | 6–54 Jahre | | |
| HMSN + Ataxia | axonal | Ar | IFRD1 | 7q22 | 13–27 Jahre | | |
| CMT 2 P0 | axonal | Ar | P0 | 1q22 | 37–61 Jahre | ?? | |

## 4.2.8 Polyneuropathie bei neurometabolischen/ neurodegenerativen Erkrankungen

**Definition**

Erkrankungen, bei denen die Polyneuropathie Begleitsymptom im Rahmen einer übergeordneten Systemerkrankung ist.

**Pathophysiologie/Ätiologie**

Eine ganze Reihe von neurometabolischen Erkrankungen kann neben häufig im Vordergrund stehenden zentralnervösen Erscheinungen eine Polyneuropathie als Begleitsymptomatik aufweisen.
Entscheidend für die Pathophysiologie ist entweder:

- Ein Mangel an für Stoffwechselprozesse essenziellen Zwischenprodukten (z.B. Vitamin E Mangel bei Abetalipoproteinämie, Vitamin B 12-Mangel bei Störung im Cobolaminstoffwechsel)
- Eine Akkumulation toxischer Produkte (z.B. Phytansäure)
- Ein Mangel an energiereichen Phosphaten (z.B. bei Mitochondriopathie)

**Häufigkeit**

**Epidemiologie**

Es handelt sich durchweg um extrem seltene Erkrankungen. Wegen der damit allerdings häufig verbundenen therapeutischen Konsequenzen lohnt es sich trotzdem, diese mit in die diagnostischen Überlegungen einzubeziehen.

**Klinische Symptome**

Wegen der Seltenheit der Erkrankungen sollen die wesentlichen Symptome hier in tabellarischer Form aufgelistet werden. An die Möglichkeit einer Neuropathie im Rahmen einer neurometabolischen/neurodegenerativen Erkrankung sollte immer dann gedacht werden, wenn:

- Eine distal symmetrische (handschuhförmige oder sockenförmige) Verteilung von Ausfällen besteht,
- Das Reflexniveau bei einer primär zentralnervösen Erkrankung reduziert ist,
- Neben einer peripheren Neuropathie zusätzliche zentralnervöse Symptome (Sehstörungen, Hörstörung, dementieller Abbau) vorliegen.

| Erkrankung | Leitsymptome | Neuropathie-Typ |
|---|---|---|
| A-Betalipoproteinämie | Ataxie, Diarrhoe, Nachtblindheit | Sensibel-axonal |
| M. Refsum | Nachtblindheit, Hörstörung, Ataxie, Ichthyose, Katarakt | |

| Erkrankung | Leitsymptome | Neuropathie-Typ |
|---|---|---|
| M. Krabbe | Hyperakusis, Unruhe, kognitiver Abbau, spastische Tetraparese, Sehstörung | Demyelinisierende PNP |
| Metachromatische Leukodystrophie | Ataxie, kognitiver Abbau, spastische Parese | Demyelinisierende PNP |
| Mitochondriopathie | Enzepaholpathie, Kardiomyopathie, Minderwuchs | Gemischte PNP, zum Teil demyelinisierende |
| Porphyrie | Psychische Symptome, abdominelle Beschwerden, Tachykardie | Proximal betonte axonale, motorische PNP |
| Neuroaxonale Dystrophie | Sehstörung, spastische Parese, Anfälle, kognitiver Abbau | Sensomotorische axonale PNP |
| M. Fabry | Schmerzhafte Krisen, Angiokeratome, (Niereninsuffizienz, Schlaganfälle im Erwachsenenalter) | Sensible axonale PNP |
| MCHAD | Intermittierende Bewusstseinsstörung, Kardiomyopathie | |
| Friedreich-Ataxie | Ataxie, Dysarthrie, Skoliose, hypertrophe Cardiomyopathie | Sensible axonale PNP |

## Wichtige Differenzialdiagnosen

Steht anfangs bei neurometabolischen Erkrankungen die periphere Neuropathie im Vordergrund, wird häufig von einer erworbenen, entzündlichen Neuropathie ausgegangen. Immer wieder werden beginnende Leukodystrophien als therapierefraktäre chronisch entzündliche Neuropathien verkannt.

Formen, bei denen die Ataxie im Vordergrund steht (Friedreich-Ataxie, A-Betalipoproteinämie), müssen gegenüber anderen Erkrankungen mit Ataxie abgegrenzt werden.

Beim M. Fabry stehen Schmerzen im Vordergrund. Hier müssen differenzialdiagnostisch vor allem rheumatische Erkrankungen berücksichtigt werden.

| Diagnostik | Stellenwert in Diagnostik | Aufwand |
|---|---|---|
| **Neurophysiologie** | ◖●◖ | ◖● |
| Die klinische Neurophysiologie sollte beantworten, ob eine sensible Neuropathie vorliegt (vermindertes sensibles Summenaktionspotenzial?) und ob zentrale Anteile des Nervensystems ebenfalls mit betroffen sind (pathologische akustisch evozierte Potenziale, pathologische VEPs, pathologische SEPs). Erkrankungen aus dem Formenkreis der Leukodystrophien (M. Krabbe, metachromatische Leukodystrophie, Adrenoleukodystrophie) können, insbesondere bei früh beginnenden Formen, eine demyelinisierende sensomotorische Polyneuropathie zeigen. Bei später beginnenden Formen fehlt hingegen häufig die periphere Neuropathie. | | |
| **Bioptische Diagnostik** | ◖ | ●●●● |
| Die Suralisbiopsie hat inzwischen, da die Erkrankungen über biochemische und molekulargenetische Verfahren besser zugeordnet werden können, fast keinen Stellenwert mehr. | | |

**Diagnosesicherung**

Bezüglich der detaillierten diagnostischen Sicherung muss auf spezielle Werke, die sich mit neurometabolischen Erkrankungen beschäftigen, verwiesen werden. Wesentlich ist, dass vor allem therapierbare Erkrankungen nicht übersehen werden. Deshalb sollten folgende Laborparameter großzügig untersucht werden:

- Vitamin B12, Vitamin E (wegen der Möglichkeit der Substitution)
- Ultralangkettige Fettsäuren und Phytansäure (wegen möglicher diätetischer Maßnahmen)
- Bei schmerzhafter Neuropathie Ausschluss M. Fabry (wegen möglicher Enzymersatztherapie)
- Azylcarnitine zur Frage einer Störung der ß-Oxidation (wegen möglicher diätetischer Maßnahmen)

## 4.2.9   Toxische Neuropathien

**Definition**

Es handelt sich um eine akute oder chronische Schädigung peripherer Nerven durch neurotoxische Substanzen.

**Pathophysiologie/Ätiologie**

Toxische Substanzen werden entweder iatrogen oder aus der Umwelt (z.B. Schwermetalle) aufgenommen. Die Mehrzahl der Substanzen führt zu axonalen Schädigungen, einige wenige (z.B. Amiodarone) können auch zu demyelinisierenden Erkrankungen führen.

Die Empfindlichkeit gegenüber toxischen Substanzen kann bei einer zugrunde liegenden hereditären Neuropathie erhöht sein (Vincristin-Toxizität bei Charcot-Marie-Tooth-Erkrankung).

Gut gesicherte und relativ häufige Ursachen iatrogener toxischer Neuropathien sind folgende Zytostatika:

- Vinca-Alkaloide
- Platin-Derivate
- Suramin
- Thalidomid
- Bortezomib
- Ixabepilone

Relevante antiinfektiöse Substanzen, die Neuropathien verursachen, sind:

- Dapsone
- Antiretrovirale Substanzen
- Isoniazid (INH)

Daneben können auch hohe Vitamin B6-Dosen, Amiodarone, Colchicin, Infliximab, Etanercept, Stickoxid und viele andere Substanzen zu toxischer Schädigung des Nerven führen. Schwermetalle werden heute nur noch selten akzidentell zugeführt (z.B. Arsen in Hautbleichungscreme). Hier steht die zentralnervöse Symptomatik im Vordergrund.

Im Erwachsenenalter wurden außerdem einige Fälle berichtet, in denen eine immunogene inflammatorische Neuropathie im Zusammenhang mit der Gabe von Interferonen, Calcineurin-Inhibitoren (z.B. Tacrolimus, Cyclosporin A) oder Proteasom-Inhibitoren (Bortezomib) auftrat.

| | **Häufigkeit** |
|---|---|
| **Epidemiologie**  | |
| Die meisten dieser Erkrankungen werden iatrogen verursacht, wobei hier wiederum Chemotherapie bei Tumorerkrankungen den größten Anteil ausmacht. Andere toxische Neuropathien (z.B. durch Blei, Arsen) stellen extreme Raritäten dar. Exakte Zahlen in der Kindheit liegen nicht vor. | |

**Klinische Symptome**

In Abhängigkeit von den in erster Linie betroffenen Fasertypen kommt es entweder zu:

- Schmerzen (*small fiber* Neuropathie)
- Missempfindungen
- Taubheitsgefühl
- Ataxie (Hinterstränge und schnellleitende Fasern)
- Paresen
- Autonomen Funktionsstörungen (vor allem Blasenentleerungsstörung)

In aller Regel sind die Ausfälle distal symmetrisch betont, bisweilen zusätzlich allerdings auch Ausfälle von Hirnnerven möglich.

**Wichtige Differenzialdiagnosen**

Bei Tumorerkrankung muss in erster Linie an eine direkte Infiltration des Nerven durch Tumorzellen gedacht werden (z.B. Meningeosis leucaemica).

Bei HIV-Patienten muss ebenfalls daran gedacht werden, dass eine (z.B. immunogene oder erregerbedingte) Neuropathie auf dem Boden des Immundefekts ursächlich vorliegt.

| Diagnostik | Stellenwert in Diagnostik | Aufwand |
|---|---|---|
| **CK**<br>Ist in der Regel normal. | ● | ● |
| **Sonstige Laborbefunde**<br>Im Einzelfall muss, falls die Ursache nicht ohnehin auf der Hand liegt, im Serum, Urin oder Haaranalyse die toxische Substanz nachgewiesen werden. | ●–●–● | ●–●–● |
| **Neurophysiologie**<br>Die meisten toxischen Neuropathien zeigen eine sensibel betonte axonale Polyneuropathie mit den Leitbefunden einer Verminderung des sensiblen Summenaktionspotenzials, möglicherweise zusätzlich des motorischen Summenaktionspotenzials.<br>Eine Ausnahme davon ist Amiodarone, welches eine demyelinisierende Polyneuropathie mit verlangsamten Nervenleitgeschwindigkeiten zeigen kann. | ●–●–● | ●–● |

**Diagnosesicherung**

Wichtigster Schritt ist eine exakte Anamnese. Bei Tumorerkrankungen mit Chemotherapie oder bei Behandlung mit potenziellen neurotoxischen Substanzen (z.B. Thalidomid) lässt sich die Ursache in der Regel leicht identifizieren (hier ist vor allem die differenzialdiagnostische Abklärung gegenüber direkt Tumor-bedingten Störungen relevant).

Im Falle einer akuten toxischen Neuropathie ist auf jeden Fall zu fordern, dass:

- Ein enger zeitlicher Zusammenhang zwischen Einnahme der Substanz und dem Auftreten der Symptome vorliegt,
- Nach Absetzen der Substanz keine erneuten Rezidive aufgetreten sind.

Schwieriger hingegen ist es bei chronisch aus der Umwelt aufgenommenen Toxinen. Hier sollte in einem ersten Schritt der Nachweis einer Polyneuropathie durch klinische Neurophysiologie erfolgen.

**Cave:** Im pathologischen Fall empfiehlt sich dann bei dringendem Verdacht auf eine toxische Neuropathie eine direkte Rücksprache mit einem toxikologischen Zentrum, um sinnvolle Untersuchungen zu veranlassen und um Laborbefunde kritisch beurteilen zu können. Es muss davor gewarnt werden, dass pathologische Laborbefunde aus möglicherweise schlecht kontrollierten Laboratorien überbewertet werden.

## Therapie

### Medikamentöse Maßnahmen

Chemoprotektive Substanzen konnten bisher in ihrer Wirksamkeit nicht belegt werden. Stehen Schmerzen im Vordergrund, empfiehlt sich meist die Behandlung mit Antiepileptika (Carbamazepin/Oxcarbazepin, Gabapentin). Bisweilen ist zusätzlich eine Behandlung mit Analgetika sinnvoll.

### Symptomatische Therapie

Bei Vorliegen von Paresen sollte neben der notwendigen Krankengymnastik vor allem auch über die Notwendigkeit von Orthesen (vor allem bei Fußheberparese) nachgedacht werden.

### Verlauf und Prognose

In der Regel bilden sich die Symptome nach Absetzen der schädigenden Substanz wieder teilweise oder ganz zurück. Exakte Daten hierzu liegen allerdings nicht vor.

# 4.3 Primäre Erkrankungen des Muskels

## 4.3.1 Progressive Muskeldystrophien

### 4.3.1.1 Dystrophinopathien (X-chromosomal rezessive Form Typ Duchenne und Typ Becker)

#### Definition

Die X-chromosomal vererbte Muskeldystrophie Duchenne ist die häufigste neuromuskuläre Erkrankung im Kindesalter und betrifft fast ausschließlich Knaben. Sie beginnt im Kleinkindalter mit einer Schwäche der *Becken- und Oberschenkelmuskulatur*, die in den Folgejahren rasch voranschreitet und weitere Organsysteme (Herz, Atmung) mitbeeinträchtigt.

#### Pathophysiologie

Aufgrund des Gendefekts produziert die Mehrheit der Duchenne-Patienten überhaupt kein Dystrophin, und ca. 5 % nur einen sehr kleinen Rest. Dystrophin stellt die Verbindung zwischen dem kontraktilen Apparat (Actin) und der Zellmembran (Dystroglykan-Sarkoglykan-Komplex) her. Das Fehlen von Dystrophin führt zu einer verminderten mechanischen Stabilität der Muskelzellen. Hierdurch kommt es zu einem Leck der Muskelmembran mit einer daran anschließenden T-Zell-vermittelten Degeneration von Muskelzellen. Möglicherweise spielt zusätzlich eine verminderte Aktivität der Stickoxid-Synthase mit einer Störung der intramuskulären Gefäßregulation eine Rolle. Die Muskelfasern werden durch diese Mechanismen schrittweise durch Fett und Bindegewebe ersetzt.

| | Häufigkeit |
|---|---|
| **Epidemiologie** |  |

Es handelt sich mit einer Häufigkeit von 1:3500-1:5000 Knaben um eine der häufigsten genetischen Erkrankungen.

**Klinische Symptome**

Die Symptomatik, die zur diagnostischen Abklärung führt, ist je nach Lebensalter unterschiedlich:

* Im Säuglingsalter erfolgt die Abklärung in der Regel, weil entweder direkt ein CK-Screening einen pathologischen Wert ergeben hatte oder weil im Rahmen der diagnostischen Aufarbeitung einer Transaminasenerhöhung eine erhöhte CK gefunden wurde.
* Im Kleinkindalter fällt ein Teil der Patienten durch eine verzögerte statomotorische Entwicklung auf. Rennen wird häufig nie erlernt. Ca. 1/4 der Patienten lernt nie alternierend Treppen steigen.
  Ein Teil der Kinder fällt primär durch eine globale Entwicklungsverzögerung auf. Die Sprachentwicklung kann deutlich verzögert sein.
* Ab Ende des Kindergartenalters fallen die Kinder wegen einer zunehmenden proximal betonten Muskelschwäche auf, anfangs mit Schwierigkeiten beim Treppensteigen, später mit häufigen Stürzen. Beim Hochkommen zeigt sich ein Gowers-Phänomen.
  Ein Teil der Kinder wird wegen einer vermehrten Vorfußbelastung vorgestellt. Bei diesen Kindern findet sich allerdings, anders als beim habituellen Zehenspitzengang, stets auch eine proximale Muskelschwäche. Häufig, keinesfalls aber immer, findet sich eine Wadenhypertrophie. Bei Belastung klagen die Kinder häufig über Schmerzen und Muskelkrämpfe in den Waden.

**Wichtige Differenzialdiagnosen**

Wichtigste Differenzialdiagnose bei der Kombination aus deutlicher CK-Erhöhung und Gliedergürtelsyndrom ist die Gruppe der Gliedergürteldystrophien, selten auch der M. Pompe (allerdings in der Regel mit niedrigeren CK-Werten).
Die spinale Muskelatrophie Kugelberg-Welander zeigt eine ähnliche Verteilung der Muskelschwäche, allerdings in der Regel einen späteren Beginn der Symptomatik mit dann einem deutlich stabileren Verlauf und deutlich niedrigeren CK-Werten.

| **Diagnostik** | **Stellenwert in Diagnostik** | **Aufwand** |
|---|---|---|
| **CK** | ●●●●● | ○ |

Eine andauernd massiv erhöhte CK bei einem Knaben ist hoch verdächtig auf eine Muskeldystrophie Duchenne. Die CK Erhöhung lässt sich (wenn auch mit niedrigeren Werten) bereits beim Neonaten nachweisen. Umgekehrt schließt eine normale CK eine Muskeldystrophie Duchenne aus (abgesehen vom Terminalstadium der Muskeldystrophie mit komplettem Verlust der Muskulatur sowie nicht neuromuskulären Formen

| Diagnostik | Stellenwert in Diagnostik | Aufwand |
|---|---|---|
| einer Dystrophinopathie mit ausschließlicher ZNS-Manifestation). | | |
| **Sonstige Laborbefunde** | ◑ | ◑ |
| Häufig fallen die Kinder durch erhöhte Transaminasen (ca. 5–10fach normal), die im Rahmen einer Routineuntersuchung beobachtet werden, auf. In gleicher Weise sind auch andere Enzyme, die im Muskel ebenso wie in vielen anderen Geweben lokalisiert sind wie LDH, Aldolase erhöht. | | |
| **Cave**: Häufig gibt diese Erhöhung der so genannten »Leberenzyme« Anlass zu nicht Ziel führender hepatologischer Diagnostik. Eine zusätzliche Leberbeteiligung kommt bei der Muskeldystrophie Duchenne nicht vor. | !!! | |
| **Neurophysiologie** | ◑ | ●–●–● |
| Bei massiver CK-Erhöhung besteht keine Indikation zur Durchführung einer Elektromyographie. In dieser Situation liefert die Elektromyographie keine Zusatzinformation. | | |
| In frühen Erkrankungstadien (bis ca. zum 3. Lebensjahr) kann das EMG vollständig normal sein. Später zeigt sich ein Myopathiemuster. Pathologische Spontanaktivität kommt selten vor. | | |
| Die Elektromyographie erlaubt keine Differenzierung gegenüber anderen Myopathien. | | |
| **Sonographie** | ◑–● | ◑–● |
| In frühen Stadien findet sich meist ein Normalbefund. Selten allerdings ist bereits in den ersten beiden Lebensjahren eine deutliche Vermehrung der Echointensität nachweisbar. | | |
| In späteren Stadien kommt es zu einer: | | |
| • Diffusen Vermehrung der Echointensität <br> • Fehlender Abgrenzung von Muskelfaszien <br> • Fehlender Darstellung des Knochenechos | | |
| Früh betroffen sind: | | |
| • Mm. gastrocnemii <br> • M. quadriceps femoris | | |
| Später betroffen sind: | | |
| • M. tibialis anterior <br> • M. biceps/triceps brachii <br> • M. rectus abdominis | | |

| Diagnostik | Stellenwert in Diagnostik | Aufwand |
|---|---|---|
| **Muskelbiopsie** | ●–● | ●–●–●–● |

Bei Patienten mit nachgewiesener Deletion im Dystrophingen besteht keine klare Indikation für eine Muskelbiopsie. Bei Knaben mit fehlendem Deletionsnachweis, wobei heute methodisch bedingt mit einer MLPA-Analyse auch Duplikationen nachgewiesen werden, wird inzwischen die Suche nach einer Punktmutation meist der Biopsie vorgezogen, um dem Kind eine unnötige Biopsie zu ersparen.

Somit dient die Muskelbiopsie inzwischen vor allem der differenzialdiagnostischen Einordnung bei fehlendem Nachweis einer Dystrophinopathie.

Der Befund der Muskelbiopsie hängt vom Erkrankungsstadium ab. In frühen Stadien finden sich zahlreiche überkontrahierte Fasern sowie ein Nebeneinander von Faseruntergängen und basophilen Regeneratfasern, welche zum Teil in Gruppen angeordnet sind.

Immunhistochemisch zeigt sich ein Fehlen von Dystrophin, wobei sich verzeinzelt eingestreut dystrophin-positive »revertante Fasern« finden. Diese Fasern kommen durch eine zweite Mutation zustande, welche das Leseraster wiederherstellt und entsprechen somit einem natürlichen »Exon skipping«. Den revertanten Fasern kommt allerdings keine prognostische Bedeutung zu.

Zusätzlich zur Verminderung von Dystrophin sind auch die Proteine des Sarkoglykankomplexes reduziert.

**Genetik-Erbgänge**

X-chromosomal. In der Regel sind nur Knaben betroffen. Mädchen mit Carrier-Status erkranken in der Regel nicht oder nur milde mit Myalgien oder proximaler Muskelschwäche (in ca. 10 % der Fälle). Bei zusätzlichen chromosomalen Besonderheiten (z.B. 45, X0) oder Verschiebung der X-Inaktivierung kann das Krankheitsbild ähnlich schwer wie bei Jungen verlaufen.

| **Genetische Diagnostik** | ●–●–●–●–● | ●–● |
|---|---|---|

Die genetische Diagnose ist inzwischen Methode der ersten Wahl. In einem ersten Schritt erfolgt wegen des geringeren methodischen Aufwands die Suche nach

| Diagnostik | Stellenwert in Diagnostik | Aufwand |
|---|---|---|
| einer Deletion oder Duplikation im DMD-Gen. Hierdurch werden 70 % der Patienten erfasst. Bei unauffälligem Ergebnis erfolgt als nächster Schritt die Suche nach Punktmutationen. Alternativ muss bei diesen Patienten überlegt werden, ob nicht, wenn auch andere Formen einer Gliedergürteldystrophie aufgrund des klinischen Bildes in Betracht kommen, eine Gen-Panel-Diagnostik sinnvoller ist. Auch hierfür ist eine gute klinische Charakterisierung unerlässlich! | | |

**Diagnosesicherung**

Die Sicherung der Diagnose erfolgt bei typischer Klinik mit CK-Erhöhung über die genetische Untersuchung des *DMD*-Gens. Die Muskelbiopsie ist nur noch in Ausnahmefällen (z.B. fehlender genetischer Nachweis) sinnvoll.

| Verlauf | Häufigkeit |
|---|---|
| **Atmung** |  |

In der Regel muss ab der Pubertät mit einer respiratorischen Insuffizienz gerechnet werden. Diese ist initial vor allem nachts nachweisbar (mit den Symptomen eines gestörten Nachtschlafs wie Müdigkeit, morgendliche Kopfschmerzen, Wesensänderung, Gewichtsverlust), im Verlauf dann auch untertags.

**Herz/Kreislauf**

Klinisch fassbare kardiale Probleme treten in der Regel frühestens ab dem 10. Lebensjahr, gehäuft dann ab dem 15. Lebensjahr auf. Allerdings lassen sich echokardiographisch bereits ab dem 5. Lebensjahr bei 25 % der Patienten erste Hinweise auf eine Kardiomyopathie darstellen. Klinische Symptome sind bei knapp 60 % mit 18 Jahren vorhanden.

Es dominiert eine dilatative Kardiomyopathie, deutlich seltener kommt es zu einer hypertrophen Kardiomyopathie oder Reizleitungsstörungen. Während die fast obligaten EKG-Veränderungen wenig über das kardiale Risiko aussagen, erlauben Echokardiographie und Kardio-MRT den Schweregrad der Kardiomyopathie zu erfassen. Problematisch ist allerdings, dass sich bedingt durch Adipositas und Skoliose die Echokardiographie nur eingeschränkt durchführen lässt.

**Orthopädie**

- Ab dem späten Kindergartenalter kann es zunehmend zur Ausbildung eines Spitzfußes sowie einer Beugekontraktur in Hüft- und Kniegelenk sowie einer Abduktionskontraktur im Hüftgelenk kommen.
- Nach Verlust der Gehfähigkeit kommt es in der Regel zu einer deutlichen Progredienz dieser Kontrakturen, gleichzeitig bildet sich ein Klumpfuß aus.

| Verlauf | Häufigkeit |
|---|---|
| • Über die Häufigkeit einer Skoliose liegen sehr unterschiedliche Zahlen vor (15–75 %). Allerdings muss bei einem erheblichen Teil der Patienten mit dem Auftreten einer Skoliose nach dem Verlust der Gehfähigkeit gerechnet werden. Unserer Erfahrung nach sollte bereits von Anfang an durch konsequente Verwendung einer Mittelsteuerung des Elektrorollstuhls eine symmetrische Körperhaltung angestrebt werden. Häufig gelingt es hierdurch, die Entwicklung der Skoliose zumindest zeitlich nach hinten zu schieben. Eine seitlich angebrachte Steuerung hingegen führt innerhalb kürzester Zeit zum Auftreten einer Skoliose. | |
| • Eine operative Therapie sollte überlegt werden, wenn die Patienten vor dem 15. Lebensjahr einen Cobb-Winkel > 20° erreichen. Der Zeitpunkt der Operation sollte nicht zu spät gewählt werden, da mit zunehmenden kardiopulmonalen Symptomen das Risiko der Operation deutlich ansteigt. Insbesondere ab einer forcierten VK < 35 % der Norm ist mit einer erhöhten Komplikationsrate bei diesem doch sehr großen Eingriff zu rechnen. | |
| • Die Operation dient in erster Linie der Verbesserung der Sitzfähigkeit. Ein überzeugender Effekt auf die respiratorische Situation oder die Überlebenszeit wurde hingegen nicht nachgewiesen. | |

**Kognitive/psychiatrische Probleme**

Kinder mit Duchenne-Muskeldystrophie weisen im Mittel eine 1–1,5 Standardabweichungen unter dem Durchschnitt gesunder Kinder liegende Intelligenz auf, wobei das Spektrum von geistiger Behinderung bis zu sehr intelligenten Kindern reicht. Der Anteil von Kindern mit einer Störung im Bereich der geistigen Behinderung wird auf 20–50 % geschätzt. Die geistige Behinderung, so vorhanden, ist anders als die Muskelerkrankung selbst nicht progredient.

Im Detail sind verbale Fähigkeiten deutlicher betroffen als die Handlungsplanung. Es besteht eine Störung des Kurzzeitgedächtnisses. Dementsprechend ist die Sprachentwicklung bei einem Teil der Kinder deutlich verzögert. Im schulischen Bereich bereiten Lesen, Schreiben und Rechnen häufig Probleme.

Ein Drittel der Patienten zeigt ein Aufmerksamkeits-Defizit-Syndrom, wobei ungefähr die Hälfte davon zusätzlich eine Hyperaktivität aufweist. Im Verlauf der Erkrankung, insbesondere mit Verlust von Fähigkeiten, kann es häufig zu einer depressiven Symptomatik kommen, welche sich bisweilen eher in einer Aggression gegenüber der Umwelt äußert. Exakte Zahlen hierzu liegen nicht vor.

**Anästhesie**

• Es muss davon ausgegangen werden, dass es bei einem Teil der Patienten zu einer maligne Hyperthermie ähnlichen Symptomatik (»*Anesthesia induced rhabdomyolysis*«) kommen kann.

| Verlauf | Häufigkeit |
|---|---|

Dementsprechend müssen Narkosen triggerfrei und mit einem »Narkosegas- freien« Schlauchsystem durchgeführt werden. Succinylcholin, welches ebenfalls zur Rhabdomyolyse und in der Folge zum hyperkaliämischen Herzstillstand führen kann, sollte ebenfalls vermieden werden.

- Bei Muskelrelaxantien muss mit einer verstärkten und auch prolongierten Wirkung gerechnet werden. Entsprechend muss die Dosis titriert werden.
- Bei Patienten mit nächtlicher Hypoventilation kann bedingt durch eine Hochregulation des Endorphinsystems das Ansprechen auf Opiate vermindert sein.
- Bei fortgeschrittener Erkrankung ist mit einer respiratorischen Insuffizienz zu rechnen. Vor einer größeren Operation sollte überlegt werden, ob nicht bereits vorab mit einer nicht-invasiven Beatmung begonnen wird.
- Bei Wirbelsäulenoperation muss mit einer vermehrten Blutungsneigung gerechnet werden.

### Notwendige Verlaufskontrollen

Verlaufskontrollen sollten regelmäßig in viertel- bis halbjährlichen Abständen durchgeführt werden. Dabei sollten orthopädische Probleme (Entwicklung von Kontrakturen, Entwicklung der Skoliose bei Rollstuhlpatienten) sowie die psychosoziale Situation regelmäßig mit evaluiert werden.

Vor dem 10. Lebensjahr sind kardiologische Kontrollen (Echokardiographie und EKG) in zweijährigen Abständen ausreichend, ab dem 10. Lebensjahr sollten diese jährlich, bei Vorliegen einer Kardiomyopathie auch häufiger durchgeführt werden.

Die respiratorische Situation sollte vor allem auch anamnestisch erfasst werden. Eine Lungenfunktionsprüfung vor dem 10. Lebensjahr ist nicht sinnvoll, da sich keinerlei therapeutische Konsequenzen hieraus ergeben und die gewonnenen Werte extrem unzuverlässig sind.

Bei Patienten unter Steroidtherapie sollte in jährlichen Abständen eine augenärztliche Kontrolle erfolgen. Zusätzlich eventuell in zweijährigen Abständen die Messung der Knochendichte, wobei hier noch nicht klar ist, welche therapeutischen Konsequenzen sich hieraus ergeben.

### Therapie

#### Medikamentöse Maßnahmen zur Beeinflussung des Krankheitsverlaufs

Eine kausale Therapie steht bis heute noch nicht zur Verfügung. Die einzige Therapie, die die Gehfähigkeit um 1–3 Jahre verlängern kann, ist die Gabe von Corticosteroiden. Es werden hier verschiedene Therapieschemata verwendet, die sich sowohl bezüglich Wirksamkeit als auch Nebenwirkung unterscheiden:

- *Variante 1*: kontinuierliche Gabe von 0,75 mg/kg Körpergewicht Prednison oder 0,9 mg/kg Körpergewicht Deflazacort. Diese Variante ist am besten durch Studien abgesichert.

---

**Therapie**

- – Hauptprobleme sind zum Teil erhebliche Gewichtszunahme, Osteoporose, psychische Probleme sowie Auftreten einer iatrogenen Nebenniereninsuffizienz. Mittelfristig ist mit dem Auftreten einer Steroid-Katarakt zu rechnen.
- *Variante 2*: 10 Tage Prednison (0,75 mg/kg Körpergewicht) im Wechsel mit 10 Tagen Therapiepause.
  - – Hauptvorteil dieses Vorgehens ist die Möglichkeit, die Therapie ohne Probleme beenden zu können. Die Nebenwirkungen sind geringer, allerdings auch die Wirkung.
- *Variante 3*: Pulstherapie mit 2,5 mg/kg Körpergewicht an 2 Wochentagen pro Woche. Auch hier sind Nebenwirkungen und Wirkung geringer im Vergleich zur kontinuierlichen Gabe.

Bis heute existiert keine vergleichende Untersuchung zwischen den einzelnen Therapieschemata.

Die Behandlung der Kardiomyopathie erfolgt in Analogie zum Standardvorgehen bei dilatativer Kardiomyopathie. In erster Linie werden ACE-Hemmer evtl. kombiniert mit einem ß-Blocker eingesetzt. Momentan noch unklar ist, ob ein präsymptomatischer Einsatz das Auftreten einer manifesten Herzinsuffizienz hinauszögern kann.

## Symptomatische Therapie

### Medikamentöse Maßnahmen

- Belastungsabhängige Muskelkrämpfe sprechen gut auf l-Carnitin an (Dosis 50–100 mg/kg Körpergewicht). Dies sollte über einige Wochen gegeben werden. Dann ist eine Therapiepause möglich. Bei Wiederauftreten von Symptomen kann die Behandlung wieder erneut begonnen werden.
- Kreatinmonohydrat kann im Einzelfall (100 mg/kgKG/Tag) vorübergehend zu einer leichten Besserung der Kraft führen. Allerdings ist kein langfristiger Effekt zu erwarten. Im Einzelfall kommt es hier auf einen Therapieversuch an.

### Respiratorisches Management

Dieses gliedert sich in:

- Das extrem wichtige Sekretmanagement (Mobilisation des Schleims durch krankengymnastische Techniken, Verwendung mechanischer Hustenunterstützung)

und

- Bei fortgeschrittener respiratorischer Insuffizienz die mechanische Beatmung. Diese wird anfangs nicht invasiv mit einer meist individuell angepassten Atemmaske durchgeführt. In einem späteren Stadium muss überlegt werden, ob nicht eine Tracheotomie und Versorgung mit einer nicht geblockten Kanüle die bessere Lösung darstellt (Vorteile: bessere Sprechfähigkeit, weniger Druckstellen, besserer kosmetischer Effekt).

### Krankengymnastik

Im Frühstadium der Erkrankung sollten die Eltern angewiesen werden, passive Dehnung an den von Kontrakturen bedrohten Stellen (vor allem Spitzfußkontraktur, Kniebeugekontraktur) durchzuführen. Daneben dient hier die Krankengymnastik vor allem auch der psychosozialen Betreuung.

## Therapie

In späteren Stadien der Erkrankung stehen die Hilfsmittelversorgung sowie die Unterstützung zur Optimierung von Alltagsaktivitäten (Verbesserung der Sitzposition) im Vordergrund.
In jedem Fall sollte regelmäßig eine Bestandsaufnahme von

- Rollstuhlversorgung
- Lagerungshilfsmitteln
- Lifter
- Badeinrichtung

erfolgen. Hierbei sollte auch die Situation der Pflegenden berücksichtigt werden, welche sich oft eher überfordern und mögliche Hilfsmittel nicht kennen oder nicht in Betracht ziehen.
Bei fortgeschrittener Erkrankung sollte vor allem auf die Handfunktion geachtet werden, da es häufig zu einer Ulnardeviation der Hände kommt, welche die Handhabung von Hilfsmitteln (Joystick) deutlich erschwert.

### Besonderheiten in Beratung

Weibliche Überträgerinnen müssen darüber aufgeklärt werden, dass sie ein Risiko haben, an einer dilatativen Kardiomyopathie oder Reizleitungsstörungen zu erkranken. Dies ist dadurch bedingt, dass das Herz im Unterschied zur Skelettmuskulatur aus Einzelzellen aufgebaut ist. Im ungünstigen Fall können zahlreiche Dystrophin-negative Herzmuskelfasern zu einer symptomatischen Kardiomyopathie führen.

### Verlauf/Prognose

Muskelschwäche und Kontrakuren sind beginnend im Hüftbereich progredient. Sie sind im Verlauf aufsteigend (Rumpf/Arme), zudem eine distale Ausbreitung. Da bislang keine kausale Therapie zur Verfügung steht, muss mit dem Verlust der Gehfähigkeit im Alter von 8–12 Jahren gerechnet werden. In den folgenden Jahren stehen im Vordergrund die Skolioseentwicklung, insbesondere während des pubertären Wachstumsschubes, sowie dann folgend respiratorische und kardiale Probleme. Trotz optimaler Versorgung ist heute von einer mittleren Lebensdauer von 35 Jahren auszugehen (siehe Literatur).

### Links

aktion benni & co (www.benniundco.eu/)
CARE-NMD (europäisches Projekt zur Verbesserung der Behandlung von Menschen mit Muskeldystrophie Duchenne) (www.care-nmd.eu)
Muskeldystrophie Netzwerk (MD-NET) (www.md-net.org)
MDA (MDA is the world's largest nongovernmental sponsor of research seeking the causes of, and effective treatments for, neuromuscular diseases) (www.mdausa.org)

### Literatur

Kohler M, Clarenbach CF, Bahler C, Brack T, Russi EW, Bloch KE. SO. Disability and survival in Duchenne muscular dystrophy. AU. J Neurol Neurosurg Psychiatry. 2009;80(3):320.
Passamano L1, Taglia A, Palladino A, Viggiano E, D'Ambrosio P, Scutifero M, Rosaria Cecio M, Torre V, DE Luca F, Picillo E, Paciello O, Piluso G, Nigro G, Politano L. Improvement of survival in Duchenne Muscular Dystrophy: retrospective analysis of 835 patients. Acta Myol. 2012 Oct;31(2):121–5.
Kieny P1, Chollet S, Delalande P, Le Fort M, Magot A, Pereon Y, Perrouin Verbe B. Evolution of life expectancy of patients with Duchenne muscular dystrophy at AFM Yolaine de Kepper centre between 1981 and 2011. Ann Phys Rehabil Med. 2013 Sep;56(6):443–54.

## Muskeldystrophie Becker-Kiener

### Definition

Es handelt sich um eine mildere Variante der Duchenne Dystrophie mit einem fehlerhaften, aber vorhandenen Dystrophinmolekül. Hierdurch kommt es zu einer langsam progredienten, sehr variabel verlaufenden proximal betonten Muskelschwäche, oft gemeinsam mit einer Kardiomyopathie.

### Pathophysiologie

Es handelt sich um eine Variante der Dystrophinopathie. Bei Patienten mit der Becker-Form ist das Dystrophinmolekül vorhanden, aber in Struktur und Funktion verändert.

| | Häufigkeit |
|---|---|
| **Epidemiologie** | ◐–● |
| Die Häufigkeit beträgt ungefähr 10 % der Muskeldystrophie Duchenne (somit 1:30.000 Knaben) | |

### Klinische Symptome

Das klinische Spektrum bei der Becker-Kiener-Muskeldystrophie ist extrem breit und reicht von Patienten mit isolierter CK-Erhöhung und Muskelkrämpfen ohne jegliche Muskelschwäche bis hin zu einer Erkrankung, die nur minimal milder als eine Duchenne-Muskeldystrophie ist (*»Duchenne like Becker-Kiener«*). Hauptsymptome sind:

- Proximal betonte Muskelschwäche insbesondere der unteren Extremitäten. Vor allem der Quadriceps femoris ist häufig deutlich betroffen.
- Oft deutliche Wadenhypertrophie
- Muskelkrämpfe (vor allem in der Wadenmuskulatur)
- geistige Behinderung
- Kardiomyopathie
- Intermittierend auftretende Rhabdomyolyse vor allem nach körperlicher Belastung

### Wichtige Differenzialdiagnosen

Steht die proximale Muskelschwäche im Vordergrund, kommen in erster Linie Erkrankungen aus dem Formenkreis der Gliedergürteldystrophien bzw. der spinalen Muskelatrophie in Betracht.
Steht die Myoglobinurie im Vordergrund, müssen die im Kapitel Rhabdomyolyse erwähnten Differenzialdiagnosen bedacht werden.

| Diagnostik | Stellenwert in Diagnostik | Aufwand |
|---|---|---|
| **CK** | ●–●–●–● | ● |
| In der Regel sind die CK-Werte deutlich erhöht (mehrere 1000), in seltenen Fällen kann die CK allerdings auch nur das zwei- bis dreifache der Norm betragen. | | |
| **Neurophysiologie** | ● | ●–●–● |
| Die Elektromyographie kann bei Patienten mit relativ niedriger CK zum Nachweis/Ausschluss einer neurogenen Schädigung (am ehesten bei einer SMA | | |

| Diagnostik | Stellenwert in Diagnostik | Aufwand |
|---|---|---|
| III oder Kugelberg-Welander Erkrankung) sinnvoll sein. | | |
| **Sonographie** | ● | ●–● |
| Die Sonographie spielt für die primäre Diagnose keine wesentliche Rolle. Insbesondere in Frühstadien häufig normale Befunde. In späteren Stadien Befunde in Analogie zur Duchenne-Muskeldystrophie. Wie die Elektromyopraphie dient sie in erster Linie der Ausschluss-Diagnostik und Abgrenzung gegenüber anderen neuromuskulären Erkrankungen. | | |
| **Muskelbiopsie** | ●–● | ●–●–●–● |
| Die Muskelbiopsie spielt heute in der Diagnostik keine wesentliche Rolle mehr. Wie bei der Duchenne-Muskeldystrophie finden sich überkontrahierte Fasern. In Abhängigkeit vom Stadium ein Nebeneinander von häufig gruppierten Regeneratfasern sowie Faseruntergängen. In fortgeschrittenen Stadien eine endomysiale und perimysiale Fibrose. Immunhistochemisch zeigt sich meist eine diskontinuierliche Färbung von Dystrophin. Im Westernblot findet sich entweder eine Verminderung der Dystrophin-Bande oder häufiger ein abnormes Molekulargewicht. | | |
| **Genetik-Erbgänge:** | | |
| X-Chromosomaler Erkrankung. | | |
| **Genetische Diagnostik** | ●–●–●–● | ●–● |
| Bei 70% der Patienten liegt eine *in-frame*-Deletion oder -Duplikation im DMD-Gen vor, bei den übrigen entweder eine Punktmutation oder eine *out-of-frame*-Mutation. | | |
| **Diagnosesicherung** | | |
| Die Sicherung der Diagnose erfolgt bei typischer Klinik mit CK-Erhöhung über die genetische Untersuchung des *DMD*-Gens. | | |

| Verlauf | | Häufigkeit |
|---|---|---|
| **Atmung** | | ●–● |
| Probleme mit der Atmung treten in der Regel erst nach Verlust der Gehfähigkeit auf. Betroffen sind vor allem Patienten mit schwerer Muskeldystrophie Becker-Kiener. Insgesamt treten diese selten auf. | | |

| Verlauf | Häufigkeit |
|---|---|
| **Herz/Kreislauf** | ●●●● |
| Eine klinisch manifeste Herzbeteiligung kommt bei der Becker-Kiener-Muskeldystrophie deutlich häufiger vor als bei der Duchenne-Muskeldystrophie, und auch vor Autreten muskulärer Symptome. Der Grund hierfür ist die deutlich vermehrte körperliche Belastung, welche zu einer erheblich höheren Anforderung an das Herz führt. Bei Patienten unter 20 Jahren findet sich diese bei 44% der Patienten, über 40 Jahren bei 82%. Es kommen sowohl eine hypertrophe als auch eine dilatative Kardiomyopathie vor. Bei 50% der Patienten führt letztendlich die Kardiomyopathie durch Herzinsuffizienz oder Arrhythmien zum Tod. | |
| **Orthopädie** | ●●● |
| Häufig kommt es zur Ausbildung einer Spitzfußkontraktur. Eine Skoliose findet sich in aller Regel erst in fortgeschrittenen Stadien der Erkrankung, ganz selten bereits in einem frühen Verlauf. | |
| **Kognitive/psychiatrische Probleme** | ●● |
| Eine mentale Beeinträchtigung sowie psychiatrische Auffälligkeiten können die einzigen Symptome einer Becker-Kiener-Muskeldystrophie sein. Sie können unabhängig von einer Muskelschwäche vorkommen. Wie bei der Duchenne-Muskeldystrophie kommt es zu keiner Progression der mentalen Beeinträchtigung im Sinne eines dementiellen Abbaus. | |
| **Anästhesie** | ●● |
| Es ist wie bei anderen Muskeldystrophien von einer möglichen Anlage zu malignen Hyperthermie auszugehen. Dementsprechend sollte eine triggerfreie Narkose durchgeführt werden. In fortgeschrittenen Stadien muss sowohl an die Möglichkeit einer Kardiomyopathie als auch an die Möglichkeit einer chronischen respiratorischen Insuffizienz gedacht werden. | |
| **Notwendige Verlaufskontrollen** | |
| Es sollten auch bei asymptomatischen Patienten regelmäßige (jährliche, bei Bedarf auch häufigere) kardiologische Kontrollen einschließlich Echokardiographie und EKG durchgeführt werden. Die übrigen Verlaufskontrollen richten sich nach dem Ausmaß der Symptomatik. Bei schwer betroffenen Patienten erfolgen die Kontrollen in Analogie zur Duchenne-Muskeldystrophie (orthopädische Probleme, Atmung). Leichter betroffene Patienten mit rezidivierenden Myoglobinurien müssen darauf hingewiesen werden, dass sie im Falle einer möglichen Myoglobinurie (roter oder bierbrauner Urin) umgehend den Arzt aufsuchen, damit gegebenenfalls die notwendigen Maßnahmen zur Behandlung einer Rhabdomyolyse eingeleitet werden können. | |

## Therapie

### Medikamentöse Maßnahmen

Stehen Muskelkrämpfe im Vordergrund, kann bei einem Teil der Patienten durch l-Carnitin (50–100 mg/KG) eine Besserung erreicht werden.

Kreatinmonohydrat kann im Einzelfall (100 mg/kgKG/Tag) vorübergehend zu einer leichten Besserung der Kraft führen. Allerdings ist kein langfristiger Effekt zu erwarten. Im Einzelfall kommt es hier auf einen Therapieversuch an.

Corticosteroide sind zwar grundsätzlich wirksam, allerdings muss der mögliche Nutzen sehr kritisch gegenüber den Nebenwirkungen abgewogen werden.

### Symptomatische Therapie

In Abhängigkeit vom klinischen Bild sollte Krankengymnastik durchgeführt werden (insbesondere Dehnungsbehandlung zur Vermeidung einer Spitzfußkontraktur, Kräftigung der Muskulatur wenn nötig). Allerdings sollte die Fortführung von Krankengymnastik kein Automatismus sein. Solange die Patienten asymptomatisch sind, ist keine Krankengymnastik notwendig.

### Verlauf/Prognose

Der Verlauf ist extrem variabel mit Duchenne ähnlichen Verläufen und andererseits sehr milder Symptomatik mit Erhalt der Gehfähigkeit und normaler Lebenserwartung.

Die unter Umständen schwere dilatative Kardiomyopathie nach dem 10. Geburtstag stellt eine relevante Folge der Erkrankung dar. In 50 % der Patienten ist mit einem Tod durch ein kardiales Ereignis in einem mittleren Lebensalter zu rechnen. Bei ausbleibender oder milder muskulärer Symptomatik sollte eine Herztransplantation erwogen werden.

### Links

aktion benni & co (www.benniundco.eu/)

CARE-NMD (europäisches Projekt zur Verbesserung der Behandlung von Menschen mit Muskeldystrophie Duchenne) (www.care-nmd.eu)

Muskeldystrophie Netzwerk (MD-NET) (www.md-net.org)

MDA (MDA is the world's largest nongovernmental sponsor of research seeking the causes of, and effective treatments for, neuromuscular diseases) (www.mdausa.org)

# Duchenne/Becker-Kiener Carrier Status

## Definition

Frauen mit heterozygoter Mutation im X-chromosomalen Dystrophin-Gen werden als Duchenne Carrier bezeichnet.

## Pathophysiologie

Als Grund für die seltene klinische Symptomatik bei Duchenne Carrier Status wird eine Verschiebung der X-Inaktivierung vermutet, bei der das normale X-Chromosom präferenziell inaktiv ist. Selten liegen andere chromosomale Störungen wie XO oder Translokationen vor.

|  | Häufigkeit |
|---|---|

**Epidemiologie**    ●–●

2,5–7,8 % der Duchenne Carrier zeigen Symtome sehr unterschiedlichen Ausmaßes.

**Klinische Symptome**

Überträgerinnen der Muskeldystrophie Duchenne können häufig asymptomatisch sein, in seltenen Fällen allerdings auch Zeichen einer Myopathie zeigen (symptomatische Carrier).

Es können sich dann folgende Symptome finden:

● Eine asymptomatische Erhöhung der CK-Werte
● Belastungsabhängige Muskelschmerzen und Muskelkrämpfe (überwiegend im Bereich der Wadenmuskulatur)
● Eine zum Teil asymmetrische Muskelschwäche unterschiedlicher Schwere. Der Schweregrad ist überwiegend gering bis mittelgradig. Lediglich in Ausnahmefällen mit einer pathologischen X-Inaktivierung kann es zu einer schweren Muskelschwäche mit einem Duchenne-ähnlichen Phänotyp kommen. In der Regel beginnt die Muskelschwäche bei den davon betroffenen Überträgerinnen um die Pubertät, wobei das Alter von 2–47 Jahre variieren kann. Duchenne-Überträgerinnen weisen meistens schwerere Symptome auf als Becker-Kiener-Überträgerinnen. Der Symptombeginn sagt nur sehr bedingt etwas über die zu erwartende Progression aus.
● Eine Kardiomyopathie, welche in der Regel erst im Erwachsenenalter auftritt, in Einzelfällen allerdings auch schon in der Kindheit beschrieben wurde.

**Wichtige Differenzialdiagnosen**

Siehe asymptomatische CK-Erhöhung, Gliedergürteldystrophie.

| Diagnostik | Stellenwert in Diagnostik | Aufwand |
|---|---|---|
| **CK** | ●–●–● | ● |
| Der CK-Wert ist am höchsten beim jungen Mädchen und kann im Erwachsenenalter Normalwerte erreichen. Insgesamt weisen ca. 50 % der Überträgerinnen eine erhöhte CK auf. | | |
| **Neurophysiologie** | ● | ●–●–● |
| Das EMG ist meist normal und nur aus differenzialdiagnostischen Erwägungen bisweilen indiziert. Umgekehrt ist das EMG nicht zur Identifikation von Duchenne Carriern geeignet. | | |
| **Sonographie** | | ●–● |
| Es gibt keine verlässlichen sonographischen Befunde. Von einem Nachweis/Ausschluss eines Duchenne Carrier Status auf dieser Basis muss abgeraten werden. | | |

| Diagnostik | Stellenwert in Diagnostik | Aufwand |
|---|---|---|
| Bei symptomatischen Duchenne-Überträgerinnen findet sich in Analogie zu anderen Muskeldystrophien eine Vermehrung der Echointensität. | | |
| **Muskelbiopsie** | ● | ●●●● |
| Die Biopsie ist vor allem aus differenzialdiagnostischen Erwägungen indiziert. Sie wird allerdings immer wieder bei Patienten mit einer proximalen Muskelschwäche und einer CK-Erhöhung durchgeführt. Als typischer Befund findet sich ein Mosaik aus unauffälligen Fasern und solchen mit komplettem Fehlen von Dystrophin oder einer inhomogenen Anfärbung der Membran mit Dystrophin. Symptomatische Duchenne Carrier weisen darüber hinaus Zeichen einer degenerativen Myopathie (Fibrose, Fasernekrosen, Regeneratfasern) auf. In seltenen Fällen können entzündliche Infiltrate das Bild einer entzündlichen Erkrankung vortäuschen. Im Western-Blot kann die Dystrophin-Expression abgeschwächt sein. | | |
| **Genetik-Erbgänge** | | |
| X-chromosomal rezessiv. | | |
| **Genetische Diagnostik** | ●●●● ●● | |
| Am einfachsten gestaltet sich die Molekulargenetik, wenn bereits ein Indexpatient vorliegt, ist aber mit der MLPA-Methode auch ohne Indexpatienten möglich. Bei klinischem Verdacht auf einen Duchenne Carrier Status (CK-Erhöhung mit belastungsabhängigen Muskelschmerzen im Bereich der Wade) oder Auffälligkeiten in der Muskelbiopsie (siehe oben) als erster Schritt Deletions/Duplikations-Screening im DMD-Gen. Eventuell dann zusätzlich Suche nach einer Punktmutation. Bei symptomatischen Carrriern sollte zusätzlich die X-Inaktivierung oder andere chromosomale Störungen mit der Chromosomenanalyse untersucht werden. | | |
| **Diagnosesicherung** | | |
| Die Diagnosesicherung erfolgt in der Regel anhand der Mutation des Indexpatienten. Bei klinischem Verdacht ohne Indexpatienten (CK-Erhöhung mit belastungsabhängigen Muskelschmerzen im Bereich der Wade) als erster Schritt Deletions/Duplikations-Screening im DMD-Gen, sowie die Untersuchung der X-Inaktivierung oder Chromosomenanalyse. | | |

| Verlauf | Häufigkeit |
|---|---|

**Atmung**

Sind nicht bekannt.

**Herz/Kreislauf**    ⬤–⬤

Bedingt durch die Tatsache, dass das Herz im Unterschied zur Skelettmuskulatur aus Einzelzellen aufgebaut ist, können im ungünstigen Fall
zahlreiche Dystrophin-negative Herzmuskelfasern zu einer symptomatischen dilatativen Kardiomyopathie führen. Die Kardiomyopathie
oder die Reizleitungsstörungen können ohne gleichzeitige Schwäche    **!!!**
der Skelettmuskulatur auftreten.
Die Behandlung entspricht dann den Grundregeln der Herzinsuffi-
zienzbehandlung.

**Anästhesie**

Es gibt nur ganz vereinzelt Berichte über ein vermehrtes maligne Hyperthermierisiko
bei Duchenne-Überträgerinnen. Allerdings sollte bei symptomatischen Carrriern trotzdem eine triggerfreie Narkose angestrebt werden.

**Notwendige Verlaufskontrollen**

Regelmäßige kardiologische Kontrollen sind notwendig.

**Therapie**

**Symptomatische Therapie**

Bei symptomatischen Carrriern in Analogie zu Patienten mit Muskeldystrophie.

**Besonderheiten in Beratung**

Die genetische Diagnostik bei nicht-symptomatischen Carrriern sollte aufgrund der Vor-
gaben des Gendiagnostikgesetzes (GenDG) erst in einem Lebensalter erfolgen, in dem
die Patienten selbst darüber entscheiden können, ob eine genetische Untersuchung
durchgeführt werden soll.
Bei symptomatischen Überträgerinnen hingegen, bzw. Mädchen mit einer deutlichen
CK-Erhöhung, kann die genetische Diagnostik aus differenzialdiagnostischen Gesichts-
punkten zur Einordnung des Krankheitsbilds sinnvoll sein.

**Verlauf**

Ein Großteil der Carrier weist auch langfristig keine klinischen Symptome auf. Symptomatische Duchenne Carrrier können ein Spektrum zeigen, welches von einer schweren
Muskeldystrophie bis zu einer milden, erst in höherem Lebensalter auftretenden Schwäche reicht. Zwischen 2,5 und 7,8% (in einer Arbeit: 22%) der Überträgerinnen zeigen im
Lauf ihres Lebens unterschiedlich ausgeprägte neuromuskuläre Symptome (Muskel-
schwäche/Myalgie/Kardiomyopathie).
In der Regel kommt es mit zunehmendem Lebensalter zum Abfall der CK-Werte.

## 4.3.1.2 Gliedergürtel-Muskeldystrophien (Limb-girdle muscular dystrophy/LGMD)

### Definition

Gliedergürtel-Muskeldystrophien (LGMD) beschreiben eine Gruppe seltener genetisch und klinisch heterogener Erkrankungen mit dem Leitsymptom proximal betonter Muskelschwäche. In Abhängigkeit der Vererbung teilt man sie ein in LGMD1 (autosomal-dominant) und LGMD2 (autosomal-rezessiv).

### Pathophysiologie

Derzeit sind zwölf Subtypen autosomal dominanter LGMD1 bekannt, von denen bei zehn Subtypen Mutationen in fünf verschiedenen Genen identifiziert wurden. Bei weiteren zwölf ist eine Zuordnung des Defektes zu einem Chromosom, aber noch nicht die Identifikation des Gens gelungen.

In der Gruppe der LGMD2 sind aktuell 23 Subtypen bekannt, bei denen Mutationen in 21 Genen identifiziert werden konnten.

Die genetischen Veränderungen bedingen entweder:

- Ein Fehlen oder einen Defekt an Strukturproteinen des kontraktilen Apparats oder des Sarkolemms,
- Enzymdefekte (Calpain-3 bei LGMD2A),
- Defekte der Protein-Glykosylierung,
- Defekte der Proteine im endoplasmatischen Retikulum oder intermyofibrillär.

Nicht selten führt der Defekt eines Proteins/Enzyms zu sekundären Veränderungen anderer assoziierter Proteine, was bei der Interpretation der immunhistologischen und Western Blot-Untersuchungen am Muskelgewebe berücksichtigt werden muss.

Pathophysiologisch relevant führen diese Mechanismen letztendlich über eine Vielzahl nachgeschalteter Mechanismen zur Schädigung der Muskelfasermembran mit erhöhtem Kalziumeinstrom in die Zelle, hierdurch bedingter Aktivierung von Proteasen, zur Störung der Signalübertragung und zu Verlusten zellulärer Substanzen. Auch die Funktionsstörung der kalziumregulierten Protease Calpain-3 führt zum progredienten Muskelfaseruntergang bei unzureichender Myogenese und Regeneration. Trotz der stetig zunehmenden Anzahl bekannter Gene können heute mit Nutzung aller zur Verfügung stehenden diagnostischen Möglichkeiten nicht alle Subtypen der LGMD genetisch aufgeklärt werden.

**Häufigkeit**

### Epidemiologie

Die LGMD haben eine unterschiedliche Häufigkeit in einzelnen Ländern. Genaue Angaben zu Prävalenzen einzelner Subtypen sind nicht berichtet.

### Klinische Symptome

Leitsymptom aller Formen der Gliedergürtel-Muskeldystrophie ist eine proximal betonte, anfangs überwiegend die Beine betreffende Muskelschwäche. Diese zeigt eine variable Manifestation vom Kleinkind- bis Erwachsenenalter mit unterschiedlich ausgeprägter Progression und Schwere der Symptomatik. Dieser Symptomatik kann über lange Zeiträume eine asymptomatische Erhöhung der CK-Werte vorausgehen.

Im Verlauf der Erkrankung kommt es entsprechend der Fehlbelastung zu Kontrakturen (vor allem Spitzfußkontraktur, Beugekontraktur im Hüftgelenk).
Einige wenige zusätzliche Symptome geben mögliche Hinweise auf die zu Grunde liegende Unterform der Erkrankung:

- Sehr frühe Spitzfußkontraktur (Calpainopathie)
- Distale Betonung der Paresen (Dysferlinopathie)
- Myoglobinurie (FKRP, alpha/beta-Sarkoglykanopathie)
- Muskelschmerzen (Calpain, Adhalin, FKRP, Anoctamin)
- Scapulohumerale Verteilung (FKRP)

**Wichtige Differenzialdiagnosen**

Liegt eine asymptomatische Erhöhung der CK-Werte vor, muss bei jungen Mädchen vor allem ein Carrier-Status für Dystrophinopathien ausgeschlossen werden. Des Weiteren sollten vor allem auch ursächlich therapierbare Erkrankungen wie eine Hypothyreose sowie ein M. Pompe ausgeschlossen werden.
Aufgrund der variablen klinischen Symptomatik sind folgende Erkrankungen am häufigsten abzugrenzen:

- X-chromosomale Muskeldystrophie vom Typ Becker, seltener vom Typ Duchenne
- Metabolische Myopathien (z.B. Glykogenose Typ II, V, VII, Myoadenylatdesaminase-Mangel) und CPT-II-Mangel (hierbei häufig Myalgien nach Belastung oder nach Fastenperiode)
- Kollagen-assoziierte Myopathien (milde Ullrich-Myopathie, Bethlem-Myopathie)
- Autosomal-rezessive proximale Muskelatrophie Typ III (SMA Typ III)
- Hereditäre Neuropathien (hier können insbesondere sehr früh beginnende Formen eine deutliche proximale Mitbeteiligung zeigen)
- Chronisch entzündliche demyelinisierende Neuropathie (hier allerdings in der Regel distale Betonung, eine proximale Schwäche ist allerdings durchaus möglich)
- Kongenitale Strukturmyopathien (hier deutlich früherer Beginn)
- Kongenitale myasthene Syndrome, insbesondere vom Gliedergürtel-Typ
- Myotone Dystrophie (DM1)
- Selten milde verlaufende kongenitale Myotonien (Typ Becker > Typ Thomsen)
- Selten Fazioskapulohumerale Muskeldystrophie (hier findet sich in der Regel ein Beginn im Schultergürtelbereich, ein Phänotyp, der allerdings bei der LGMD2A gelegentlich auch vorkommen kann)

| Diagnostik | Stellenwert in Diagnostik | Aufwand |
|---|---|---|
| **CK**<br><br>Bei sämtlichen Formen der Gliedergürteldystrophie muss mit einer erhöhten CK gerechnet werden. Eine normale CK macht eine Gliedergürteldystrophie insgesamt weniger wahrscheinlich. Das Ausmaß der Erhöhung lässt in einem gewissen Rahmen Rückschlüsse auf mögliche Untergruppen zu:<br><br>- *Hochnormal-hoch*: dominante LGMD | ●●● | ● |

| Diagnostik | Stellenwert in Diagnostik | Aufwand |
|---|---|---|
| • *Hoch*: Calpain (LGMD2A)<br>• *Sehr hoch*:<br>  – Dysferlin (LGMD2B)<br>  – FKRP (LGMD2I)<br>  – Sarcoglykanopathie (LGMD2C-F) | | |
| **Sonstige Laborbefunde**<br>Die Transaminasen sind regelmäßig erhöht und stammen - in der Regel - aus der Skelettmuskulatur. In den seltenen Fällen, in denen die Transaminasen deutlich stärker erhöht sind als die CK-Werte erwarten lassen, muss differenzialdiagnostisch an Erkrankungen mit einer zusätzlichen Hepatopathie gedacht werden (Glykogenosen, andere Stoffwechseldefekte siehe Kapitel metabolische Myopathie) | ● | ● |
| **Neurophysiologie**<br>In der Elektromyographie zeigt sich in Abhängigkeit davon, wie stark der untersuchte Muskel betroffen ist, ein Myopathiemuster mit kurzen, niedrigen, zum Teil polyphasischen Einheiten. Pathologische Spontanaktivität kommt insgesamt eher selten vor und sollte dann eher an die Möglichkeit einer entzündlichen Myopathie denken lassen. Insgesamt ist der Stellenwert der Elektromyographie für die differenzialdiagnostische Einordnung relativ gering (Abgrenzung gegenüber neurogenen Erkrankungen). | ●● | ●●● |
| **Sonographie**<br>In Frühstadien (noch asymptomatische CK-Erhöhung) finden sich häufig unauffällige Befunde. In späteren Stadien zeigt sich eine diffuse Vermehrung der Echointensität. Die Veränderungen sind initial meist proximal betont, betreffen später die distale Muskulatur und die Bauchwandmuskulatur. | ●●● | ●● |
| **Muskelbiopsie**<br>Die Muskelbiopsie sollte dann erwogen werden, wenn differenzialdiagnostisch eine entzündliche Myopathie oder eine metabolische Myopathie (vorausgesetzt, dass keine andere diagnostische Methode zur Verfügung steht) in Betracht kommt. Wird sie durchgeführt, muss auf jeden Fall eine immunhistochemische Untersuchung von Komponenten der Zellmembran (z.B. Sarcoglykane, Dystroglykan und andere) durchgeführt werden. Wegen der Tatsache, | ●●● | ●●●● |

| Diagnostik | Stellenwert in Diagnostik | Aufwand |
|---|---|---|
| dass der Ausfall eines Proteins häufig andere Defekte sekundär nach sich zieht, ist die Aussagekraft der Muskelbiopsie allerdings deutlich eingeschränkt. Mit zunehmender Verfügbarkeit der Molekulargenetik (Panel-Diagnostik) wird bei den klinisch gut aufgearbeiteten Gliedergürtel-Muskeldystrpohien der Stellenwert der Muskelbiopsie weiter zurückgehen. | | |
| **Genetik-Erbgänge** | | |
| Autosomal-dominant und autosomal-rezessiv. | | |
| **Genetische Diagnostik** | ⬤–⬤–⬤ | ⬤–⬤–⬤ |
| Eine gezielte molekulargenetische Diagnostik kommt dann in Betracht, wenn klinische Besonderheiten oder die Muskelbiopsie eine Verdachtsdiagnose nahelegen. In den übrigen Fällen dürfte in absehbarer Zeit die Diagnostik ausschließlich über die Gen-Panel-Diagnostik (next generation sequencing, s.oben) erfolgen. | | |

**Diagnosesicherung**

In der Regel führt die Zusammenschau von klinischem Befund mit proximal betonter Muskelschwäche und CK-Erhöhung zur Verdachtsdiagnose. Diese kann durch die muskelbioptischen Daten zu einer gezielteren genetischen Analyse führen. Eine endgültige Sicherung der Diagnose einer LGMD erfolgt durch den genetischen Nachweis einer Mutation in einem der aktuell 33 bekannten Gene (10 Gene für die dominante, 23 für die rezessive Vererbung), wobei auch bei Nutzung der aktuell verfügbaren Untersuchungsmöglichkeiten nicht alle der klinisch diagnostizierten LGMDs genetisch gesichert werden können. Ebenso schließt eine unauffällige Muskelbiopsie in Frühstadien die Erkrankung nicht unbedingt aus.

| Verlauf | Häufigkeit |
|---|---|
| **Atmung** | ⬤–⬤ |
| Die Atmung ist im Rahmen einer zunehmenden Muskelschwäche mit Befall der Atemmuskulatur unterschiedlich eingeschränkt und kann eine nichtinvasive Beatmung (vorübergehend oder dauerhaft) notwendig machen (▶ **Tab. 4.3** auf S. 140 f.). Allerdings ist dies in der Regel erst im Erwachsenenalter zu erwarten (Ausnahmen sind schwer verlaufende LGMD wie die LGMD2C mit frühem Verlust der Gehfähigkeit). Ungewöhnlich hingegen ist eine respiratorische Insuffizienz, die einer erheblichen Muskelschwäche vorausgeht (hier sollte differenzialdiagnostisch auf jeden Fall ein Morbus Pompe ausgeschlossen werden!) | |
| **Herz/Kreislauf** | ⬤–⬤ |
| Dilatative und hypertrophe Kardiomyopathien sowie Herzrhythmusstörungen können abhängig vom Subtyp der LGMD vorkommen | |

| Verlauf | Häufigkeit |
|---|---|
| (▶ **Tab. 4.3** auf S.140f.). Deshalb sollte bei allen Patienten mit Gliedergürteldystrophie regelmäßig eine kardiologische Diagnostik einschließlich EKG und Echokardiographie durchgeführt werden. | |
| **Ernährung/Gastrointestinaltrakt** | ◐ |
| In aller Regel findet sich (vor allem im Kindesalter) keine relevante Schluckstörung im Rahmen der Grunderkrankung. | |
| **Kognitive/psychiatrische Probleme** | ◐ |
| Insbesondere bei einer LGMD mit alpha-Dystroglykan-Mangel können ZNS-Veränderungen auftreten (Mikrozephalie, Kleinhirnaffektionen). Zusätzlich sind Teilleistungsstörungen besonders in den Bereichen der exekutiven Funktionen und der visuo-spatialen Planung bei LGMD2I und mentale Beeinträchtigungen unterschiedlichen Ausmaßes bei anderen Formen der LGMD beschrieben. | Häufiger bei alpha-Dystroglykano-pathien |
| **Orthopädie** | ●●● |
| Bei sich entwickelnden Kontrakturen und/oder Skoliose wird oft schon früh im Krankheitsverlauf die orthopädische Mitbetreuung notwendig. | |
| **Psychiatrische Probleme/Psychologie** | ●● |
| Primäre Probleme sind nicht bekannt, wohl aber sekundäre psychische Belastungssituationen der Patienten oder bei jungem Erkrankungsalter der Familien durch Erkrankung, Einschränkung der Lebensqualität und Krankheitsverarbeitung. Hier ist im Einzelfall auf diese Problematik zu achten und die Einbindung einer psychologischen Betreuung zu empfehlen. | |
| **Anästhesie** | ●●● |
| **Cave:** Gefahr der maligne Hyperthermie-artigen Reaktion! Grundsätzlich muss die Erkrankung vor der Narkose benannt werden. Es ist ein Notfallpass mitzuführen, in dem darauf hinzuweisen ist, dass Triggersubstanzen der malignen Hyperthermie gemieden werden müssen. Bei Patienten mit respiratorischer Insuffizienz muss eventuell bereits vor einer größeren Operation eine nicht invasive Maskenbeatmung initiiert werden. | |

**Notwendige Verlaufskontrollen, Diagnostik, multidisziplinäres Management**

Es empfiehlt sich eine Betreuung in einem spezialisierten Zentrum, das auch dem multidisziplinären Ansatz der Betreuung und Therapie (s.o.) gerecht werden kann. Untersuchungsintervalle sind abhängig von Erkrankungsstadium und Therapiesituation alle 3 bis 6 bis 12 Monate.

**Therapie**

Die Therapie ist symptomatisch und orientiert sich an den jeweiligen Symptomen; durch den multidisziplinären Therapieansatz können häufig Lebensqualität und Lebensdauer verbessert werden. Wichtig sind:

- Orthopädische Mitbetreuung (Kontrakturlösungen, Skoliose-Korrektur) und rehabilitative Intervention
- Physiotherapie, Ergotherapie, Logopädie
- Ausstattung mit notwendigen Hilfsmitteln
- Psychosoziale/palliative Betreuung der Familie
- Überprüfung der Notwendigkeit des assistierten Hustens *(cough assist)* und einer nichtinvasiven Beatmung
- Kardiale Verlaufskontrollen und ggf. medikamentöse Therapie bei Kardiomyopathie oder Rhythmusstörungen (ACE-Hemmer, beta-Blocker). Die Indikation zu invasiven Maßnahmen bei Rhythmusstörungen (Implantation eines Schrittmachers, Defibrillators) oder zu einer Herztransplantation ist immer interdisziplinär unter Berücksichtigung der Gesamtsituation zu diskutieren.
- Ernährungsberatung und Überprüfung einer ausreichenden Kalorienzufuhr
- Bei bekannter Mutation kann für die Familien eine genetische Beratung und ggf. die pränatale Diagnostik angeboten werden.
- Bei notwendig werdenden Narkosen muss die Möglichkeit der malignen Hyperthermie-Reaktion berücksichtigt werden.
- Bei Muskelkrämpfen kann ein Therapieversuch mit Carnitin durchgeführt werden.
- Einzelne Patienten berichten über, wenn auch meist nur geringe, Zunahme der Kraft unter der Einnahme von Kreatin-Monohydrat. Auch hier ist ein Therapieversuch über ein bis zwei Monate sinnvoll. Es liegen allerdings keine gesicherten Daten hierzu vor.

**Verlauf und Prognose**

Der Verlauf der Gliedergürteldystrophien ist äußerst unterschiedlich. Dies gilt sowohl zwischen den einzelnen Untergruppen als auch innerhalb der einzelnen Gruppen. Innerhalb von Familien wurde eine erhebliche Variabilität der Verläufe beschrieben.

Ein früherer Beginn der Erkrankung ist häufiger mit einem schwereren Verlauf assoziiert. Allerdings kann der Verlauf letztlich nur aus der individuellen Verlaufsuntersuchung einigermaßen abgeschätzt werden.

**Links**

Gesellschaft für Muskelkranke e.V (www.dgm.org)

TREAT-NMD, Translational Research in Europe for the Assessment and Treatment of Neuromuscular Disease (treat-nmd.de)

www.musclegenetable.fr

**Literatur**

Brown S, Winder SJ (2012). Dystroglycan and dystroglycanopathies: Report of the 187th ENMC Workshop 11–13 November 2011, Naarden, The Netherlands. Neuromuscul Disord 7:659–668

Nigro V, Aurino S, Piluso G (2011). Limb-Girdle muscular dystrophies: update on genetic diagnosis and therapeutic approaches. Curr Opin Neurol 24:429–436

Rocha CT, Hoffmann EP (2010). Limb-Girdle and Congenital muscular dystrophies: Current Diagnostics, Management, and Emerging Technologies. Curr Neurol Neurosci Rep 10:267–276

Rosales XQ, Tsao CY (2012). Childhood onset of Limb-Girdle Muscular Dystrophy. Pediatric Neurology 46:13–23

**Tab. 4.2:** Autosomal-dominante und -rezessive Gliedergürtel-Muskeldystrophien – Genetische und individuell wichtige klinische Aspekte

| Erkrankung/Vererbung | Gen/ Gensymbol/ Genort | Individuell wichtige assoziierte klinische Symptome – LGMD-Phänotyp plus |
|---|---|---|
| **Autosomal-dominante Gliedergürtel-Muskeldystrophien** | | |
| **Manifestation ab Kindes- und Jugendalter** | | |
| *(aufgeführt nach relativer Häufigkeit, insgesamt im Vergleich zu den autosomal-rezessiven Formen selten)* | | |
| Gliedergürtel-Muskeldystrophie mit Lamin A/C-Defizienz (LGMD1B) | *LMNA* *1q11-q21* | Kardiomyopathie, schwere Herzrhythmusstörungen, Kontrakturen, allelisch zu CMD mit rigider Wirbelsäule, hereditärer Neuropathie 2A, familiärer Lipodystrophie, mandibuloacraler Dysplasie, Progerie-Syndrom |
| Gliedergürtel-Muskeldystrophie mit Caveolin-3-Defizienz (LGMD1C) | *CAV3* *3p25* | Wadenhypertrophie, Kardiomyopathie, allelisch zu Rippling-Myopathie, distaler Myopathie mit Caveolindefizienz, isolierter Hyper-CKämie, Long-QT-Syndrom (LQT9) |
| Gliedergürtel-Muskeldystrophie mit Myotilin-Defizienz (LGMD1A) | *MYOT* *5q31* | Kardiomyopathie, nasale Sprache, Dysarthrie, Myalgien, langsame Progression, allelisch zu distaler Myopathie mit Myotilin-Defizienz |
| **Manifestation im Erwachsenenalter** | | |
| Gliedergürtel-Muskeldystrophie 1D (LGMD1D) | *DNAJB6* *7q36* | Beine stärker als Arme betroffen, Dysarthrie, Kardiomyopathie |
| Gliedergürtel-Muskeldystrophie 1E (LGMD1E) | *?* *6q23* | Dilatative Kardiomyopathie |
| Gliedergürtel-Muskeldystrophie 1F (LGMD1F) | *?* *7q32* | Muskelkrämpfe |
| Gliedergürtel-Muskeldystrophie 1G (LGMD1G) | *?* *4q21* | Muskelkrämpfe |
| Gliedergürtel-Muskeldystrophie 1H (LGMD1H) | *?* *3p23-p25* | Wadenhypertrophie, erhöhte Laktatwerte |
| **Autosomal-rezessiv vererbte Gliedergürtel-Muskeldystrophien** | | |
| **Manifestation ab Kindes- und Jugendalter** | | |
| *(aufgeführt nach relativer Häufigkeit)* | | |

| **Autosomal-rezessiv vererbte Gliedergürtel-Muskeldystrophien** | | |
|---|---|---|
| Gliedergürtel-Muskeldystrophie mit Calpain-Defizienz (LGMD2A) | *CAPN3 15q15.1* | Frühe Kontrakturen und Skoliose, deutliche Muskelatrophien, Fazioskapulohumerale MD-ähnlicher Phänotyp und HyperCKämie isoliert möglich<br>**Wichtige DD:** Fazioskapulohumerale Muskeldystrophie oder relativ milder LGMD-Phänotyp mit hoher CK |
| Gliedergürtel-Muskeldystrophie mit Defizienz des Fukutin-assoziierten Proteins (LGMD2I) | *FKRP 19q13.3* | Variable Verläufe, Kardiomyopathie häufig, Zungenhypertrophie, lang erhaltene Muskeleigenreflexe, allelisch zu MDC1C, Walker-Warburg-Syndrom, *Muscle-eye-brain* Krankheit<br>**Wichtige DD**: Becker-Muskeldystrophie |
| Gliedergürtel-Muskeldystrophie mit Alpha-SG-Defizienz (LGMD2D) | *SGCA 17q12-q21.33* | Früher Begin und raschere Progredienz, häufig Gehen auf dem Vorfuß bei frühen Kontrakturen in den oberen Sprunggelenken<br>**Wichtige DD:** Duchenne-Muskeldystrophie, insbesondere dann auch bei Mädchen |
| Gliedergürtel-Muskeldystrophie mit alpha-Dystroglykan-Defizienz (LGMD2M) | *FKTN 9q31-q33* | Waden(pseudo)hypertrophie, Zungenhypertrophie, Kardiomyopathie, allelisch zu Fukuyama CMD, Walker-Warburg-Syndrom und dilatativer Kardiomyopathie<br>**Wichtige DD:** Becker-Muskeldystrophie, LGMD2I |
| Gliedergürtel-Muskeldystrophie mit Beta-SG-Defizienz (LGMD2E) | *SGCB 4q12* | Milde Symptome der Skelettmuskulatur, im Vordergrund stehend die Kardiomyopathie<br>**Wichtig:** Kardiale Symptomatik beachten, kann rasch progredient sein bis zur Herztransplantation |
| Gliedergürtel-Muskeldystrophie mit alpha-Dystroglykan-Defizienz (LGMD2K) | *POMT1 9q34* | Mikrozephalie häufig, mentale Beeinträchtigung möglich, milde Wadenhypertrophie und frühe Kontrakturen in den oberen Sprunggelenken, allelisch zu Walker-Warburg-Syndrom<br>**Wichtig:** Oft ZNS Symptomatik |

| Autosomal-rezessiv vererbte Gliedergürtel-Muskeldystrophien | | |
|---|---|---|
| Gliedergürtel-Muskeldystrophie mit Dysferlin-Defizienz (LGMD2B) | DYSF 2p13 | Hypertrophie der Waden und der Mm. deltoidei, Kardiomyopathie, mehr distal betonte Verteilung mit Befall des M. tibialis anterior, allelisch zur distalen Miyoshi-Myopathie mit früher Schwäche und Atrophie der Mm. gastrocnemii und solei, häufig deutlich erhöhte Werte für die Kreatinkinase **Wichtig:** Erkrankung erst ab Jugendalter, kein Vorfußgang möglich! |
| Gliedergürtel-Muskeldystrophie mit Gamma-SG-Defizienz (LGMD2C) | SGCG 13q12 | Wadenhypertrophie, Kardiomyopathie **Wichtig:** Manifestation vor allem ab Jugendalter |
| Gliedergürtel-Muskeldystrophie mit Telethonin-Defizienz (LGMD2G) | TCAP 17q12 | Selten! |
| Gliedergürtel-Muskeldystrophie mit TRIM 23 Defizienz (LGMD2H) | TRIM32 9q31-q34 | Langsame Progression, variable Verläufe, untere mehr als obere Extremitäten betroffen, allelisch zur sarkotubulären Myopathie Selten! |
| Gliedergürtel-Muskeldystrophie mit alpha-Dystroglykan-Defizienz (LGMD2N) | POMT2 14q24 | Waden(pseudo)hypertrophie, Zungenhypertrophie, Kardiomyopathie, mentale Beeinträchtigung möglich, allelisch zu Walker-Warburg-Syndrom, *Muscle-eye-brain* Krankheit |
| Gliedergürtel-Muskeldystrophie mit alpha-Dystroglykan-Defizienz (LGMD2O) | POMGNT1 1p34 | **Sehr selten**, allelisch zu Walker-Warburg-Syndrom, *Muscle-eye-brain* Krankheit |
| Gliedergürtel-Muskeldystrophie mit Anoctamin5-Defizienz (LGMD2L) | ANO5 11p14.3 | Asymmetrischer Befall der Skelettmuskulatur, isolierte Hyper-CKämien möglich, allelisch zu früh beginnender distaler Myopathie der Waden **Wichtig:** Überwiegend Manifestation im Erwachsenenalter, Einzelfälle im Jugendalter berichtet |
| Gliedergürtel-Muskeldystrophie mit Titin-Defizienz (LGMD2J) | TTN 2q31 | Allelisch zu kongenitaler Myopathie mit fataler Kardiomyopathie, tibialer Muskeldystrophie (Typ Udd), |

| Autosomal-rezessiv vererbte Gliedergürtel-Muskeldystrophien | | |
|---|---|---|
| | | dilatativer Kardiomyopathie, hypertropher Kardiomyopathie und hereditärer Myopathie mit früher respiratorischer Insuffizienz (Typ Edström) **Wichtig:** Selten, Manifestation in der Regel im Erwachsenenalter |
| Gliedergürtel-Muskeldystrophie mit Plectin-Defizienz (LGMD2Q) | *PLEC1* *8q24* | Keine Hauterscheinungen! Allelisch zu Epidermolysis bullosa und Muskeldystrophie, kongenitalem myasthenen Syndrom mit Plectindefizienz |
| Gliedergürtel-Muskeldystrophie mit primärer alpha-Dystroglykan-Defizienz (MDDGC7) | *DAG 1* *3p21* | Milder Gliedergürtel-Phänotyp, deutliche mentale Beeinträchtigung **Einzelfälle berichtet!** |
| **Manifestation im Erwachsenenalter** | | |
| Gliedergürtel-Muskeldystrophie mit Delta-SG-Defizienz (LGMD2F) | *SGCD* *5q33* | Dilatative Kardiomyopathie |

**Tab. 4.3:** Pumonale, zerebrale und kardiale Beteiligung

| | Protein | VC | Nächtliche Hypoventilation | Skoliose | ZNS | Kardiomyopathie |
|---|---|---|---|---|---|---|
| 2a | Calpain | (↓) | nein | | normal – leicht retardiert | nein |
| 2b | Dysferlin | (↓) | nein | | normal | möglich |
| 2c | y-Sarkoglykan | ↓ | ja | | normal | möglich (spät) |
| 2d | α-Sarkoglykan | ( ) | nein | | normal | möglich (selten) |
| 2e | β-Sarkoglykan | | nein | | | möglich (selten) |
| 2f | δ-Sarkoglykan | | nein | | normal | möglich (selten) |
| 2g | Telethonin | | nein | ++ | | möglich (häufig) |
| 2h | Trim 32 | | nein | | | nein |

| | Protein | VC | Nächtliche Hypoventilation | Skoliose | ZNS | Kardiomyopathie |
|---|---|---|---|---|---|---|
| 2i | FKRP | ↓ | häufig | ++ | | häufig |
| 2j | Titin | | ja | | | nein |
| 2k | POMT-1 | | | | retardiert | |
| 2l | Anoctamin | normal | nein | | | nein |
| 2m | Fukutin | normal | | | evtl. retardiert | selten |
| 2p | | normal | normal | | leicht – deutlich ret. | nein |
| 1b | Lamin | | | | | |
| 1c | Caveolin | nein | nein | | nein | häufig |
| 1e | Desmin | nein | nein | ++ | | häufig |
| 1f | | ↓ | ja | | | nein |
| | | | | | | |

### 4.3.1.3 Fazioskapulohumerale Muskeldystrophie (syn: FSHD, Muskeldystrophie Landouzy-Dejerine)

**Defintion**

Die autosomal-dominant vererbte fazioskapulohumerale Muskeldystrophie zeigt eine typische Verteilung der Muskelschwäche (Gesicht, Schultergürtel und Oberarme). Sie beginnt in der Regel im Teenager- oder jungen Erwachsenenalter.

**Pathophysiologie**

Grundlage der Erkrankung ist zum einen eine Deletion eines Tandem-Repeats auf Chromosom 4. Dies führt, so die gegenwärtigen Hypothesen, nicht direkt zur Änderung eines spezifischen Proteins sondern zur Beeinflussung einer Vielzahl verschiedener benachbarter Gene (u. a. *DUX4, FRG1*). Der exakte Mechanismus ist bis heute nicht aufgeklärt. Die FSHD Typ 2 ist bedingt durch Mutationen im *SMCHD1-Gen*. Klinisch sind FSHD Typ 1 und 2 nicht voneinander zu unterscheiden.

**Häufigkeit**

**Epidemiologie**

Die Inzidenz wird mit 1:14.000 Geburten angegeben, wobei eine ganz erhebliche phänotypische Variabilität (auch innerhalb einzelner Familien) vorliegt, sodass die Zahlen wahrscheinlich zu niedrig sind. Es handelt sich nach der Duchenne-Muskeldystrophie um die häufigste Muskelkrankheit.

Die schwere kindliche Form kommt in 2–4 % der FSHD-Patienten vor.

## Klinische Symptome

Die FSHD kann in jedem Lebensalter auftreten, sodass eine Einteilung in Untergruppen etwas willkürlich ist. In der Regel gilt, dass ein früherer Beginn mit einer erheblich schwereren Manifestation der Erkrankung und einem schlechteren Verlauf vergesellschaftet ist.

### Infantile Form (iFSHD)

Hier steht die Schwäche der mimischen Muskulatur ganz im Vordergrund, sodass die Kinder häufig initial als Moebius-Syndrom fehldiagnostiziert werden. Bereits in diesem Stadium kann eine Schwäche der Nackenmuskulatur sowie der Muskulatur des Schultergürtels vorliegen.

Häufig weisen diese Kinder eine progrediente sensoneurale Hochton-Schwerhörigkeit auf sowie Veränderungen an der Retina (Teleangiektasien), die zum Teil mit einer Sehstörungen einhergehen.

**Die später beginnende FSHD** zeigt als Leitsymptom die Schwierigkeit, die Arme über die Horizontale zu abduzieren. Diese Symptomatik ist durch die fehlende Stabilisierung des Schulterblattes infolge der Schwäche des M. latissimus dorsi, der Mm. rhomboidei, des M. levator scapulae und M. serratus anterior bedingt. Der M. deltoideus ist hingegen ausgespart.

Die Patienten können allerdings häufig die Arme durch eine Ausweichbewegung nach vorne nach oben bringen.

Die Schwäche der mimischen Muskulatur führt zur Hypomimie, Schwierigkeiten beim Wangenaufblasen, Unmöglichkeit zu Pfeifen, eingeschränktem Lidschluss. Allerdings muss die Schwäche der mimischen Muskulatur nicht obligat vorhanden sein.

Im Verlauf kommt es insbesondere bei den in der frühen Kindheit beginnenden Formen zu einer deutlichen Schwäche der Beckenmuskulatur, welche oft noch vor Erreichen der Pubertät zum Verlust der Gehfähigkeit führen kann.

Zusätzlich kommt es zu einer Schwäche der Fußheber. Zusätzliche häufig betroffene Muskelgruppen sind:

* M. biceps
* Rumpfmuskulatur
* Fingerbeuger

Die Schwäche des unteren Anteils der Bauchwandmuskulatur führt zum Abweichen des Bauchnabels nach oben beim Versuch den Rumpf aus Rückenlage aufzurichten oder den Kopf zu beugen (Beevor-Zeichen).

## Wichtige Differenzialdiagnosen

In erster Linie müssen die Erkrankungen bedacht werden, deren im Vordergrund stehende Symptomatik eine Scapula alata zeigen können:

* Orthopädische Erkrankungen im Sinne einer Anlagestörung der Schulter (z.B. Sprengel-Deformität)
* Habituelle Scapula alata im Sinne einer Haltungsschwäche
* Zustand nach neuralgischer Schulteramyotrophie. Hier lässt sich in aller Regel in der Voranamnese eine mindestens einige Tage dauernde Symptomatik mit nächtlichen Schmerzen in Schulter und Arm finden.

Steht die Schwäche der mimischen Muskulatur im Vordergrund, müssen folgende Erkrankungen bedacht werden:

- Moebius Sequenz (insbesondere bei sehr früh beginnender infantiler FSHD steht die Hypomimie ganz im Vordergrund)
- Myasthenie, beziehungsweise myasthene Syndrome (bei diesen Erkrankungen finden sich allerdings in aller Regel Hinweise auf eine Zunahme der Symptomatik bei Belastung)
- Kongenitale Myopathien mit Strukturbesonderheiten
- Neurogenes Scapuloperonealsyndrom
- Dystrophia myotonica

Zeigt sich eine deutliche Schwäche der Beckengürtelmuskulatur, kommt die gesamte Differenzialdiagnose der Gliedergürteldystrophie in Betracht. Allerdings findet sich im Unterschied hierzu bei der FSHD immer eine unverhältnismäßig starke Beeinträchtigung der Schultergürtelmuskulatur.

| Diagnostik | Stellenwert in Diagnostik | Aufwand |
|---|---|---|
| **CK**<br>Ist in aller Regel geringfügig erhöht, Normalwerte kommen allerdings auch vor (ingesamt bei 25 %). | ● | ● |
| **Neurophysiologie**<br>Insbesondere zu Beginn der Erkrankung finden sich häufig unauffällige Befunde in der Elektromyographie, zumal die betroffenen Muskel des Schultergürtels insbesondere beim Kind nur schwer zu untersuchen sind. Bei entsprechender klinischer Verdachtsdiagnose ist die Untersuchung entbehrlich, da dann sofort zur molekulargenetischen Untersuchung übergegangen werden kann. | ● | ●–●–● |
| **Sonographie**<br>Häufig zu Beginn der Erkrankung unauffällig, die betroffene Muskulatur des Schultergürtels ist schwierig zu beurteilen. Später im Bereich der betroffenen Muskulatur Vermehrung der Echointensität. | ● | ●–● |
| **Muskelbiopsie**<br>Bei klarer klinischer Verdachtsdiagnose besteht keine Indikation zur Durchführung einer Muskelbiopsie.<br>Die histologischen Veränderungen entsprechen denen einer degenerativen Myopathie mit: | ● | ●–●–●–● |

- Abrundung der Fasern
- Vermehrte Kalibervariation
- Faserhypertrophie
- Einzelnen de- und regenerierenden Fasern

| Diagnostik | Stellenwert in Diagnostik | Aufwand |
|---|---|---|
| Wichtig ist, dass häufig entzündliche Infiltrate (inflammatorische FSHD) vorliegen können, welche dann oft Anlass zu einer (meist nicht wirksamen) immunsuppressiven Therapie geben. | | |
| **Genetik-Erbgänge** | | |
| Die FSH-Dystrophie folgt einem autosomal-dominanten Erbgang. Allerdings handelt es sich bei den schweren kindlichen Formen in den meisten Fällen um Neumutationen oder um Vererbung bei einem genetischen Mosaik eines Elternteils. | | |
| **Genetische Diagnostik** | ●–●–●–● | ●–● |
| FSHD Typ 1: Nachweis einer Verkürzung des sogenannten EcoRI Fragments als Ausdruck einer Deletion von Teilen eines Tandem-Repeats (D4Z4) auf dem kurzen Arm von Chromosom (4q35). FSHD Typ 2: Mutationen im *SMCHD1-Gen*. | | |
| **Diagnosesicherung** | | |
| Bei klarer klinischer Verdachtsdiagnose erfolgt die Sicherung über eine genetische Untersuchung. | | |

| Verlauf | Häufigkeit |
|---|---|
| **Atmung** | ●–● |
| Insbesondere bei der früh beginnenden schweren Form der FSHD muss ab der Pubertät mit dem Auftreten einer respiratorischen Insuffizienz gerechnet und möglicherweise eine nicht-invasive Beatmung eingeleitet werden. | |
| **Herz/Kreislauf** | ● |
| Bisher ist keine Kardiomyopathie bekannt. Bei bis zu 12 % der Patienten werden Rhythmusstörungen (meist supraventrikuläre Tachykardien) beschrieben. Der Zusammenhang mit der Grunderkrankung ist allerdings nicht ganz klar. | |
| **Orthopädie** | ●–●–● |
| Hauptprobleme sind: | |

- Die fehlende Stabilisierung der Schulterblätter
- Die Ausbildung einer erheblichen, langfristig fixierten Hyperlordosierung der Lendenwirbelsäule. Diese kann mit einer Skoliose kombiniert sein. Hauptschwierigkeit hierbei ist, dass eine Stabilisierung der Wirbelsäule unter Umständen zum Verlust der Gehfähigkeit dadurch führt, dass die kompensatorische Beckenkippung beim Gehen unmöglich wird.

| Verlauf | Häufigkeit |
|---|---|
| **Kognitive/psychiatrische Probleme** | ◖ |
| Sind insgesamt sehr selten und kommen ausschließlich bei der sehr schweren früh infantilen Form vor. Bei dieser Form kann es auch zu epileptischen Anfällen in Einzelfällen kommen. Hauptproblem bei den milderen Formen ist, dass die Kinder wegen der ausgeprägten Schwäche der mimischen Muskulatur in ihren kognitiven Fähigkeiten von der Umwelt massiv unterschätzt werden. | |
| **Gehör** | ◖●  |
| Insbesondere bei der früh beginnenden Form kommt es sehr häufig zu einer sensoneuralen Schwerhörigkeit. Insgesamt findet sich diese bei 75 %, wobei nicht immer klinische Symptome bestehen. | |
| **Anästhesie** | ◖ |
| Es gibt keine Hinweise auf ein erhöhtes MH-Risiko. Vor OP muss auf jeden Fall das Ausmaß der restriktiven Ventilationsstörung erfasst werden. | |

**Notwendige Verlaufskontrollen**

Die Häufigkeit der Kontrolle richtet sich nach dem Lebensalter des Kindes sowie dem Schweregrad der Befunde (häufige engmaschige Kontrollen in den ersten Lebensjahren sowie um die Pubertät). Folgende Punkte sollten überprüft werden:

- Muskelstatus (Hilfsmittelanpassung indiziert?)
- Gelenksstatus (insbesondere Entwicklung der Wirbelsäule)
- Audiometrie
- Augenärztliche Untersuchung (retinale Teleangiektasien?)
- Untersuchung der respiratorischen Funktion. Hier gestaltet sich häufig die Durchführung einer Lungenfunktionsprüfung wegen der Schwäche der mimischen Muskulatur sehr schwierig. Häufig ist man auf die klinische Einschätzung sowie die Kontrolle der Blutgase angewiesen. Bei klinischem Verdacht auf eine nächtliche respiratorische Insuffizienz ist auf jeden Fall die Durchführung eines nächtlichen Monitorings sinnvoll.

**Therapie**

**Medikamentöse Maßnahmen**

Es gibt keine gesicherten therapeutischen Maßnahmen. Die Behandlung mit Albuterol bringt eine gewisse Zunahme der Muskelmasse ohne klare funktionelle Zugewinne. Im Kindesalter liegen keine Daten für diese Behandlung vor. Kreatinmonohydrat kann versucht werden, allerdings muss nach 4–8 Wochen beurteilt werden, ob tatsächlich ein relevanter Effekt eintritt.

**Symptomatische Therapie**

Im Vordergrund steht Krankengymnastik und Hilfsmittelberatung.
Liegt eine ausgeprägte Bewegungseinschränkung durch die fehlende Stabilisierung des Schultergürtels vor, kann versucht werden, die Scapulae zu fixieren, wobei die Ergebnisse leider nicht immer sehr zufriedenstellend sind.

**Therapie**

Liegt eine respiratorische Insuffizienz vor, wird eine nächtliche nichtinvasive Beatmung begonnen. Häufig ist eine Ganzgesichtsmaske notwendig, da bei einer Nasenmaske durch den fehlenden Mundschluss keine ausreichende Beatmung möglich ist.

**Verlauf/Prognose**

Die FSHD verläuft typischerweise langsam progredient und geht in der Regel mit einer normalen Lebenserwartung einher. Im Verlauf der Erkrankung zeigt sich in der Regel eine zunehmende Einschränkung der Schulterfunktion, häufig kombiniert mit Schmerzen. Etwa 20 % aller Patienten werden in Verlauf ihres späteren Lebens rollstuhlabhängig. Bei sehr frühem Beginn bestehen in der Regel mehr klinische Symptome, insbesondere kommt es häufig zur respiratorischen Insuffizienz.

**Links**

FSH Society (www.fshsociety.org)
FSHD Europe (www.fshd-europe.org)

**Literatur**

A prospective, quantitative study of the natural history of facioscapulohumeral muscular dystrophy (FSHD): implications for therapeutic trials. The FSH-DY Group. Neurology. 1997 Jan;48(1):38–46.

## 4.3.1.4    Emery-Dreifuss-Muskeldystrophie

**Definition**

Die Emery-Dreifuss-Muskeldystrophie ist gekennzeichnet durch eine Trias von früh auftretenden Kontrakturen, Muskelschwäche und dem Auftreten kardialer Symptome.

**Pathophysiologie**

Die Erkrankung ist durch eine Störung von Intermediärfilamenten im Bereich der inneren Kernmembran bedingt. Bisher bekannt sind Störungen entweder im:

- Lamin-A/C
- Emerin
- Syne 1 Gen
- Syne 2 Gen

Die exakte Pathophysiologie ist noch nicht aufgeklärt, wahrscheinlich kommt es durch den Verlust von Emerin zu einer Fehlregulation mehrerer im Zellkern lokalisierter Proteine.

| | **Häufigkeit** |
|---|---|
| **Epidemiologie** |  |
| Insgesamt handelt es sich um eine sehr seltene Erkrankung. Geschätzt wird eine Prävalenz von 1–2:100.000 | |

**Klinische Symptome**

Der Krankheitsbeginn liegt bei Patienten mit Laminopathie deutlich früher als bei Mutationen im *Emerin*-Gen (im Mittel 3 versus 10 Jahre), wobei der Beginn vom Säuglingsalter bis ins 4. Jahrzehnt liegen kann.

Leitsymptome sind:

- Früh auftretende Kontrakturen
- Reizleitungsstörungen am Herzen
- Im weiteren Verlauf dilatative Kardiomyopathie

Die Kontrakturen betreffen in erster Linie:

- Den Ellbogen (mit der Entwicklung einer Beugekontraktur)
- Die Nackenstrecker zum Teil mit einer Überstreckung der Halswirbelsäule (bisweilen ist allerdings die gesamte Wirbelsäule im Sinne eines Rigid spine-Syndrom beteiligt)
- Die Achillessehne (Spitzfußkontraktur)

Die Kontrakturen entwickeln sich häufig bereits vor Auftreten einer Muskelschwäche und lassen sich nicht als Folge der Muskelschwäche erklären.
Der Muskelschwäche selbst betrifft in erster Linie die distale Muskulatur der Beine sowie die Schultergürtelmuskulatur (*Skapulo-humero-peroneale* Verteilung). Im weiteren Verlauf kommt es dann allerdings auch zu einer deutlichen Muskelschwäche der proximalen Muskulatur der Beine.

**Wichtige Differenzialdiagnosen**

Wesentliche Differenzialdiagnosen sind alle Unterformen des Rigid spine-Syndroms sowie kongenitale Muskeldystrophien.

| Diagnostik | Stellenwert in Diagnostik | Aufwand |
|---|---|---|
| **CK** <br> Gering erhöht bis maximal 10-fach der Norm. | ◐ | ◐ |
| **Sonstige Laborbefunde** <br> Es existieren keine spezifischen sonstigen Laborbefunde. Bei schwerer Kardiomyopathie kann das BNP erhöht sein. | | |
| **Neurophysiologie** <br> Elektromyographisch zeigt sich ein unspezifisches Myopathiemuster in der Regel ohne pathologische Spontanaktivität. Die Untersuchung dient in erster Linie der Abgrenzung von neurogenen Prozessen (z.B. neurogenes Scapuloperoneal Syndrom). Weitere differenzialdiagnostische Aspekte lassen sich aus der Elektromyographie nicht ableiten. Im frühen Stadium der Erkrankung können auch normale Befunde vorliegen. <br> In Einzelfällen lässt sich allerdings als verdächtiger Befund auf eine Laminopathie bei Lamin-A/C eine axonale oder demyelinisierende Neuropathie in der Neurographie nachweisen. | ◐–● | ●–●–● |

| Diagnostik | Stellenwert in Diagnostik | Aufwand |
|---|---|---|
| **Sonographie** <br> Es zeigt sich eine diffuse Vermehrung der Echointensität insbesondere der proximalen Muskulatur sowie im Bereich des tbialis anterior. | ●● | ●● |
| **Muskelbiopsie** <br> Das Spektrum bioptischer Veränderungen reicht von sehr geringfügigen, unspezifisch myopathischen Veränderungen bis hin zur massiv umgebauten Muskulatur mit einem myosklerotisch-lipomatösen Umbau. <br> Emerin lässt sich immunhistochemisch darstellen. Der Stellenwert der Muskelbiopsie ist allerdings im diagnostischen Prozess eher gering. Die Biopsie dient in erster Linie der differenzialdiagnostischen Einordnung. Bei typischem klinischem Phänotyp kann ein primär genetischer Ansatz erwogen werden. | ●● | ●●●● |

**Genetik-Erbgänge**

* Autosomal-dominant oder selten autosomal-rezessiv (*Lamin A/C*)
* X-chromosomal (*Emerin*)

| | Stellenwert in Diagnostik | Aufwand |
|---|---|---|
| **Genetische Diagnostik** <br> LMNA-Gen, EMD-Gen (X-chromosomal), selten andere | ●●●● | ●●● |

**Diagnosesicherung**

Bei typischem klinischem Bild sollte als nächster Schritt eine Molekulargenetik im Emerin-Gen (bei männlichen Patienten) bzw. Lamin A/C-Gen erfolgen.

| Verlauf | Häufigkeit |
|---|---|
| **Atmung** <br> Probleme treten in der Regel erst spät im Verlauf auf. Trotzdem sollte die Atmung regelmäßig kontrolliert werden, zumal die respiratorische Situation bei einer möglicherweise notwendigen Herztransplantation mit in die Beurteilung eingeht. | ● |
| **Herz/Kreislauf** <br> • Häufig bereits um die Pubertät, in Einzelfällen sogar schon früher muss mit dem Auftreten von Rhythmusstörungen gerechnet werden. Der plötzliche Herztod durch Rhythmusstörungen ist die häufigste Todesursache. <br> • Bei *Lamin-A/C*-Mutationen oft schon um die Pubertät, bei *Emerin*-Mutationen kommt es meist erst später zusätzlich zu einer dilatativen Kardiomyopathie, die in der Regel zur Transplantation führt. | ●●●● |

| Verlauf | Häufigkeit |
|---|---|

**Orthopädie**

Obligat ist die Kontraktur im Ellbogen, welche sich nicht hinreichend beeinflussen lässt. Die Kontraktur der paravertebralen Muskulatur kann erhebliche Ausmaße annehmen, diese lässt sich teilweise chirurgisch beeinflussen.
Wie bei anderen Muskelerkrankungen auch kommt es bisweilen zu einer asymmetrischen Ausbildung eines Klumpfußes.

**Kognitive/psychiatrische Probleme**

Sind nicht mit der Erkrankung assoziiert.

**Anästhesie**

Vor einer Narkose auf jeden Fall Untersuchung von Lungenfunktion und Kardiologie notwendig.

**Notwendige Verlaufskontrollen**

Es müssen regelmäßige kardiologische Verlaufskontrollen einschließlich Langzeit-EKG und Echokardiographie durchgeführt werden. Ebenso sollte regelmäßig eine Lungenfunktionsprüfung erfolgen, insbesondere um im Fall einer möglichen Herztransplantation eine Entscheidungsgrundlage zu haben.

**Therapie**

**Medikamentöse Maßnahmen**

Es sind keine spezifischen Maßnahmen vorhanden. Bei Auftreten einer Herzinsuffizienz entspricht die Behandlung den allgemeinen Richtlinien.

**Orthopädische Maßnahmen**

Nachtlagerungsschienen sind in ihrer Wirksamkeit umstritten. Häufig ist bei Auftreten eines Klumpfußes eine Versorgung mit orthopädischen Schuhen oder Orthesen notwendig. Eventuell auch operative Maßnahmen.

**Sonstige Maßnahmen**

Bei Auftreten von Rhythmusstörungen ist in der Regel die Implantation eines Herzschrittmachers mit Defibrillator notwendig. Bei fortgeschrittener Herzinsuffizienz kommen die Patienten für eine Transplantation infrage.

**Besonderheiten**

**Cave:** Weibliche Überträgerinnen der x-chromosomalen Emery-Dreifuss-Erkrankung müssen ebenfalls kardiologisch überwacht werden.

**Verlauf**

Die Muskelschwäche ist häufig nur langsam progredient. Dagegen haben die Patienten ab dem frühen Erwachsenenalter ein hohes Risiko, an einem kardialen Ereignis zu versterben. Insgesamt ist die Prognose seit Einsatz des Herzschrittmachers gebessert.

**Link**

www.emedicine.medscape.com

## 4.3.2    Kongenitale Muskeldystrophien

### Definition

Kongenitale Muskeldystrophien (CMD) sind eine Gruppe seltener, genetisch determinierter Erkrankungen mit unterschiedlichen Geno- und Phänotypen. Die Gruppe der Merosin-positiven CMDs ist heterogen; hier sind die CMDs mit Glykosylierungsstörungen (alpha-Dystroglykanopathien) und die Kollagen-assoziierten CMDs (Typ Ullrich und Typ Bethlem) häufig.

Klinisch sind CMDs charakterisiert durch eine muskuläre Hypotonie und Muskelschwäche seit Geburt oder frühem Säuglingsalter assoziiert mit variablen klinischen Symptomen besonders der Augen, der Haut und des zentralen Nervensystems. Der Verlauf variiert von sehr schwer mit frühem Tod in den ersten Lebensmonaten bis -jahren bis mild mit Erreichen des Jugend- und Erwachsenenalters. Die Muskelpathologie zeigt ein Kontinuum von milden myopathischen bis zu schweren dystrophen Veränderungen.

### Pathophysiologie/Ätiologie

Derzeit sind Mutationen in mindestens 20 verschiedenen Genen bekannt, die eine CMD verursachen können. Bei weiteren ist eine Zuordnung des Defektes zu einem Chromosom, aber noch nicht die Identifikation des Gens gelungen oder der Defekt ist molekular bekannt, aber die chromosomale Zuordnung noch nicht. Diese genetischen Veränderungen bedingen Defekte von:

- Strukturproteinen der Skelettmuskelfaser (einschließlich der Verankerung in der Extrazellulärmatrix)
- Protein-Glykosylierung
- Proteinen im endoplasmatischen Retikulum oder im Nucleus

Trotz der stetig zunehmenden Anzahl bekannter Gene können mit Nutzung aller zur Verfügung stehenden diagnostischen Möglichkeiten nur 30–50 % aller CMDs genetisch aufgeklärt werden. Eine aktuelle Einteilung und genetische Aspekte sind Tabelle 4.4 auf S. 158 f. zu entnehmen.

**Häufigkeit**

### Epidemiologie

Die Prävalenz variiert in den einzelnen Ländern, insgesamt wird eine Häufigkeit von 4–5:100.000 angenommen. In der Literatur wird überwiegend die alpha2-Lamininopathie (sog. Merosin-negative CMD, MDC1A) als die häufigste Form mit ca. 30–40 % aller CMDs in der kaukasischen Bevölkerung angegeben.

### Klinische Symptome

Klinische Symptome treten in der Regel in den ersten Lebensmonaten auf, oft schon direkt nach der Geburt. Manifestation, Schwere und Kombination der klinischen Symptome können aber individuell variieren.

Grundsätzliche anamnestische und klinische Daten, die an eine CMD denken lassen müssen, sind:

- Fetale Minderbewegungen in utero

- Muskelhypotonie und generalisierte muskuläre Schwäche im Sinne eines *Floppy-infant*-Syndroms postnatal oder in den ersten Lebensmonaten
- Hypomimische Fazies mit/ohne Ptosis
- Bulbäre Symptome
- Gedeihstörung
- Hypo- bis Areflexie
- Respiratorische Insuffizienz, Trichterbrust
- Kontrakturen und Skoliose, neonatal Arthrogryposis multiplex congenita möglich

Ein Teil der kongenitalen Muskeldystrophien weist zusätzlich Symptome von Seiten des Gehirns auf:

- Komplexe Hirnfehlbildungen, Veränderungen der weißen Substanz, Störungen der Migration und Kleinhirn- oder Hirnstamm-Defekte
- Beeinträchtigte psychomotorische Entwicklung
- Komplexe Augenfehlbildungen mit Sehstörungen unterschiedlichen Ausmaßes
- Hörstörungen
- Zerebrale Krampfanfälle

**Wichtige Differenzialdiagnosen**

Aufgrund der variablen klinischen Symptomatik sind folgende Erkrankungen am häufigsten abzugrenzen:

- Autosomal-rezessive proximale Muskelatrophie (SMA)
- Kongenitale Strukturmyopathien
- Kongenitale myasthene Syndrome
- Früh manifeste hereditäre Neuropathien
- Syndromale Erkrankungen (z. B. Prader-Willi-Syndrom)

| Diagnostik | Stellenwert in Diagnostik | Aufwand |
|---|---|---|
| **CK** <br> Die CK ist nur bei einem Teil der Unterformen erhöht. | ◐● | ● |
| **Neurophysiologie** <br> Im Elektromyogramm kann ein Myopathiemuster mit einer verkürzten motorischen Einheit nachgewiesen werden. In der Regel findet sich keine pathologische Spontanaktivität. <br> Bei der Merosin-negativen kongenitalen Muskeldystrophie kann sich eine demyelinisierende Polyneuropathie darstellen lassen (nicht obligat). | ◐● | ●●● |
| **Sonographie** <br> Die Sonographie der Muskulatur kann innerhalb der ersten Lebensmonate noch unauffällig sein. Im weiteren Verlauf zeigt sich dann eine deutliche Vermehrung der Echointensität, welche generalisiert sowohl die Rumpfmuskulatur als auch die Extremitätenmuskulatur ohne klare proximale und distale Betonung betrifft. | ●●● | ●● |

| Diagnostik | Stellenwert in Diagnostik | Aufwand |
|---|---|---|
| **MRT**<br>Die Kernspintomographie des Schädels dient dem Nachweis von Fehlbildungen wie Lissencephalie, Kleinhirnstörungen. Bei der Merosin-negativen kongenitalen Muskeldystrophie findet sich eine Hypomyelinisierung, welche oft Anlass zur Verwechslung mit einer Leukodystrophie gibt. | ●●● | ●●● |
| **Bioptische Diagnostik**<br>Muskelbiopsie mit histologischen, immunhistologischen und Western Blot-Untersuchungen; diese zeigen, abhängig vom Biopsieort und Alter bei Biopsie, ein Kontinuum von milden myopathischen bis zu schweren dystrophen Veränderungen. Häufig findet sich eine ausgeprägte endomysiale Fibrose. Immunhistochemisch können Merosin, alpha-Dystroglykan und alpha-7-Integrin dargestellt werden.<br>Ein alpha-Dystroglykanmangel ist Hinweis auf eine Glykosylierungsstörung.<br>Die elektronenmikroskopische Beurteilung dient in der Regel nur der differenzialdiagnostischen Abtrennung einer kongenitalen Myopathie mit Strukturbesonderheiten. | ●●● | ●●●● |
| **Genetik-Erbgänge und genetische Diagnostik**<br>Siehe detaillierte Angaben in der Übersicht »Häufige CMD und ihre klinischen Aspekte« ab Seite 155. | | |
| Eine endgültige Eingruppierung einer CMD erfolgt durch den Nachweis einer Mutation in einem der aktuell 28 bekannten Gene, wobei auch bei Nutzung aller aktuell verfügbaren Untersuchungsmöglichkeiten nur ca. 50 % der klinisch diagnostizierten CMD genetisch gesichert werden können. | ●●● | ●●●● |

**Diagnosesicherung**

Die Einteilung in »rein muskuläre« Muskeldystrophie und Muskeldystrophie mit ZNS/Augenbeteiligung erlaubt eine Vorauswahl der sinnvoll zu untersuchenden Gene. Die Muskelbiopsie zeigt in aller Regel ein dystrophisches Bild mit einer deutlichen endomysialen und perimysialen Fibrose. Dies kann einen direkten Hinweis auf das Fehlen von Merosin oder auf einen Glykosylierungsdefekt ergeben.

| Verlauf | Häufigkeit |
|---|---|

**Atmung** ●-●

Die Atmung wird vor allem durch zwei Faktoren beeinflusst, nämlich durch eine zunehmende Muskelschwäche und eine progrediente Skoliose. Aus diesem Grund wird insbesondere bei den schweren Formen häufig eine nicht-invasive Beatmung vorübergehend oder dauerhaft notwendig.

**Herz/Kreislauf** ●-●

Kardiomyopathien und Herzrhythmusstörungen können abhängig vom Subtyp der CMD vorkommen.

**Ernährung/Gastrointestinaltrakt** ●-●-●

Bei ausgeprägter bulbärer Symptomatik mit unkoordiniertem Kau- und Schluckakt, verminderter Nahrungsaufnahme und/oder Aspirationen ist die Anlage einer PEG-Sonde sinnvoll.

**Zentrales Nervensystem (ZNS)/kognitive Probleme** ●-●

Bei der CMD mit komplettem bzw. partiellem Merosinmangel finden sich häufig in der Kernspintomographie Veränderungen der weißen Substanz. Ungefähr 10 % dieser Patienten leiden an zerebralen Krampfanfällen. Allerdings können die Veränderungen auch ohne jegliche zentralnervöse Symptomatik vorliegen.

Bei den Glykosylierungsstörungen, welche immunhistologisch einen alpha-Dystroglykanmangel zeigen und die deshalb als alpha-Dystroglykanopathien zusammengefasst werden, kommt es zu einer Vielzahl von Hirnfehlbildungen wie z. B.:

Migrationsdefekte (besonders Pachygyrie, Lissenzephalopathie), Hirnstammhypoplasie, Kleinhirnhypoplasie.

Diese Patienten weisen in der Regel deutliche zentralnervöse Störungen wie zerebrale Anfälle, geistige Behinderung, Koordinationsstörung auf.

*Häufigkeit abhängig vom Subtyp einer CMD, häufig z.B. bei alpha-Dystroglykanopathien und Merosinopathie*

**Ophthalmologie** ●-●

Die Augenbeteiligung ist bei den Erkrankungen, die auf einer Glykosylierungsstörung beruhen, zu erwarten (z.B. Muscle-Eye-Brain-Erkrankung, Walker-Warburg-Syndrom) und kann variabel sein. Folgende Befunde können erhoben werden: Mikrophthalmie, Myopie, retinale Dysplasie, Glaukom, Katarakt, Kolobom.

*Häufigkeit abhängig vom Subtyp einer CMD*

**Gehör** ●

Eine Schwerhörigkeit unterschiedlicher Ausprägung bis Taubheit kann vorkommen. Eine frühzeitige Erkennung dieses Problems ist für die Einleitung der Therapie unabdingbar.

*Häufigkeit abhängig vom Subtyp einer CMD*

| Verlauf | Häufigkeit |
|---|---|

**Orthopädie**

Bei Geburt bestehende oder sich im Verlauf entwickelnde Kontrakturen und/oder Skoliose machen oft schon früh im Krankheitsverlauf die orthopädische Mitbetreuung notwendig. Häufig ist nicht die Zunahme der Muskelschwäche sondern das Auftreten von Kontrakturen für den Verlust der Gehfähigkeit verantwortlich. Allerdings lässt sich das Auftreten von Kontrakturen leider nur in sehr begrenztem Maße beeinflussen (häufig auch nicht durch operative Maßnahmen).

**Psychiatrische Probleme/Psychologie**

Primäre Probleme sind nicht bekannt, wohl aber sekundäre psychische Belastungssituationen der Patienten oder bei jungem Erkrankungsalter der Familien durch Erkrankung, Einschränkung der Lebensqualität und Krankheitsverarbeitung. Hier ist im Einzelfall auf diese Problematik zu achten und die Einbindung einer psychologischen Betreuung zu empfehlen.

**Anästhesie**

Grundsätzlich muss die Erkrankung vor der Narkose benannt werden. Es ist ein Notfallpass mitzuführen, in dem darauf hinzuweisen ist, dass Triggersubstanzen der malignen Hyperthermie gemieden werden müssen.

**Notwendige Verlaufskontrollen, Diagnostik, multidisziplinäres Management**

Es empfiehlt sich eine Betreuung in einem spezialisierten Zentrum, das auch dem multidisziplinären Ansatz der Betreuung und Therapie (s.o.) gerecht werden kann. Untersuchungsintervalle sind abhängig von Erkrankungsstadium und Therapiesituation alle 3 bis 6 bis 12 Monate. In diesem Rahmen sind nach jeweils aktuellem Befund auch die Termine für die weiteren Kontrolluntersuchungen bei den anderen Disziplinen vorzuplanen.

**Therapie**

Die Therapie ist symptomatisch und orientiert sich an den jeweiligen Symptomen; durch den multidisziplinären Therapieansatz können häufig Lebensqualität und Lebensdauer verbessert werden.
Wichtig sind:

- Orthopädische Mitbetreuung (Kontrakturlösungen, Skoliose-Korrektur) und rehabilitative Intervention
- Überprüfung der Notwendigkeit einer nichtinvasiven Beatmung und optimales Sekretmanagement
- Kardiale Verlaufskontrollen und ggf. medikamentöse Therapie bei Kardiomyopathie oder Rhythmusstörungen. Die Indikation zu invasiven Maßnahmen bei Rhythmusstörungen oder zu einer Herztransplantation ist immer interdisziplinär unter Berücksichtigung der Gesamtsituation zu diskutieren.

- Ernährungsberatung und Überprüfung einer ausreichenden Kalorienzufuhr. Bei erheblicher Gedeihsstörung muss rechtzeitig die Indikation zur Anlage einer PEG überlegt werden. Allerdings muss beachtet werden, dass die Kinder in aller Regel sich im unteren Bereich der Gewichtsperzentilen entwickeln.
- Ausstattung mit notwendigen Hilfsmitteln
- Psychosoziale/palliative Betreuung der Familie
- Physiotherapie, Ergotherapie, Logopädie
- Kieferorthopädische Behandlung bei erheblicher Fehlstellung des Gebisses
- Ophthalmologische Betreuung
- Pädaudiologische Untersuchungen, ggf. Hörgeräteversorgung
- Antikonvulsive Therapie bei zerebralen Krampfanfällen
- Bei bekannter Mutation kann für die Familien eine genetische Beratung und ggf. die pränatale Diagnostik angeboten werden.

**Verlauf und Prognose**

Die Prognose der kongenitalen Muskeldystrophien ist äußerst unterschiedlich. Prognostisch ungünstig sind hochgradige ZNS-Beteiligung, ausgeprägte Muskelschwäche.

**Links**

Cure Congential Muscular Dystrophy (curecmd.org/)
TREAT-NMD, *Translational Research in Europe for the Assessment and Treatment of Neuromuscular Disease* (www.treat-¬ nmd.de)
www.musclegenetable.fr

## Häufige CMD und ihre klinischen Aspekte

### Kongenitale Muskeldystrophie mit Merosindefizienz (MDC1A)

- *Vererbung:* Autosomal-rezessiv
- *Klinik und weitere Befunde:* Beginn prä-/postnatal, generalisierte Hypotonie und Schwäche, Kontrakturen möglich, gute mentale Entwicklung, zerebrale Krampfanfälle in 30 % der Fälle, begleitende Neuropathie und Kardiomyopathie möglich, maximale motorische Entwicklung bis zum freien Sitzen und Stehen mit Unterstützung, respiratorische Beeinträchtigungen bis zur Insuffizienz zu beachten, deutlich erhöhte Kreatinkinase, im cMRT leukenzephalopathische Veränderungen, seltener Polymikrogyrie oder fokale kortikale Dysplasie bevorzugt occipital, Prognose eingeschränkt

### Kongenitale Muskeldystrophie mit partieller Merosindefizienz (MDC1B)

- *Vererbung:* Autosomal-rezessiv
- *Klinik und weitere Befunde:* Seltener als der komplette Merosinmangel, Manifestation von postpartal bis zu 12 Jahren, Verlauf variabel, freies Laufen möglich, häufig Muskelpseudohypertrophie der Waden, Gliedergürtel-Muskelschwäche, zerebrale Krampfanfälle möglich, respiratorische Beeinträchtigungen bis zur Insuffizienz zu beachten, Kreatinkinase erhöht, im cMRT leukenzephalopathische Veränderungen, Prognose variabel

*Kongenitale Muskeldystrophie mit abnormer Glykosylierung von alpha-Dystroglykan und Defizienz des Fukutin-assoziierten Proteins (MDC1C)*

- *Vererbung:* Autosomal-rezessiv
- *Klinik und weitere Befunde:* Beginn in ersten sechs Lebensmonaten, klinisches Bild ähnlich der MDC1A, aber Verlauf variabler, Kontrakturen in Ellbogen-, Knie- und Fingergelenken, keine zerebralen Krampfanfälle, überwiegend normale mentale Entwicklung, in Einzelfällen mentale Retardierung, Kreatinkinase oft deutlich erhöht, im cMRT Normalbefunde und Strukturauffälligkeiten berichtet, Prognose variabel

*Kongenitale Muskeldystrophie mit abnormer Glykosylierung von alpha-Dystroglykan*
*Fukuyama kongenitale Muskeldystrophie*

- *Vererbung:* Autosomal-rezessiv
- *Klinik und weitere Befunde:* Häufig in Japan, aber auch außerhalb Japans berichtet, neonataler Beginn mit generalisierter Hypotonie und Muskelschwäche, Kontrakturen möglich, Augenbeteiligung in bis zu 50 %, zerebrale Krampfanfälle, mentale Retardierung, freies Laufen wird nicht erreicht, Kardiomyopathie möglich, Kreatinkinase erhöht bis > 1.000 U/l, im cMRT Migrationsdefekte, Überlappung des klinischen Bildes mit *Muscle-eye-brain* Krankheit, Prognose eingeschränkt

*Kongenitale Muskeldystrophie mit abnormer Glykosylierung von alpha-Dystroglykan*
*Walker-Warburg-Syndrom (WWS)*

- *Vererbung:* Autosomal-rezessiv
- *Klinik und weitere Befunde:* Neonataler Beginn mit schwerer generalisierter Hypotonie und Muskelschwäche, Kontrakturen möglich, Augenbeteiligung mit Mikrophthalmie, Kolobomen und Katarakten, zerebrale Krampfanfälle, mentale Retardierung, Kreatinkinase erhöht bis > 1.000 U/l, im cMRT Pflasterstein-Lissenzephalie, Überlappung des klinischen Bildes mit *Muscle-eye-brain* Krankheit, schwerer Verlauf mit Tod in ersten Lebensjahren bei ausgeprägter zentralnervöser Beteiligung

*Kongenitale Muskeldystrophie mit abnormer Glykosylierung von alpha-Dystroglykan*
*Muscle-eye-brain Krankheit (MEB)*

- *Vererbung:* Autosomal-rezessiv
- *Klinik und weitere Befunde:* Manifestation neonatal, schwere generalisierte Hypotonie und Schwäche, Kontrakturen möglich, Augenbeteiligung mit schwerer Myopie und/oder retinaler Dysplasie, großer Kopf, betonte Stirn, flaches Mittelgesicht, zerebrale Krampfanfälle, mentale Retardierung, motorisch eingeschränkt bei sich zusätzlich entwickelnder Spastik, freies Laufen wird nur selten erreicht, Kreatinkinase erhöht bis > 1.000 U/l, im cMRT Pflasterstein-Lissenzephalie, Überlappung des klinischen Bildes mit Walker-Warburg-Syndrom, Prognose eingeschränkt

### Kongenitale Muskeldystrophie mit abnormer Glykosylierung von alpha-Dystroglykan
### LARGE-assoziierte CMD (MDC1D)

- *Vererbung:* Autosomal-rezessiv
- *Klinik und weitere Befunde:* Beginn im ersten Lebensjahr, generalisierte Hypotonie und Schwäche, Kontrakturen möglich, mentale Retardierung, Kreatinkinase erhöht bis >1.000 U/l, im cMRT Störungen der weißen Substanz, Pachygyrie, Hirnstammhypoplasie, Überlappung des klinischen Bildes mit Walker-Warburg-Syndrom/*Muscle-eye-brain* Krankheit, Prognose eingeschränkt

### Kongenitale Muskeldystrophie mit rigidem Wirbelsäulen Syndrom und Selenoprotein N1 -Defizienz

- *Vererbung:* Autosomal-rezessiv
- *Klinik und weitere Befunde:* Manifestation in ersten Lebensmonaten, Hypotonie und axial betonte Muskelschwäche, unzureichende Kopfkontrolle, frühe rigide Wirbelsäule und Skoliose, normale mentale Entwicklung, motorische Meilensteine werden im ersten Lebensjahr verzögert, das freie Laufen aber häufig normal erreicht, respiratorische Beeinträchtigung bis zur Insuffizienz regelhaft, häufig bei noch erhaltener Gehfähigkeit, Kreatinkinase normal bis leicht erhöht, im cMRT Normalbefund, Prognose variabel

### Kollagen-assoziierte kongenitale Muskeldystrophie
### Ullrich Myopathie (UCMD) und Bethlem Myopathie

- *Vererbung:* Autosomal-rezessiv und -dominant
- *Klinik und weitere Befunde:* Manifestation im ersten Lebensjahr, generalisierte Muskelschwäche distal > proximal, Kontrakturen der großen Gelenke, hyperlaxe distale Gelenke, Torticollis, follikuläre Hyperkeratose, normale mentale Entwicklung, Erreichen motorischer Fähigkeiten variabel, in Einzelfällen bis zum freien Laufen für einige Jahre, respiratorische Beeinträchtigung möglich, auch bei noch erhaltener Gehfähigkeit, Kreatinkinase normal bis leicht erhöht, im cMRT normaler Befund, bei diesen beiden Erkrankungen können die Symptome ähnlich sein, wobei sie bei der UCMD schwerer ausgeprägt sind, Prognose variabel

### Lamin A/C-assoziierte kongenitale Muskeldystrophie

- *Vererbung:* Autosomal-rezessiv
- *Klinik und weitere Befunde:* Manifestation bei Geburt, Hypotonie und axial betonte Schwäche, unzureichende Kopfkontrolle, Kontrakturen distal > proximal, frühe rigide Wirbelsäule und Skoliose, motorische Meilensteine werden verzögert erreicht, normale mentale Entwicklung, Kardiomyopathie und Reizleitungsstörungen möglich, Kreatinkinase normal bis leicht erhöht, im cMRT Normalbefund, Prognose variabel

**Tab. 4.4:** Kongenitale Muskeldystrophien – Aktuelle Einteilung und genetische Aspekte

| Erkrankung/ (Vererbung) | Gen/ Gensymbol | Genort/ Chromosom | Betroffenes Protein |
|---|---|---|---|
| Kongenitale Muskeldystrophie mit Merosindefizienz (AR) | LAMA2 | 6q2 | Laminin alpha2-Kette von Merosin |
| Kongenitale Muskeldystrophie mit partieller Merosindefizienz (AR) | teils LAMA2 | teils 6q222-q23 | teils Laminin alpha2-Kette von Merosin |
| Kongenitale Muskeldystrophie mit abnormer Glykosylierung von alpha-Dystroglykan (AR) | FKRP LARGE | 19q13.32 22q12.3-q13.1 | Fukutin assoziiertes Protein Like-Gykosyltransferease |
| Fukuyama kongenitale Muskeldystrophie (AR) | FKTN | 9q31-q33 | Fukutin |
| Walker-Warburg-Syndrom (AR) | FKTN POMT1 | 9q31-q33 9q34.1 | Fukutin Protein-O-mannosyltransferase 1 |
| | POMT2 | 14q24.3 | Protein-O-Mannosyltransferase 2 |
| | FKRP | 19q13.32 | Fukutin assoziiertes Protein |
| | POMGNT1 | 1p34.1 | O-Mannose beta 1,2-N-Acetylglucosaminyltransferase Isoprenoid synthase domain containing |
| | ISPD | 7p21.2 | Glycosyltransferase-like domain containing 2 |
| | GTDC2 | 3p22.1 | |
| Muscle-eye-brain Krankheit (AR) | POMGNT1 | 1p34.1 | O-linked Mannose beta 1,2-N-Acetylglucosaminyltransferase |
| | FKRP | 19q13.32 | Fukutin assoziiertes Protein Protein-O-Mannosyltransferase 2 |
| | POMT2 | 14q24.3 | |
| Phänotyp CMD/LGMD (AR) | ISPD Selten DPM3, DOLK, DAG1 | 7p21.2 | Isoprenoid synthase domain containing |
| Kongenitale Muskeldystrophie mit rigidem Wirbelsäulen Syndrom (AR) | SEPN1 FHL1 | 1p36 Xq26.3 | Selenoprotein N1 Four and a half LIM domain 1 |

| Erkrankung/ (Vererbung) | Gen/ Gensymbol | Genort/ Chromosom | Betroffenes Protein |
|---|---|---|---|
| Kollagen-assoziierte kongenitale Muskeldystrophie | | | |
| • Ullrich Syndrom (AR) | *COL6A1* | 21q22.3 | Kollagen Typ6, α-Untereinheit 1 |
| | *COL6A2* | 21q22.3 | Kollagen Typ6, α-Untereinheit 2 |
| | *COL6A3* | 2q37 | Kollagen Typ6, α-Untereinheit 3 |
| • Bethlem Myopathie (AD) | *COL6A1* | 21q22.3 | Kollagen Typ6, α-Untereinheit 1 |
| | *COL6A2* | 21q22.3 | Kollagen Typ6, α-Untereinheit 2 |
| | *COL6A3* | 2q37 | Kollagen Typ6, α-Untereinheit 3 |
| • Bethlem Myopathie (AR) | *COL6A2* | 21q22.3 | Kollagen Typ6, α-Untereinheit 2 |
| • Myosklerose (AR) | *COL6A2* | 21q22.3 | Kollagen Typ6, α-Untereinheit 2 |
| Kongenitale Muskeldystrophie mit Integrin-Defekt (AR) | *ITGA7* | 12q13 | Integrin α7 |
| Kongenitale Muskeldystrophie mit Dynamin 2-Defekt (AD) | *DNM2* | 19p13.2 | Dynamin 2 |
| Kongenitale Muskeldystrophie mit Telethonin-Defekt (AR) | *TCAP* | 17q12 | Titin-cap (Telethonin) |
| Kongenitale Muskeldystrophie mit hyperlaxen Gelenken (AR) | *?* | 3p23–21 | ? |
| Kongenitale Muskeldystrophie mit abnormen mitochondrialen Strukturen (AR) | *CHKB* | 22q13 | Cholinkinase beta |

**Literatur**

Cirak S, Foley AR, Herrmann R, et al. *ISPD* gene mutations are a common cause of congenital and limb-girdle muscular dystrophies. Brain 2013 Jan 3

Gene table of neuromuscular disorders (www.musclegenetable.fr)

## 4.3.3 Strukturmyopathien

### Definition

Es handelt sich um einen Sammelbegriff für eine Gruppe von kongenital vorhandenen Muskelerkrankungen, bei welchen histologisch Störungen im Aufbau der Muskulatur nachgewiesen werden können. In der Zwischenzeit hat sich allerdings gezeigt, dass die histologischen Merkmale jeweils durch eine Vielzahl verschiedener Gene bedingt sind, umgekehrt gibt es bei den einzelnen genetisch definierten Formen eine Überlappung der histologischen Charakteristika.

### Pathophysiologie/Ätiologie

Die kongenitalen Strukturmyopathien sind durch morphologische Phänomene in der quergestreiften Muskulatur gekennzeichnet. Diese können sein:

* Ablagerungen von Proteinen des Sarkomers, sog. Nemaline Stäbchen (*rods*)
* Große zentral oder exzentrisch liegende umschriebene Sarkomerläsionen mit fehlenden Mitochondrien, sog. *Cores* in den oxidativen Enzymreaktionen bei *Core* Myopathie
* Überwiegend zentralliegende Zellkerne in abgerundeten Muskelfasern bei myotubulärer Myopathie und zentronukleärer Myopathie
* Vermehrte Typ-1-Muskelfasern mit kleinerem Durchmesser im Vergleich zu den Typ2 Muskelfasern mit größerem Durchmesser, sog. kongenitale Fasertypendisproportion
* Seltene Veränderungen wie zylindrische Spiralen, tubuläre Aggregate, *fingerprint bodies*, Zebrakörper
* Geringfügige, eher unspezifische morphologische Veränderungen, sog. *minimal change myopathy*

Trotz zunehmender Kenntnis molekularer Ursachen sind aber derzeit noch nicht für alle Strukturmyopathien der Gendefekt und/oder die entsprechende Pathophysiologie bekannt.

**Häufigkeit**

### Epidemiologie

Es gibt keine Zahlen für die einzelnen Unterformen. Zudem dürfte die Dunkelziffer insbesondere der Erkrankungen, die langfristig einen sehr milden Verlauf zeigen, relativ hoch sein. Schätzungen gehen davon aus, dass insgesamt 6:100.000 erkranken.

### Klinische Symptome

Typische klinische Leitsymptome sind:

* Bereits sehr früh beginnende, im Verlauf meist über längere Zeit stabile oder sich leicht bessernde Muskelschwäche. Lediglich bei einzelnen Unterformen ist auch eine rasch progrediente Symptomatik möglich.
* In der Regel keine mentale Beeinträchtigung

*Häufige zusätzliche klinische Zeichen sind:*

- Sehr schmächtiges Muskelprofil
- Generalisierte Muskelschwäche
- Facies myopathica
- Ptose
- Ophthalmoplegie
- Nasale Sprache
- Länglicher Gesichtsschädel
- Hoher Gaumen
- Ausgeprägte muskuläre Hypotonie
- Überstreckbarkeit der Gelenke

Die einzelnen Untergruppen lassen sich allein aufgrund klinischer Merkmale nicht genügend unterscheiden. Lediglich einzelne Symptome können die Differenzialdiagnose etwas einengen.
Eine *Beteiligung der äußeren Augenmuskeln bzw. eine Ptose* findet sich gehäuft bei:

- Multicore disease
- Nemaline Myopathie
- Zentronukleärer Myopathie
- Kongenitaler Fasertypendysproportion

**Wichtige Differenzialdiagnosen**

Beim Kind mit bereits zum Zeitpunkt der Geburt manifester Muskelschwäche müssen

- Zentralnervöse Ursachen,
- Systemerkrankungen (schwere Herzerkrankungen, Sepsis),
- Genetische Syndrome

bedacht werden. Diese Erkrankungen sind insgesamt deutlich häufiger.
Von den neuromuskulären Erkrankungen können sowohl kongenitale Muskeldystrophien als auch Neuropathien und Schädigungen der Vorderhornzellen ein ähnliches Bild zeigen. Wegen der therapeutischen Konsequenzen muss auf jeden Fall die Gruppe der kongenitalen myasthenen Syndrome abgetrennt werden. Dies wird bisweilen dadurch erschwert, dass auch kongenitale myasthene Syndrome nicht selten die oben genannten klinischen Charakteristika und dysmorphen Stigmata aufweisen.

| Diagnostik | Stellenwert in Diagnostik | Aufwand |
|---|---|---|
| **CK** <br> In aller Regel sind die CK-Werte entweder normal oder nur geringfügig erhöht. | ◖ | ◖ |
| **Neurophysiologie** <br> Der Befund der Elektromyographie ist häufig nicht eindeutig. Zum einen finden sich zwar myopathische Veränderungen, bei vielen Patienten allerdings auch | ◖ | ●●● |

| Diagnostik | Stellenwert in Diagnostik | Aufwand |
|---|---|---|
| ein normales EMG oder ein Mischmuster aus myopathischen und neurogenen Veränderungen. | | |
| **Sonographie** <br> Häufig findet sich auch in klinisch wenig betroffener Muskulatur eine deutlich vermehrte Echointensität. Typisch für die gesamte Gruppe der kongenitalen Myopathie mit Strukturbesonderheiten ist die Tatsache, dass gleichzeitig proximale und distale Muskeln sowie die Muskulatur am Rumpf dieses pathologische Echoverhalten zeigt. | ●●● | ●● |
| **Bioptische Diagnostik** <br> Entsprechend der Definition lassen sich bei der Mehrzahl der Patienten entweder lichtmikroskopisch oder ultrastrukturell Auffälligkeiten nachweisen. Allerdings muss insbesondere im Säuglingsalter damit gerechnet werden, dass möglicherweise morphologische Veränderungen noch nicht nachweisbar sind (z.B. bei *Central-core-disease*). <br> Bei einem Teil der Patienten fehlen eindeutige morphologische Befunde (so genannte *Minimal-Change-Myopathie*). | ●●● | ●●●● |
| **Genetik-Erbgänge** <br> Es kommen sowohl autosomal-dominante, autosomal-rezessive, X-chromosomale Erbgänge vor | | |
| **Genetische Diagnostik** <br> Eine gezielte molekulargenetische Diagnostik bietet sich dann an, wenn entweder bereits ein Indexpatient vorhanden ist oder klinische Besonderheiten eine Richtung vorgeben. Nachdem allerdings die Krankheitsbilder klinisch häufig nicht eindeutig zuzuordnen sind, stellt inzwischen die Gen-Panel-Diagnostik (»next generation sequencing«) die Methode der Wahl dar. | ●● | ●●●● |
| **Diagnosesicherung** <br> Die Diagnosesicherung erfolgte bisher primär durch die Muskelbiopsie und im Anschluss daran eine entsprechende molekulargenetische Zusatzdiagnostik. In absehbarer Zeit dürfte primär bei entsprechendem klinischem Verdacht eine molekulargenetische Gen-Panel-Diagnostik *(»next generation sequencing«)* das Mittel der ersten Wahl sein. | | |

| Verlauf | Häufigkeit |
|---|---|
| **Atmung** | ●─● |
| Eine frühe respiratorische Insuffizienz ist kennzeichnend für: | |

- Multi-/Minicore Myopathie
- *Central-core*-Myopathie
- Desminopathie
- *Cytoplasmic-body*-Myopathie

Eine kongenitale respiratorische Insuffizienz findet sich bei der myotubulären Myopathie, einigen Formen der Nemaline Myopathie sowie seltener auch bei anderen Formen. Bei diesen Patienten steht allerdings auch eine schwere generalisierte Muskelschwäche mit im Vordergrund.

**Herz/Kreislauf**    ●─●

Bei einem Teil der kongenitalen Myopathien mit Strukturbesonderheiten findet sich auch eine Kardiomyopathie. Hierbei kommen sowohl hypertrophe, dilatative als auch restriktive Kardiomyopathien vor. *Hypertrophische Kardiomyopathie* findet sich bei:

- Nemaline-Myopathie
- Multicore-Myopathie
- *Cytoplasmic-body*-Myopathie
- Desminopathie
- Myofibrilläre Myopathie

Eine *dilatative Kardiomyopathie* kann vorkommen bei:

- Nemaline-Myopathie
- Zentronukleärer Myopathie
- Kongenitaler Fasertypendysproportion (genetisch heterogen)
- Desminopathie
- Myofibrillärer Myopathie

Eine *restriktive Kardiomyopathie* kann vorkommen bei:

- Desmin-Myopathie
- Myofibrillärer Myopathie
- Multicore-Myopathie

Als Konsequenz hieraus empfiehlt sich, bei allen Patienten mit kongenitaler Myopathie in regelmäßigen Abständen eine kardiologische Diagnostik durchzuführen.

**Ernährung/Gastrointestinaltrakt**    ●─●─●

- Ein Teil der Patienten weist eine erhebliche Schluckstörung und infolge dessen erhebliche Gedeihsstörung auf. Allerdings ist zu beachten, dass die meisten dieser Patienten einen extrem schlanken Körperbau aufweisen und eine völlig normale Gewichtsentwicklung oft nicht realistisch zu erreichen ist.

| Verlauf | Häufigkeit |
|---|---|
| • Wegen des fehlenden Mundschlusses muss längerfristig mit einer Fehlstellung der Zähne, häufig mit fehlender Okklusion, gerechnet werden.<br>• Bei zentronukleärer Myopathie kann es zusätzlich zum Auftreten von Gallensteinen und zu einer Pylorusstenose kommen. | |
| **Kognitive/psychiatrische Probleme**<br>In der Regel ist die mentale Entwicklung der Patienten normal. Ausnahmen sind vereinzelt Patienten mit myotubulärer Myopathie, bei welchen es bereits pränatal zu zerebralen Blutungen und damit zusammenhängenden zentralnervösen Störungen kommen kann. Bei der Fasertypendysproportion ist ebenfalls eine mentale Retardierung bei einem Teil der Patienten möglich. |  |
| **Anästhesie**<br>Bei der Central-core-disease muss obligat mit der Anlage zu malignen Hyperthermie gerechnet werden. |  |
| **Sonstige Probleme (Urologie/Gynäkologie/Endokrinologie)**<br>Selten assoziierte medizische Probleme (z.B. bei myotubulärer Myopathie Gallensteine, Pylorusstenose, Blutungen bei Vitamin K-Mangel, Leberfunktionsstörungen, Nephrocalzinose, bei zentronukleärer Myopathie mit *DNM2* Mutationen verzögerte Nervenleitgeschwindigkeiten). |  |

**Notwendige Verlaufskontrollen und multidisziplinäres Management**

Bei allen Patienten mit kongenitalen Myopathien mit Strukturbesonderheiten sollten in regelmäßigen Abständen

- Kardiologische Kontrollen
- Eine Überprüfung der Lungenfunktion
- Orthopädische Kontrollen (insbesondere wegen möglicher Skoliose)

durchgeführt werden.

**Therapie**

**Medikamentöse Maßnahmen**

Gezielte medikamentöse Maßnahmen stehen nicht zur Verfügung. Allerdings kann ein Teil der Patienten von einer Behandlung mit Kreatinmonohydrat etwas profitieren.

**Symptomatische Therapie**

Insbesondere bei den schweren, kongenital beginnenden Formen sollte in den ersten Lebensjahren auf ausreichenden Impfschutz geachtet werden, zusätzlich *respiratory syncytial virus* (RSV)-Prophylaxe. Bei Schwierigkeiten beim Abhusten steht das Sekretmanagement (physikalische Therapie, Insufflator-Exsufflator, assistiertes Husten) im Vordergrund. Patienten mit einer erheblichen Schluckstörung, die sich durch Logopädie nicht ausreichend beeinflussen lässt, müssen eventuell mit einer PEG versorgt werden.

Fehlstellungen der Zähne sollten bereits frühzeitig kieferorthopädisch behandelt werden.

**Therapie**

**Verlauf und Prognose**

Die Prognose lässt sich insbesondere in den ersten Lebensjahren oft sehr schlecht abschätzen. Bei einem Teil der Patienten kommt es trotz deutlicher Verzögerung der statomotorischen Entwicklung letztendlich doch zum Erreichen einer ausreichend guten Funktion. Während bei einem Teil der Patienten die motorischen Funktionen auch über lange Zeit stabil bleiben, muss vereinzelt mit einer, zum Teil auch deutlichen, Progression gerechnet werden.

### 4.3.3.1 Zentronukleäre Myopathie

**Definition**

Eine Gruppe von kongenitalen Myopathien, die als wesentliches Strukturmerkmal vermehrt zentral gelagerte Kerne aufweisen.

**Pathophysiologie**

Den kongenitalen Muskelerkrankungen liegen Mutationen in Genen zugrunde, die für die Entwicklung und Erhaltung der Muskulatur wichtig sind. Die Mutationen verursachen in der Regel eine fehlende oder mangelhafte Produktion der speziellen Proteine.

**Häufigkeit**

**Epidemiologie**

x.-chromosomale Form 1:50.000 Knaben

**Klinische Symptome**

Es lassen sich zwei große Gruppen unterscheiden:
a) X-chromosomale myotubuläre Myopathie
Leitsymptome hierbei sind:

- Polyhydramnion (bedingt durch die Schluckstörung)
- Sehr dünne Rippen
- Länglicher Gesichtsschädel
- Facies myopathica
- Ptose und externe Ophthalmoplegie
- Schwere respiratorische Insuffizienz bei der Geburt (80 % der überlebenden Kinder bleiben auch langfristig vom Respirator abhängig)
- Schluckstörung
- Ausgeprägte Muskelschwäche und muskuläre Hypotonie
- Vereinzelt kommt es bedingt durch eine Vitamin K-abhängige Blutungsneigung bereits perinatal zu periventrikulären Blutungen. In diesen Fällen kann eine zusätzlich zentralnervöse Symptomatik bestehen und den Verdacht anfangs auf eine primär zentrale Störung lenken.
- Bei einigen Langzeitüberlebenden können internistische Komplikationen wie Gallen-/Nierensteine hinzukommen.

b) Später beginnende zentronukleäre Myopathien
Der Schweregrad der Symptome weist hier eine größere Variabilität auf.

Leitsymptome sind:

- Ptose
- Ophthalmoplegie
- Nasale Sprache
- Sehr schmächtiges Muskelprofil
- Generalisierte Muskelschwäche

Es kann sekundär zur Ausbildung einer respiratorischen Insuffizienz kommen.

### Wichtige Differenzialdiagnosen

Die DD entspricht der der kongenitalen Muskeldystrophien im Allgemeinen (▶ **Kap. 4.3.2**)

| Diagnostik | Stellenwert in Diagnostik | Aufwand |
|---|---|---|
| **CK**<br>Normal oder nur gering erhöht. | ◐ | ◐ |
| **Sonstige Laborbefunde**<br>Bisweilen zeigt sich eine Störung der Vitamin-K abhängigen Gerinnungsfaktoren. | ◐ | ◐ |
| **Neurophysiologie**<br>In der Elektromyographie finden sich entweder myopathische Veränderungen oder ein Mischmuster aus neurogenen und myopathischen Veränderungen. Insbesondere im Säuglingsalter ist der Stellenwert gering. | ◐ | ◐–◐–◐ |
| **Sonographie**<br>Die sonographische Untersuchung in der Neonatalperiode ist in der Regel wenig aussagekräftig.<br>Bei den milderen Formen zeigt sich in der Regel ein deutlich vermehrtes, homogenes Echomuster. Dieses findet sich auch in Muskeln, die klinisch wenig Auffälligkeiten zeigen. | ◐–◐ | ◐–◐ |
| **Muskelbiopsie**<br>Die Biopsie ist beweisend für die Diagnose. Allerdings kann, wenn klinische Verdachtsmomente für eine X-chromosomale myotubuläre Myopathie bestehen (z.B. entsprechender Erbgang) auch primär über die Molekulargenetik versucht werden, zur Diagnose zu gelangen.<br>Bei den milderen Formen ist die Muskelbiopsie in der Regel notwendig, um eine Abgrenzung gegenüber anderen kongenitalen Myopathien mit Strukturbesonderheiten zu erreichen.<br>Typischerweise weisen die Biopsien folgende Hauptcharakteristika auf: | ◐–◐–◐–◐ | ◐–◐–◐–◐ |

| Diagnostik | Stellenwert in Diagnostik | Aufwand |
| --- | --- | --- |
| • Deutlich vermehrte, in Kernreihen angeordnete zentrale Kerne<br>• Freier Hof in der ATPase Reaktion um die Kernreihen<br>• Sarkoplasmatische radiäre Streifen zum Kern hin<br>• Überwiegen der Typ I Fasern und Atrophie | | |
| **Genetik/Erbgänge**<br>X-chromosomal (kongenitale myotubuläre Myopathie) autosomal-dominant, -rezessiv, sporadische Neumutationen | | |
| **Genetische Diagnostik**<br>Zum gegenwärtigen Zeitpunkt können drei verschiedene Gene untersucht werden:<br><br>• Myotubularin (im Wesentlichen bei der schweren X-chromosomalen myotubulären Myopathie) (*MTM1*)<br>• Dynamin-2 (*DNM2*)<br>• Amphiphysin (*BIN1*)<br><br>Eine molekulargenetische Zuordnung ist momentan in 75 % der Fälle möglich. | ◐●● | ◐●● |
| **Diagnosesicherung**<br>Bei hochgradigem klinischem Verdacht auf eine Strukturmyopathie empfiehlt es sich, einen primären genetischen Ansatz über eine geeignete Gen-Panel-Diagnostik zu wählen. Alternativ kann die Muskelbiopsie verwendet werden. | | |

| Verlauf | Häufigkeit |
| --- | --- |
| **Atmung**<br>Bei 80 % der Kinder mit kongenitaler Form ist eine langfristige Beatmung notwendig.<br>Bei einem Teil der Kinder mit der milderen autosomal-rezessiven oder -dominanten Form muss im Verlauf der Erkrankung mit einer respiratorischen Insuffizienz gerechnet werden, sodass auch hier langfristig eine regelmäßige Kontrolle der respiratorischen Situation notwendig ist. | ◐●● |
| **Herz/Kreislauf**<br>Es kommt zu keiner eigenständigen Kardiomyopathie. Allerdings muss in Einzelfällen insbesondere bei schlechter Beatmungssituation mit einer Rechtsherzbelastung gerechnet werden. | |
| **Orthopädie**<br>Bei der schweren kongenitalen Form besteht ein erhebliches Risiko der Entwicklung einer Skoliose. | ◐●●● |

**Kognitive/psychiatrische Probleme**

Mit Ausnahme der Kinder, bei denen es zu einer schwereren zerebralen Blutung gekommen ist, bestehen keine mentalen Probleme.

**Notwendige Verlaufskontrollen**

In regelmäßigen Abständen sollten die

- Überprüfung der Lungenfunktion,
- Kardiologische Kontrollen,
- Orthopädische Kontrollen (insbesondere wegen der Skoliose)

durchgeführt werden.

## Therapie

**Medikamentöse Maßnahmen**

Gezielte medikamentöse Maßnahmen stehen nicht zur Verfügung. Allerdings kann ein Teil der Patienten von einer Behandlung mit Kreatin oder Acethylcholinesterasehemmern profitieren.

**Symptomatische Therapie**

Respiratorisches Management:

- Das extrem wichtige Sekretmanagement (Mobilisation des Schleims, krankengymnastische Techniken, Verwendung mechanischer Hustenunterstützung)
- Bei fortgeschrittener respiratorischer Insuffizienz ist die mechanische Beatmung wichtig. Diese wird anfangs nicht-invasiv mit einer meist individuell angepassten Atemmaske durchgeführt. In einem späteren Stadium muss überlegt werden, ob nicht eine Tracheotomie und Versorgung mit einer nicht geblockten Kanüle die bessere Lösung darstellt (Vorteile: bessere Sprechfähigkeit, weniger Druckstellen, besserer kosmetischer Effekt).

## 4.3.4    Metabolische Myopathien

**Pathophysiologie/Definition**

Die Skeletmuskulatur bezieht ihre Energieversorgung im Wesentlichen aus den Substraten Glukose, bzw. Glykogen und freie Fettsäuren. Diese werden entweder anaerob oder aerob in der Atmungskette zu energiereichen Phosphaten umgewandelt. Dabei entscheidet die Dauer der Belastung über den Einsatz der entsprechenden *Stoffwechselwege:*

- Bei kurzzeitiger Belastung werden die vorhandenen ATP-Vorräte aufgebraucht.
- In den ersten Minuten wird Glukose anaerob verstoffwechselt.
- Anschließend kommt es zum Abbau von Glykogen und zur aeroben Verstoffwechslung in den Mitochodrien.
- Bei langdauernder Belastung steht die Verstoffwechslung von Fettsäuren über Azyl-CoA im Vordergrund.

*Notwendig für eine normale metabolische Funktion sind deshalb intakte Systeme für:*

- An-/Aufbau von Glykogen

- Glykolyse
- ß-Oxidation
- Einschleusung von Fettsäuren in die Mitochondrien. Während kurz- und mittelkettige Fettsäuren die Mitochondrienmembran passieren können, ist für langkettige Fettsäuren die Einschleusung über die Bildung von Azylcarnitinen und das System der Carnitin-Palmytoil-Transferase (CPT) notwendig.
- Atmungskette zur aeroben Umwandlung von Azyl-CoA in energiereiche Phosphate
- Enzyme zur oxidativen Phosphorylierung

Die Symptome entstehen im Wesentlichen durch zwei verschiedene Mechanismen:

- *Fehlende Energiebereitstellung:*. Dies kann entweder ausschließlich zur Beeinträchtigung des Funktionsstoffwechsels mit lediglich bei Belastung auftretenden Symptomen, oder aber zum Zusammenbruch des für die Zellerhaltung notwendigen Stoffwechsels mit der Folge struktureller Defekte führen.
- *Akkumulation von Substraten:* innerhalb der Muskelzelle mit einer hierdurch bedingten Zerstörung von Muskelzellen

In Abhängigkeit davon, ob es sich um Enzyme handelt, die spezifisch für die Skelettmuskulatur sind (oder muskelspezifische Isoformen) oder um generell vorhandene Enzyme, handelt es sich entweder um rein muskuläre Erkrankungen (z.B. McArdle-Syndrom) oder um Multisystemerkrankungen (z.B. mitochondriale Myopathien).

| Häufigkeit |
| --- |

### Epidemiologie

Es handelt sich insgesamt um sehr seltene Erkrankungen. Exakte Daten liegen nicht vor. Die Häufigkeit für mitochondriale Erkrankungen wird auf 12:100.000 geschätzt, für Glykogenosen auf 1-2:100.000

### Klinische Symptome

Die Symptomatik unterscheidet sich je nachdem, ob die Beeinträchtigung des Funktionsstoffwechsels oder die des Strukturstoffwechsels im Vordergrund steht. Bei der ersten Gruppe kommt es zu belastungsabhängigen Myalgien, einer Belastungsintoleranz, Muskelkrämpfen sowie teilweise zur Rhabdomyolyse.

Erkrankungen mit Akkumulation von Substraten oder Störung des Strukturstoffwechsels führen hingegen zu Symptomen, die einer progressiven Muskeldystrophie ähneln. Viele Stoffwechseldefekte führen zu Multisystemerkrankungen, wobei vor allem

- Leber
- Herz
- Gehirn
- Blut

betroffen sein können. Als Faustregel gilt meist, dass bei Stoffwechselstörungen, die nicht rein muskelspezifische Enzyme betreffen, früh beginnende Formen oft einen höhergradigen Enzymdefekt aufweisen und mehrere Organsysteme betreffen, während leichtere Formen, die meist auch später manifest werden, oft rein muskuläre Symptome zeigen. In der Tabelle 4.5 ab S. 173 sind die Charakteristika der wichtigsten metabolischen Myopathien zusammengefasst.

Die *Abhängigkeit von der Nahrungszufuhr* kann zusätzliche Hinweise geben:

- Verschlechterung nach vorheriger Zufuhr von Glukose ist typisch für den Phosphofruktokinasemangel (PFK), da hier der Enzymblock im Abbau von Glukose liegt
- Verbesserung nach Glukosezufuhr findet sich hingegen beim Phosphorylasemangel
- Auftreten nach Fastenperioden ist typisch für den Carnitin-Palmytoiltransferase-Mangel (CPT-Mangel).

### Wichtige Differenzialdiagnosen

Bei metabolischen Myopathien mit dem Leitsymptom Belastungsintoleranz und eventuell Myoglobinurie müssen toxische (evtl. auch iatrogene) Myopathien, einige degenerative Myopathien ausgeschlossen werden.

Bei den Erkrankungen mit progredienter Strukturstörung entspricht die Differenzialdiagnose den Erkrankungen, die im Kapitel 4.3.1 zur Gliedergürteldystrophie genannt werden.

| Diagnostik | Stellenwert in Diagnostik | Aufwand |
|---|---|---|
| **CK**<br><br>Bei den meisten metabolischen Myopathien mit intermittierend, evtl. belastungsabhängig auftretender Symptomatik ist die CK im Intervall normal oder gering erhöht. Allerdings kann es im Zusammenhang mit Rhabdomyolysen zu einer exzessiven Erhöhung (bis zu mehreren hunderttausend U/l) kommen.<br>In der Gruppe mit chronisch destruierendem Verlauf hingegen ist die CK häufig durch den Zelluntergang dauerhaft erhöht. | ●●●<br><br>!!! | ● |
| **Sonstige Laborbefunde**<br><br>Hilfreich für die diagnostische Einordnung sind die Bestimmung von: | ●●● | ●● |

- Carnitin und Azylcarnitinen (bei ß-Oxidationsdefekten und systemischem Carnitinmangel)
- Laktat (bei Mitochondriopathien, wobei insbesondere die spät auftretenden Formen wie die progressive externe Ophthalmoplegie häufig normale Werte zeigen)

Belastungstests wie Ergometrie mit Bestimmung von Laktat können Zusatzinformationen liefern. Allerdings setzt dies ein sehr gut standardisiertes Vorgehen und die Anwendung korrekter Normwerte voraus. Insbesondere im Kindesalter kann häufig die notwendige Kooperation, die für einen aussagekräftigen Test notwendig ist, nicht erreicht werden. Bei klaren klinischen Symptomen, die ohnehin eine weiterführende Diagnostik notwendig machen, stellt sich somit oft die Frage, ob diese Tests wirklich diagnostisch weiterführend sind.

| Diagnostik | Stellenwert in Diagnostik | Aufwand |
|---|---|---|
| Der ischämische Arbeitsversuch sollte wegen der Risiken (Nekrose der Muskulatur mit Ausbildung eines Kompartmentsyndroms) extrem kritisch überlegt werden. | | |
| **Neurophysiologie** | ● | ●●● |
| Die Elektromyographie ist häufig bei den Störungen mit nicht permanenter Symptomatik unauffällig oder zeigt nur geringe myopathische Veränderungen. Bei strukturellen Veränderungen zeigen sich myopathische Veränderungen. Pathologische Spontanaktivität findet sich bisweilen nach Rhabdomyolyse.<br>Die Neurographie dient dem Nachweis einer zusätzlichen Beteiligung des peripheren Nervensystems. Hierbei sollte auf jeden Fall sowohl der motorische als auch sensible Nerv untersucht werden. Eine Neuropathie bei metabolischen Myopathien findet sich bei:<br><br>• Einigen Mitochondriopathien<br>• Multipler Acyl-CoA Defizienz | | |
| **Sonographie** | ●● | ●● |
| Bei den belastungsabhängigen Formen ist die Sonographie meist normal, nach Rhabdomyolyse kann sich eine (zum Teil passagere) Erhöhung der Echointensität zeigen. Bei den Formen mit progressiver Muskelschwäche findet sich ein Bild wie bei Muskeldystrophien mit meist proximal betonter vermehrter Echointensität. | | |
| **Muskelbiopsie** | ●●●● | ●●●● |
| Diese Untersuchung ist nach wie vor bei einem Teil der Erkrankungen notwendig, um die Diagnose zu untermauern. Allerdings sollte in jedem Fall vorher überprüft werden, ob eine schonendere Diagnostik nicht möglich ist durch:<br><br>• Einen primär molekulargenetische Ansatz. Dies ist allerdings zumindest momentan nur dann gegegeben, wenn eine häufige Mutation bekannt ist (z.B. beim Myoadenylat-Deaminase-Mangel, McArdle-Erkrankung)<br>• Andere Maßnahmen wie Bestimmung der Azylcarnitine im Serum und eventuell daran anschließender gezielter Molekulargenetik (z.B. bei Defekten der ß-Oxidation)<br>• Bestimmung von Enzymreaktionen an anderen Geweben (Fibroblast, Leukozyt), wie z.B. beim M. Pompe | | |

| Diagnostik | Stellenwert in Diagnostik | Aufwand |
|---|---|---|
| Die Auswahl der Muskelbiopsiestelle ist, sieht man von der Situation bei einigen mitochondrialen Myopathien (z.B. progressive externe Ophthalmoplegie) ab, unproblematisch, da die biochemischen Befunde in der gesamten Muskulatur ähnlich sind. Entscheidend ist allerdings, dass das Labor über die notwendigen Voraussetzungen für eine biochemische Diagnostik verfügt. Eine reine H&E-Pathologie bei diesen Fragestellungen entspricht keinesfalls dem Stand der Kunst. | | |

**Genetik-Erbgänge**

Die meisten Erkrankungen werden autosomal-rezessiv vererbt. Mitochondriale Erkrankungen können einem maternalen Erbgang entsprechen.

**Verlauf** (Einzelheiten siehe Tabelle 4.5 ab S. 173)

Bei zahlreichen Erkrankungen existieren je nach Lebensalter bei Beginn unterschiedliche Verlaufsformen. Bei einem Teil dieser Erkrankungen dominieren in der Kindheit Belastungsintoleranz und Myalgien, während bei späterem Beginn und auch im späteren Verlauf der Erkrankungen die Muskelschwäche im Vordergrund steht.

## Therapie

**Symptomatische Therapie**

*Akute Myalgien:*
**CK < 20.000 U/l.:** Analagetika, engmaschige VK
**CK>20.000 U/l:** Im Falle einer *Rhabdomyolyse* muss eine intensivmedizinische Überwachung mit forcierter Diurese durchgeführt werden.

*Chronische Schwäche:*
*kausal*

- M. Pompe (Enzymersatztherapie)
- Carnitinmangel (Substitution)

*symptomatisch*

- Entsprechend speziellem Symptom

*Belastungsintoleranz:*
*kausal*

- Beta-Oxidation (Diät)
- CPT Mangel (Meiden von Fastenperioden)

*symptomatisch*

- Entsprechend speziellem Symptom

## Literatur

Berardo A, DiMauro S et al. (2010). A diagnostic algorithm for metabolic myopathies. Curr Neurol Neurosci Rep 10(2): 118–126.

**Tab.4.5:** Klinische Symptomatik metabolischer Myopathien

| | Belastungsintoleranz/ Myalgien | Muskelkrämpfe | Rhabdomyolyse | Permanente Schwäche | Atmung | Polyneuropathie | ZNS | Herz | Andere Organe |
|---|---|---|---|---|---|---|---|---|---|
| **Aldolase A** | ●●● (Fieber) | | | ●● | | | | | Hämolyt. Anämie |
| **Triosephosphate isomerase (TIM)** | ●●● | | | ●● | ●●●● | ● | ●●● | ●●●●● | Hämolyt. Anämie mit Krisen |
| **Branching enzyme Defizit** | ●●● | – | | ●● | – | | ● | ●● | Hepatopathie |
| **Debranching enzyme Defizit** | ●●● | ● | ● | ●● | ●● | ●● | ●● infantil Anfälle bei Hypoglykämie | ● | Hepatopathie |
| **Laktatdehydrogenase A** | ●●●● | ●●●● | ●● | | | | | | |
| **Infantiler M. Pompe** | | | | ●●●● | ●●●● | ●● | ●● | ●●●●● | |
| **Late onset M. Pompe** | ●● | – | | ●●●● | ●● | | | | |
| **Phosphofructokinase-Mangel** | ●●●● | ●●● | ●●● | ● | | | | | Hämolyt. Anämie |

**Tab. 4.5:** Klinische Symptomatik metabolischer Myopathien – Fortsetzung

| | Belastungs-intoleranz/ Myalgien | Muskelkrämpfe | Rhabdomyo-lyse | Permanente Schwäche | Atmung | Polyneuro-pathie | ZNS | Herz | Andere Organe |
|---|---|---|---|---|---|---|---|---|---|
| Lamp2 (Danon Disease) | ● | | | ●●● mild | | | ●●● | ●●●● | Hepatomegalie |
| Phosphorylase | ●●●● | ●●●●● | ●●●●● | ●● | | | | | |
| MCAD | ●● | ●● | – | | | – | ●●●● metabol. Enzephalopathie | ● | Hepatopathie, Hypoglykämie |
| LCAD | ● | | | | | | | ●●● | Hypoglykämie |
| VLCAD | ●●●●● | ●●● | ●●● | ●● | | | ●●● | ●●●● | Hepatopathie |
| LCHAD | ●● | ●● | ●●●●● | ●●●● | | | ●●● metabol. Enzephalopathie | ●●● | Hepatopathie, Retinitis pigmentosa |
| CPT-II | ●●●● | ●●●● | ●●●● | ● | | | | | |

Hörnerv bei infantilem Pompe, Aneurysmen bei late onset Pompe.

Bei zahlreichen Erkrankungen existieren je nach Lebensalter bei Beginn unterschiedliche Verlaufsformen. Bei einem Teil dieser Erkrankungen dominieren in der Kindheit Belastungsintoleranz und Myalgien, während bei späterem Beginn und auch im späteren Verlauf der Erkrankungen die Muskelschwäche im Vordergrund steht.

## 4.3.4.1 Myopathie mit saurem Maltase-Mangel (M. Pompe)

**Definition**

Der Morbus Pompe (alpha-Glukosidase Mangel) ist eine angeborene, autosomal rezessiv vererbte lysosomale Speichererkrankung mit gestörtem Abbau des Glykogens. Die übermäßige Speicherung des Glykogens führt zu Funktionsstörungen insbesondere in der Muskulatur, im Herzen und in der Leber.

**Pathophysiologie**

Bedingt durch das Fehlen des Enzyms saure Maltase (Syn. Acid-alpha-1-4-Glucosidase, GAA) kommt es zur Akkumulation von Glykogen in Lysosomen und schließlich zur Ruptur von Lysosomen und zur Speicherung von Glykogen im Cytosol. Enzyme, die in den Lysosomen enthalten sind, führen letztendlich zur Destruktion des Muskels.

**Häufigkeit**

**Epidemiologie:**

Die geschätzte Häufigkeit liegt bei 1:40.000. Die infantile Form ist deutlich seltener als die späte Manifestation.

**Klinische Symptome**

In Abhängigkeit vom Manifestationsalter wird eine »klassische« infantile von einer »late-onset«-Form mit einer Manifestation in der frühen Kindheit, im Jugendalter oder als Erwachsener unterschieden.

*Leitsymptome der infantilen Form* sind die Kombination von:

- Ausgeprägtem *Floppy-infant*-Syndrom
- Generalisierten Paresen
- Hypertropher Kardiomyopathie
- Hepatopathie

Bereits früh kommt es zur respiratorischen Insuffizienz. Häufig findet sich eine Makroglossie. Insbesondere bei den Patienten, die dank Enzymersatztherapie überleben, werden langfristig auch zentralnervöse Symptome wie Hypakusis, verzögerte Sprachentwicklung deutlich.

Das Spektrum der »late-onset«-Form ist deutlich variabler. Hier ist das häufigste Leitsymptom eine Schwäche der Gliedergürtelmuskulatur. Myalgien sind häufig. Ebenso kommt es häufig zur respiratorischen Insuffizienz, welche bisweilen dem Verlust der Gehfähigkeit um Jahre vorausgehen kann. In Einzelfällen ist ein Rigid-spine-Syndrom im Vordergrund. Eine Kardiomyopathie und Hepatopathie gehören nicht zum Bild dieser späteren Verlaufsform.

**Wichtige Differenzialdiagnosen**

Hauptdifferenzialdiagnose sind sämtliche Formen der Gliedergürteldystrophie. Eine frühe respiratorische Insuffizienz sollte an die Möglichkeit einer

- Myasthenie
- Gliedergürteldystrophie 2I
- Rigid-spine-Syndrom bei Multi-minicore Disease

denken lassen.

| Diagnostik | Stellenwert in Diagnostik | Aufwand |
|---|---|---|
| **CK**<br>Insbesondere bei der infantilen Form deutlich erhöht. Eine »*late-onset*«-Form ist allerdings auch bei normaler CK möglich. Die Höhe der CK lässt allerdings keinen klaren Schluss auf den klinischen Verlauf zu. | ◖ | ◖ |
| **Sonstige Laborbefunde**<br>Bei der infantilen Form sind die Transaminasen bedingt durch die zusätzliche bestehende Hepatopathie über das Maß, das ohnehin im Rahmen der CK-Erhöhung gefunden wird, hinaus erhöht. Bei der »*late-onset*« Form hingegen stammen die Transaminasen im Wesentlichen aus dem Muskel selbst.<br>Die Bestimmung von Uringlukose-Tetrasaccharid (Hex4) im Urin kann möglicherweise als Verlaufsparameter verwendet werden. | ◖ | ◖ |
| **Neurophysiologie**<br>Elektromyographisch zeigt sich in der Regel ein Myopathiemuster, selten allerdings auch ein neurogenes Muster oder ein Mischmuster. Relativ häufig findet sich pathologische Spontanaktivität in Form myotoner Entladungen oder hochfrequent bizzarer Entladungen. | ●–● | ●–●–● |
| **Sonographie**<br>Bei der infantilen Form zeigt sich echokardiographisch der Befund einer hypertrophen Kardiomyopathie.<br>Typischer Befund in der Myosonographie ist eine Vermehrung der Echointensität am Oberschenkel mit relativer Aussparung des rectus femoris. Allerdings kann die Myosonographie, insbesondere bei der klassischen infantilen Form, über lange Zeit unauffällig sein. | ●–●–● | ●–● |
| **Muskelbiopsie**<br>Bei der infantilen Form findet sich eine massiv ausgeprägte vakuoläre Myopathie mit einer Akkumulation von Glykogen. Ultrastrukturell lässt sich freies, nicht lysosomal gebundenes Glykogen nachweisen.<br>Bei der »*late-onset*«-Form gibt es ein sehr breites Spektrum:<br>● Normale Biopsien<br>● Biopsie mit unspezifischen Zeichen einer degenerativen Myopathie | ●–● | ●–●–●–● |

- Typische Befunde mit glykogengefüllten Vakuolen

Eine nach licht- und elektronenmikroskopischen Kriterien unauffällige Biopsie schließt einen M. Pompe deshalb nicht aus. In jedem Fall ist eine pathobiochemische Untersuchung notwendig (oder der Nachweis/Ausschluss in einem anderen Gewebe)

**Genetik-Erbgänge**

Es handelt sich um einen autosomal-rezessiven Erbgang.

**Diagnostik:**

Entscheidender Test ist der Nachweis einer reduzierten Aktivität der GAA (= saure Maltase). Dies kann erfolgen über:

- Filterkarte (*Dry blood spot*-Test): überwiegend als Screening geeignet
- Leukozyten
- Muskelbiopsie
- Fibroblastenkultur

Die Enzymaktivität in der Fibroblastenkultur lässt in gewissem Rahmen prognostische Aussagen zu. Enzymaktivität unter 1 % entspricht meist schweren infantilen Formen. Genetisch finden sich je nach ethnischer Gruppe und Schweregrad unterschiedliche Mutationen:

- Die *Splice-Site* Mutation (IVS1-13T->G, c.-45T>G) kommt bei Manifestation der Erkrankung im Kindesalter selten vor. Sie findet sich aber bei über 90 % der Patienten mit spät beginnenden Formen in der Regel compound heterozygot mit einer anderen zweiten Mutation.
- Eine Deletion von Exon 18 entspricht meist schweren infantilen Formen.
- Daneben gibt es eine Vielzahl anderer Mutationen, welche unter www.pompecenter.¬ nl gelistet sind.

**Diagnosesicherung**

Bei klinischem Verdacht empfiehlt sich als Screeningtest die Bestimmung der Enzymaktivität im *Dry-Blood*-Test, welcher mit der Filterkarte verschickt werden kann. Ein pathologisches Ergebnis muss dann mit einem zweiten Bestätigungstest (Enzymaktivität in einem anderen Gewebe und/oder molekulargenetische Untersuchung) untermauert werden.

| Verlauf | Häufigkeit |
|---|---|
| **Atmung** | ●─●─● |

Bei der klassisch infantilen Form kommt es regelhaft zur respiratorischen Insuffizienz.
Bei der »*late-onset*« Form kann die respiratorische Insuffizienz massiven Lähmungen der Skelettmuskulatur vorausgehen.
Deshalb ist es unbedingt notwendig, regelmäßig Kontrollen der Atemfunktion (idealerweise im Sitzen und im Liegen zum Nachweis einer Zwerchfellschwäche) durchzuführen.

| Verlauf | Häufigkeit |
|---|---|
| **Herz/Kreislauf** | |
| Bei der infantilen Form kommt es regelhaft zu einer hypertrophen Kardiomyopathie. Diese fehlt bei der »*late-onset*« Form. Allerdings findet sich evtl. häufiger als normal ein WPW-Syndrom. Bei respiratorischer Insuffizienz kann es zur Rechtsherzbelastung mit pulmonalem Hypertonus kommen. | in Abhängigkeit von der Verlaufsform |
| **Orthopädische Probleme** | |
| Bei frühem Beginn kommt es sehr häufig zur Ausbildung einer Skoliose. Bei noch gehfähigen Patienten besteht leider bei Durchführung einer operativen Stabilisierung der Wirbelsäule ein hohes Risiko, die Gehfähigkeit zu verlieren (durch den Verlust von Pendelbewegungen des Rumpfes beim Gehen). Seltener findet sich ein *Rigid-spine*-Syndrom oder die Ausbildung einer Klumpfußdeformität. | |
| **Mentale Probleme** | |
| Ein Teil der Kinder mit infantiler Pompe Erkrankung weist eine verzögerte Sprachentwicklung auf (wobei hier auch die oft begleitende Hörstörung mit eine Rolle spielt). | Infantile Form |
| **Besondere Probleme bei Anästhesie** | |
| Insbesondere bei Gabe von Succinylcholin muss mit der Möglichkeit von <ul><li>Herzrhythmusstörungen,</li><li>Hyperkaliämie,</li><li>Rhabdomyolyse</li></ul> gerechnet werden. Allgemein besteht das Risiko, dass eine vorbestehende respiratorische Insuffizienz Probleme bereiten kann. | |
| **Notwendige Verlaufskontrollen** | |
| Bei der infantilen Form müssen regelmäßig <ul><li>Kardiologische Kontrollen (inkl. EKG, Echokardiographie),</li><li>Respiratorische Überwachung (klinisch, Blutgase, Pulsoxymetrie),</li><li>Überprüfung der Ernährungssituation,</li><li>Hörtest,</li><li>Orthopädische Kontrollen (Skoliose, Kontrakturen)</li></ul> durchgeführt werden. Bei der »*late-onset*«-Form müssen regelmäßige <ul><li>Neurologische Kontrollen</li><li>Lungenfunktionsprüfung (evtl. incl. Nächtlicher Polysomnographie/Pulsoxymetrie)</li><li>Orthopödische Kontrollen</li></ul> durchgeführt werden. | |

## Therapie

### Medikamentöse Maßnahmen

Es besteht die Möglichkeit zur Enzymersatztherapie (ERT). Üblicherweise werden 20 mg/kg/2 Wochen gegeben. Bei sehr schweren infantilen Formen sollte in Kooperation mit einem Behandlungszentrum entschieden werden, ob eine Steigerung der Dosis versucht werden sollte.

Der Effekt der Therapie kann erst nach längerer Zeit (Monate bis ca. 2 Jahre) definitiv beurteilt werden. Bis heute gibt es leider noch keine allgemein akzeptierten Kriterien, wie bei Patienten, die nicht auf die ERT ansprechen, verfahren werden sollte.

### Symptomatische Therapie

Häufig besteht die Indikation zur nicht-invasiven, evtl. auch invasiven Beatmung. Bei schweren Schluckstörungen/Gedeihstörungen ist die Anlage einer PEG zu erwägen. Katabole Phasen sollten auf jeden Fall vermieden werden, da sie zu einer Verschlechterung der Erkrankung führen können.

Unklar ist, ob eine proteinreiche Ernährung zusätzlich einen positiven Effekt zeigt. Krankengymnastik ist auf jeden Fall sinnvoll, da Inaktivität zu einer zusätzlichen Verschlechterung der Erkrankung führt.

### Links

Selbsthilfegruppe Glykogenose e.V. (www.glykogenose.de)
Association for Glycogen Storage Disease (www.agsdus.org/)
POMPE Center (www.pompecenter.nl)

## 4.3.4.2 Myopathie mit Myophosphorylase-Mangel (McArdle-Erkrankung)

### Definition

Die McArdle-Erkrankung (Myophosphorylase-Mangel) ist eine angeborene, autosomal rezessiv vererbte Erkrankung im Glykogenabbau, die zu Störungen der Energiebereitstellung in der Muskulatur bei körperlichen Belastungen führt.

### Pathophysiologie

Bedingt durch einen Defekt in der Phosphorylase kommt es zu einer reduzierenten Glykogenolyse und damit zu Problemen in der Bereitstellung von Glukose. Hieraus resultiert letztendlich ein Mangel an energiereichen Phosphaten.

| | Häufigkeit |
|---|---|
| **Epidemiologie** |  |

Selten. Angaben existieren um 1:100.000 über alle Altersklassen.

### Klinische Symptome

Leitsymptom sind belastungsinduzierte Muskelschmerzen sowie Muskelkrämpfe. Rezidivierend kann es in der Hälfte der Patienten zur Rhabdomyolyse kommen. Typisch, wenn auch nicht obligat ist ein »*second wind*«-Phänomen, also die vorübergehende Besserung der Symptomatik bei fortgeführter Belastung durch die Umschaltung des Stoffwechsels auf die ß-Oxidation als Hauptenergiequelle.

Langfristig kommt es bei einem Teil der Patienten (10–30 %) im Erwachsenenalter zu einer milden, dauerhaften Muskelschwäche. Bei knapp einem Viertel der Patienten kann eine Hypertrophie der Muskulatur beobachtet werden.

**Wichtige Differenzialdiagnosen**

Bei Leitsymptom belastungsabhängige Myalgien müssen andere metabolische Myopathien (ß-Oxidationsdefekte, Mitochondriopathien, AMP-Deaminase-Mangel, andere Glykogenosen) ebenso bedacht werden wie Muskeldystrophien (v. a. Becker-Kiener Dystrophie, Dysferlinopathie)

| Diagnostik | Stellenwert in Diagnostik | Aufwand |
|---|---|---|
| **CK** <br> Die Werte in Ruhe sind meist mäßig bis deutlich erhöht. Bei Belastung zum Teil erheblicher Anstieg (bis in den 5-stelligen Bereich). Im Rahmen von Rhabdomyolysen kann es zu einer massiven CK-Erhöhung kommen. | ●●● <br> !!! | ● |
| **Sonstige Laborbefunde** <br> Bei Belastung ist im Rahmen einer Rhabdomyolyse eine Hyperkaliämie möglich. | ●● | ● |
| **Neurophysiologie** <br> Häufig findet sich ein myopathisches EMG. Ein normales EMG schließt die Diagnose allerdings keinesfalls aus. | ● | ●●● |
| **Sonographie** <br> In der Regel ist der Muskel sonographisch strukturell unauffällig. | | ●● |
| **Muskelbiopsie** <br> Es finden sich subsarkolemmale Vakuolen mit einer Akkumulation von Glykogen. Das Fehlen der Muskel-Phosphoralyse lässt sich enzymhistochemisch darstellen. Wird bei der Fragestellung »belastungsabhängige Mylagien« eine Muskelbiopsie entnommen, sollte diese enzymhistochemische Reaktion auf jeden Fall durchgeführt werden. | ●●●● | ●●●● |
| **Genetik-Erbgänge** <br> Autosomal-rezessive Vererbung. | | |
| **Genetische Diagnostik** <br> Es sind mehr als 60 verschiedene Mutationen beschrieben, wobei in Deutschland eine Stopmutation im Exon 1 (p.Arg50X) mit etwa 70 % am häufigsten ist. | ●●●● | ●● |

**Diagnosesicherung**

- Molekulargenetik (Nachweis der in Deutschland häufigen »common«-Mutation, wenn diese nicht nachgewiesen werden kann, dann Komplett-Sequenzierung des Gens)
- Wenn nicht möglich, Muskelbiopsie mit enzymhistochemischem/pathobiochemischem Nachweis eines Phosphorylase-Mangels

| Verlauf | Häufigkeit |
|---|---|

**Atmung/Herz** ●

Keine wesentlichen Problem bezüglich Atmung und Herz. Lediglich bei sehr früh beginnenden, schweren Formen kann sehr selten eine respiratorische Insuffizienz auftreten.

**Anästhesie** ●–●

Möglicherweise besteht bei einem Teil der Patienten eine Anlage zur malignen Hyperthermie. Deshalb sollten Narkosen wie bei anderen Muskelerkrankungen triggerfrei durchgeführt werden.

**Notwendige Verlaufskontrollen**

Spezifische Kontrollen sind, abgesehen von sehr schweren Formen, nicht notwendig. Beim Auftreten einer Rhabdomyolyse ist allerdings eine stationäre Aufnahme zur Überwachung der Nierenfunktion sowie wegen der Gefahr einer Hyperkaliämie notwendig.

**Therapie**

**Medikamentöse Maßnahmen**

Es kann versucht werden, die Belastungsintoleranz durch folgende diätetische Maßnahmen zu verbessern:

- Proteinreiche Diät
- Ketogene Diät

Unmittelbar vor einer kurzdauernden körperlichen Belastung kann Glukose zugeführt werden, um so Energie unter Umgehung des gestörten Glykogenabbaus bereit zu stellen.

**Symptomatische Therapie**

Bei Rhabdomyolysen muss die übliche Intensivmedizinische Therapie durchgeführt werden.

**Verlauf und Prognose**

Im späteren Erwachsenenalter kommt es bei einem Teil der Patienten zu einer bleibenden Muskelschwäche. Die Prognose quoad vitam ist nicht beeinträchtigt.

**Links**

Selbsthilfegruppe Glykogenosen Deutschland e.V. (www.glykogenose.de)
Association for Glycogen Storage Disease (www.agsdus.org)

### 4.3.4.3 Myopathie mit Carnitin-Palmytoyl-Transferase-Mangel (CPT-II)

**Definition**

Metabolische Myopathie, die durch einen Defekt des Enzyms CPT zur verminderten Einschleusung von langkettigen Fettsäuren in die Mitochondrien führt.

**Pathophysiologie/Ätiologie**

Das Enzym ist für die Einschleusung langkettiger Fettsäuren in die Mitochondrien notwendig. Demzufolge können langkettige Fettsäuren bei dieser Störung nicht verstoffwechselt werden.

| | Häufigkeit |
|---|---|
| **Epidemiologie** | ● |
| Insgesamt sehr selten. Genaue Daten liegen nicht vor. | |

**Klinische Symptome**

Die Erkrankung kommt je nach Lebensalter in unterschiedlichen Formen vor. Im Säuglingsalter handelt es sich um eine schwere Multi-Systemerkrankung mit dem Leitsymptom Leberversagen plus Kardiomyopathie und nonketotischer Hypoglykämie. Deutlich häufiger ist allerdings die spätere ausschließlich muskuläre Form, welche ab der Pubertät auftreten kann.
Leitsymptome sind:

* Belastungsabhängige Myalgien ohne Muskelkrämpfe
* Vorübergehende Paresen
* Rhabdomyolyse, möglicherweise mit konsekutivem Nierenversagen

Die Symptome können getriggert werden durch Infekte, Kälte, Nahrungskarenz und längere körperliche Belastung.

**Wichtige Differenzialdiagnosen**

In erster Linie müssen andere metabolische Myopathien sowie die im Kapitel Rhabdomyolyse genannten Ursachen ausgeschlossen werden.

| Diagnostik | Stellenwert in Diagnostik | Aufwand |
|---|---|---|
| **CK** | ●●● | ● |
| Im beschwerdefreien Intervall ist die CK normal. Nach einer Fastenperiode kann es zu einem Anstieg der CK kommen. Im Rahmen von Rhabdomyolysen ist ein massiver Anstieg möglich. **!!!** | | |
| **Sonstige Laborbefunde** | ●●●●● | ●● |
| Es finden sich vermehrt langkettige Acylcarnitine in der Tandem-Massenspektroskopie. | | |
| **Neurophysiologie/Sonographie** | ● | ●●● |
| Dienen allenfalls der Differenzialdiagnose, tragen ansonsten jedoch nicht zur Diagnose bei. | | |

| Diagnostik | Stellenwert in Diagnostik | Aufwand |
|---|---|---|
| **Bioptische Diagnostik** <br> Die Muskelbiopsie ist häufig unspezifisch. Insbesondere finden sich keine vermehrten Ablagerungen von Fetttröpfchen. Wesentlich ist die pathobiochemische Untersuchung. | ◑● | ●●●● |
| **Genetik-Erbgänge** <br> Autosomal-rezessiv. | | |
| **Genetische Diagnostik** <br> In 80 % der Fälle findet sich die S113L (p.Ser113Leu)-Punktmutation im *CPT2*-Gen. | ●●●● | ●● |

**Diagnosesicherung**

Die Diagnose wird entweder durch eine direkte enzymatische Bestimmung in Fibroblasten, Muskel oder Leukozyten gestellt. Alternativ kommt der primär genetische Nachweis der häufigen Punktmutation im *CPT2*-Gen infrage.

**Therapie**

**Medikamentöse Maßnahmen**

Wesentlich ist das Vermeiden von Fastenperioden sowie eine Diät, welche langkettige Fettsäuren, die das Enzym benötigen, durch mittelkettige Fettsäuren ersetzt. Möglicherweise kann durch Bezafibrat bei leichteren Fällen ebenfalls eine Symptombesserung erreicht werden.

**Symptomatische Therapie**

Im Falle einer Rhabdomyolyse müssen die entsprechenden intensivmedizinischen Maßnahmen umgehend ergriffen werden.

**Besonderheiten in Beratung**

Die Patienten müssen darauf hingewiesen werden, dass Fastenperioden und langdauernde körperliche Anstrengung vermieden werden sollten.

**Verlauf und Prognose**

Bei der rein muskulären Form in der Regel gut. Deutlich problematischer hingegen ist die infantile Form, bei welcher akute Todesfälle möglich sind.

## 4.3.4.4 Mitochondriopathien

**Definition**

Mitochondriopathien sind genetische Erkrankungen mit Defekten der Mitochondrien. Funktionsstörungen der Mitochondrien zeigen sich multisystemisch insbesondere in Zellen, die einen hohen Energiebedarf haben (u.a. Muskel und ZNS).

**Pathophysiologie**

Mitochondrien sind für die oxidative Phosphorylierung verantwortlich. Störungen im Bereich der Atmungskettenenzyme (sogenannte Oxphos-Defekte) führen zu einer unzureichenden Versorgung des Gewebes mit energiereichen Phosphaten und damit zum Zusammenbruch des Funktions- und Strukturstoffwechsels. Additive Faktoren wie Infekte, Stress können durch den in dieser Situation vermehrten Energiebedarf dazu führen, dass es zur Dekompensation kommt.

Nachdem das mitochondriale Genom aufgrund seiner einfacheren Struktur bereits sehr früh bekannt war, richtete sich das Augenmerk der Forschung anfangs komplett hierauf. Inzwischen ist allerdings bekannt, dass nukleär vererbte Störungen zahlenmäßig deutlich bedeutender als mitochondrial kodierte Erkrankungen sind.

Mitochondrien besitzen eine eigene DNA, welche für 13 mitochondriale Proteine, 2 ribosomale RNAs und 22 Transfer-RNAs kodiert. Nukleär werden die übrigen mitochondrialen Proteine sowie Proteine für Replikation, Transkription, Translation, Assemblierung und Reparatur kodiert. Insgesamt sind mehr als 1.000 Gene bekannt, die für die Funktion der Mitochondrien eine Rolle spielen.

Die bisher bekannten zu Grunde liegenden Defekte betreffen somit:

- Proteine der Atmungskette
- Assemblierung von Proteinen, Transport von Strukturproteinen
- Erhalt von Proteinen/Entfernung defekter Proteine
- Gehalt an mitochondrialer DNA (Depletions-Syndrome)
- Synthese von Kofaktoren (z.B. Coenzym Q 10-Mangel) und andere Funktionen

**Häufigkeit**

### Epidemiologie

Exakte Daten, insbesondere kindlicher Manifestationen, liegen nicht vor. Nachdem insbesondere bei mitochondrial vererbten Erkrankungen der Anteil pathologischer Mitochondrien entscheidend für die Ausprägung des Schweregrads ist, existiert eine hohe Dunkelziffer nicht diagnostizierter Erkrankungen. Die bisher vorhandenen Zahlen gehen von einer Inzidenz von 1:11.000 bei Kindern unter 16 Jahren aus.

### Klinische Symptome

Mitochondriopathien sind grundsätzlich Multisystemerkrankungen, bei denen die Muskulatur als stoffwechselintensives Gewebe mehr oder minder deutlich mit involviert ist. Das neuromuskuläre System betreffend stehen im Vordergrund:

- Belastungsintoleranz
- Myalgien
- Permanente Paresen (initial vor allem der äußeren Augenmuskeln und der Lidheber, später auch der übrigen Muskulatur)
- Bei einem Teil der Erkrankungen Polyneuropathie

Daneben finden sich häufig Hinweise auf eine zentralnervöse Störung (Ataxie, Extrapyramidal-motorische Symptome, Hörstörung, Retinitis pigmentosa), endokrine Probleme (Diabetes, Minderwuchs) sowie häufig eine Kardiomyopathie.

Bei einem Teil der Patienten findet sich eine typische Kombination von Symptomen, die dann zu klinischen Syndromen, welche meist mit einem Akronym bezeichnet werden, zusammengefasst werden. Bei diesen Syndromen kann zum Teil direkt versucht werden, eine molekulargenetische Diagnostik herbeizuführen. Allerdings lässt sich hierdurch nur ein kleiner Teil der mitochondrialen Erkrankungen adäquat beschreiben. Bekannte Syndrome sind:

- Progressive externe Ophthalmoplegie (PEO) mit den Leitsymptomen Ptose und externe Ophthalmoplegie, welche in der Regel erst in einem späteren Lebensalter (Adoleszenz und Erwachsenenalter) auftritt.
- Kearn-Sayre-Syndrom (KSS), bei welchem neben den Symptomen einer PEO noch eine Ataxie, kardiale Reizleitungsstörung und eine Retinitis pigmentosa auftreten.
- Myoklonus Epilepsie mit ragged red fibers (MERRF): Bei dieser Erkrankung stehen die Myoklonien und die epileptischen Anfälle im Vordergrund, die muskulären Symptome (Muskelschwäche oder Belastungsintoleranz) sind hingegen nur zweitrangig. Allerdings zeigen sich hier in der Muskelbiopsie die typischen Veränderungen mit ragged red fibers.
- Neuropathie-Ataxie-Retinitis Pigmentosa (NARP): Hier stehen die Symptome einer sensiblen Neuropathie mit Parästhesien kombiniert mit einer Ataxie und einer Nachtblindheit durch die Retinitis pigmentosa im Vordergrund. Die Erkrankung beginnt in der frühen Kindheit.
- Leigh-Syndrom: Bedingt durch die Affektion der Basalganglien und des Hirnstamms stehen Okulomotorik-Störungen, Störungen des Atemantriebs, Ataxie und Schluckstörung im Vordergrund. Zusätzlich kommt es zu einem progredienten kognitiven Abbau.
- Myo-Neuro-Gastro-Intestinale Enzephalopathie (MNGIE)

| Syndrom | Beginn | Verlauf |
|---|---|---|
| PEO | Adoleszenz/Erwachsenenalter | Chronisch progredient |
| KSS | Kindheit | Chronisch progredient |
| MERRF | Kindheit | Chronisch progredient |
| NARP | Frühe Kindheit | Chronisch progredient |
| MELAS | Kindheit – frühes Erwachsenenalter | Schubförmig |
| Leigh-Syndrom | Frühe Kindheit | Schubförmig progredient/Verschlechterung bei Infekten |

**Wichtige Differenzialdiagnosen**

Stehen belastungsabhängige Myalgien/Belastungsintoleranz im Vordergrund, müssen

- Andere metabolische Myopathien,
- Entzündliche Myopathien mit überlegt werden.

Steht die Ptose mit externer Opthalmoplegie im Vordergrund, müssen

- Myasthenie/kong. Myasthene Syndrome/Botulismus,
- Kongenitale Myopathien (z.B. zentronukleäre Myopathie)

bedacht werden.

Steht die Kombination aus Myopathie und Kardiomyopathie im Vordergrund, müssen

- andere metabolische Myopathien (z.B. Morbus Pompe, Beta-Oxidationdefekte),
- Muskeldystrophien (z.B. Dystrophinopathie, Emery-Dreifuss)

überlegt werden.

| Diagnostik | Stellenwert in Diagnostik | Aufwand |
|---|---|---|
| **CK**<br>Die CK ist meist geringfügig erhöht. | ● | ● |
| **Sonstige Laborbefunde**<br>Eine Laktaterhöhung kann Hinweis auf eine mitochondriale Erkrankung sein. Allerdings ist die Laktaterhöhung weder sehr sensitiv noch spezifisch. Insbesondere bei den im späteren Lebensalter beginnenden Formen (z.B. progressive externe Ophthalmoplegie) ist Laktat häufig im Normbereich.<br>Ähnlich wie die Laktaterhöhung sind auch Veränderungen im Profil der organischen Säuren weder sensitiv noch spezifisch. Gezeigt werden konnten Erhöhungen von Fumarat, Malat, Ethylmalonsäure. | ●–● | ●–● |
| **Neurophysiologie**<br>Ein Teil der mitochondrialen Erkrankungen geht mit einer axonalen sensomotorischen Polyneuropathie einher. Dementsprechend findet sich eine Amplitudenminderung sowohl der motorischen als auch sensiblen Summenaktionspotenziale. | ●–● | ●–● |
| **Sonographie**<br>Die Sonographie der Muskulatur ist häufig unergiebig. Lediglich in fortgeschrittenen Stadien kann sich eine Vermehrung der Echointensität zeigen. | ● | ●–● |
| **Muskelbiopsie**<br>Die morphologische Untersuchung der Muskelbiopsie spielt bei den früh beginnenden mitochondrialen Erkrankungen eine untergeordnete Rolle. Hier dient sie in erster Linie der Ausschlussdiagnostik anderer Erkrankungen. Im ersten Lebensjahr können morphologische Hinweise auf eine mitochondriale Dysfunktion komplett fehlen. | ●–●–●–● | ●–●–●–● |

**Lichtmikroskopie**

In der Trichrom-Färbung finden sich die so genannten *ragged-red fibers*. Allerdings sind diese beim Kind deutlich seltener als bei erwachsenen Patienten mit mitochondrialen Erkrankungen. Die Pathologie der Mitochondrien lässt sich lichtmikroskopisch in den oxidativen Enzymen durch eine Akkumulation von Enzymaktivität darstellen (NADH-Reduktase-Reaktion, Succinatdehydrogenase-Reaktion). Durch eine gleichzeitige Färbung der Cytochrom-C-Oxidase und der Sukzinatdehydrogenase lassen sich COX-Einzelfaserdefekte gut nachweisen.

*Ultrastrukturell* kommen Veränderungen der Mitochondrien (Vergößerung, abnorme Struktur, parakristalline Einschlüsse) zur Darstellung.

| Diagnostik | Stellenwert in Diagnostik | Aufwand |
|---|---|---|

Zwingend notwendig ist auf jeden Fall die *pathobiochemische Untersuchung*. Dies setzt voraus, dass das Gewebe möglichst unmittelbar nach der Entnahme bei −80° gefroren wird. Soll zusätzlich eine Untersuchung an vitalen Mitochondrien durchgeführt werden, muss das Gewebe innerhalb weniger Stunden in einem passenden Puffermedium in das entsprechende Labor gebracht werden. Es empfiehlt sich, vor der Durchführung der Muskelbiopsie mit dem verarbeitenden Labor Kontakt aufzunehmen.

**Cave:** Die alleinige morphologische Untersuchung von formalinfixiertem Gewebe reicht keinesfalls aus, um eine Aussage zu ermöglichen.

### Genetik-Erbgänge

Es kommen alle Formen von Erbgängen vor. Bei ca. 75 % der Patienten ist davon auszugehen, dass nukleär codierte Gene verantwortlich sind, bei 25 % handelt es sich um eine Schädigung im mitochondrialen Genom. Hierbei entstehen große Deletionen häufig spontan, während Punktmutation und Duplikation meist einem maternalen Erbgang entsprechen.

### Genetische Diagnostik

Eine primär genetische Diagnostik ist bei den relativ wenigen Patienten möglich, bei denen ein klar definiertes mitochondriales Syndrom vorliegt. Es muss allerdings in Zusammenarbeit mit einem spezialisierten Zentrum besprochen werden, welches Material für die Diagnostik geeignet ist. So können große Deletionen im mitochondrialen Genom unter Umständen nicht an Leukozyten, sondern nur im Muskelgewebe untersucht werden.

Die pränatale Diagnostik ist relativ gut möglich bei nukleär codierten Erkrankungen. Liegt hingegen eine Mutation im mitochondrialen Genom vor, kann aufgrund der Heteroplasmie bei Untersuchung einer mütterlichen Blutprobe nur sehr schwer abgeschätzt werden, wie hoch das Risiko für das ungeborene Kind ist. Aus dem gleichen Grund ist die Chorionzottenbiopsie nur eingeschränkt verwertbar. Deshalb sollte vor einer Pränataldiagnostik eine humangenetische Beratung unbedingt durchgeführt werden.

### Diagnosesicherung

Erlaubt ein klinisches Syndrom mit typischer Symptomkonstellation (z.B. MELAS-Syndrom) eine spezifische Verdachtsdiagnose, kann versucht werden, einen direkten Weg über die Molekulargenetik zu gehen.

In der Mehrzahl der Fälle hingegen muss primär versucht werden, über eine Muskelbiopsie mit anschließender pathobiochemischer Diagnostik eine Analyse der betroffenen Teile der Atmungskette zu erreichen und dann evtl. gezielt eine molekulargenetische Untersuchung zu veranlassen. Allerdings ist bis heute nur in ca. 20 % eine definitive molekulargenetische Zuordnung möglich.

| Verlauf | Häufigkeit |
|---|---|
| **Atmung** | ●–●–○ |
| Die Atmung kann bei mitochondrialen Erkrankungen durch verschiedene Mechanismen beeinträchtigt sein: | |
| • Störungen des Atemantriebs bei Läsionen, die den Hirnstamm betreffen (z. B. Leigh-Syndrom). Bei dieser Gruppe von Patienten kann es auch zu einem sekundären Undine-Syndrom mit einem Verlust des Atemantriebs während des Schlafes kommen. <br> • Steht die Myopathie im Vordergrund, kommt es zu einer restriktiven Ventilationsstörung. <br> • Bedingt durch eine mögliche Schluckstörung kann es gehäuft zu Aspirationspeumonien kommen. | |
| **Gehör** | ●–●–● |
| Hörstörungen kommen in knapp der Hälfte der Kinder mit mitochondrialer Erkrankung vor. Deshalb sollte regelmäßig eine Hals-Nasen-Ohren-ärztliche Untersuchung erfolgen und rechtzeitig die Indikation zur Verwendung von Hörhilfen gestellt werden. Reicht ein externes Hörgerät nicht mehr aus, muss überlegt werden, ob die Indikation für ein Cochleaimplantat besteht, welches bereits bei Kindern mit Mitochondriopathien erfolgreich eingesetzt wird. | |
| **Orthopädie** | ●–● |
| Orthopädische Aspekte stehen meist nicht im Vordergrund. Bei schwer verlaufenden muskulären mitochondrialen Erkrankungen muss allerdings mit dem Auftreten einer Skoliose gerechnet werden. <br> Stehen zentralnervöse Symptome im Vordergrund, entspricht die Behandlung letztlich den Kriterien, die bei infantiler Zerebralparese angewandt werden. Stehen extrapyramidal motorische Störungen im Vordergrund, kann es zu erheblichen Fehlstellungen der Füße kommen. | |
| **Ernährung** | ●–●–● |
| Ca. 15 % der Patienten mit Mitochondriopathien zeigen deutliche Schwierigkeiten bei der Ernährung. Im Einzelfall muss analysiert werden, welcher Faktor hierfür verantwortlich ist: | |
| • Schluckstörung durch eine (häufig extrapyramidal-motorische) zentrale Innervationsstörung <br> • Schluckstörung durch Muskelschwäche <br> • Mobilitätsstörung des Gastrointestinaltraktes (z. B. bei MNGIE-Syndrom) <br> • Gastroösophagealer Reflux <br> • Hypermetabolismus durch ineffektive Funktion der Atmungskette | |
| In Abhängigkeit davon muss entschieden werden, ob Übungsverfahren wie Logopädie ausreichend sind oder ob die Indikation zu einer Sondenernährung (Magensonde/PEG) besteht. Insgesamt sollte die Indikation zu diesen Maßnahmen großzügig gestellt werden, da eine katabole Ernährungssituation für die Grunderkrankung problematisch ist. | |

| Verlauf | Häufigkeit |
|---|---|

**Kognitive/psychiatrische Probleme** ●─●─◐

Mitochondriale Störungen, die zusätzlich das Zentralnervensystem betreffen, weisen häufig kognitive und psychiatrische Probleme auf. Die Kinder können autistische Züge zeigen. Es kann eine deutliche geistige Behinderung vorliegen. Allerdings ist häufig, insbesondere bei den Patienten mit ausgeprägter extrapyramidal motorischer Störung, mit einer damit verbundenen Sprechstörung schwer abzuschätzen, wie gut die kognitiven Fähigkeiten in Wirklichkeit sind.

**Anästhesie** ●─●─●─●

In erster Linie sollte der perioperative Stress möglichst gering gehalten werden, um eine Dekompensation eines vorher noch stabilen Systems zu vermeiden. Eine katabole Situation sollte auf jeden Fall vermieden werden.

Wichtig ist, in jedem Fall die Notwendigkeit von Eingriffen mit Anästhesie auf ein Minimum zu beschränken, da immer wieder eine Verschlechterung im zeitlichen Zusammenhang mit derartigen Maßnahmen beobachtet wird.

Es gibt keine Angaben darüber, welche spezifischen Anästhetika ein höheres oder geringeres Risiko beinhalten.

**Notwendige Verlaufskontrollen**

Angesichts der Tatsache, dass es sich um eine Systemerkrankung handelt, muss regelmäßig auf die möglicherweise betroffenen Organsysteme geachtet werden. Bei der Verlaufskontrolle sollte deshalb gezielt gefragt werden nach:

- Muskelschwäche, Belastungsintoleranz
- Hörstörung
- Sehstörungen (insbesondere Nachtblindheit)
- Kardialen Symptomen
- Ernährungssituation, Wachstum
- Hinweisen auf endokrine Störung (Diabetes mellitus, Elektrolyt-Störungen)
- Kognitiver Entwicklung/Leistung in der Schule

Entsprechend der Vielgestaltigkeit der Verläufe gibt es leider kein einheitliches Untersuchungsprotokoll, welches bei allen Patienten angewandt werden kann. Es ist aber auf jeden Fall ratsam, neben einer klinischen Untersuchung, welche die oben dargestellten Aspekte erfasst, auf jeden Fall regelmäßige kardiologische Verlaufskontrollen, augenärztliche Untersuchungen sowie basale Laborkontrollen durchzuführen.

**Therapie**

**Medikamentöse Maßnahmen**

Gezielte medikamentöse Maßnahmen liegen für die Mehrzahl der mitochondrialen Erkrankungen nicht vor. Im Einzelfall kann versucht werden, durch eine zusätzliche Gabe von Coenzymen die Funktion der Atmungskette zu verbessern (Coenzym Q 10, Riboflavin, Vitamin K). Gesicherte Daten hierzu liegen allerdings nicht vor, im Einzelfall muss überprüft werden, ob tatsächlich ein fassbarer Effekt vorliegt.

## Symptomatische Therapie

Diese muss sich an den vorliegenden Defekten orientieren:

- Bei rein muskulären mitochondrialen Myopathien stehen Krankengymnastik und Ergotherapie mit entsprechender Hilfsmittelversorgung im Vordergrund.
- Bei Gedeihsstörung sollte rechtzeitig eine Ernährungsberatung erfolgen und eine PEG überlegt werden.
- Bei Sehstörungen in enger Zusammenarbeit mit dem Augenarzt Verordnung von Sehhilfen und, wenn hochgradig, rechtzeitige Kontaktaufnahme zu Einrichtungen der Sehbehindertenhilfe.
- Bei Hörstörungen intensive Zusammenarbeit mit Pädaudiologie zur rechtzeitigen Versorgung mit entsprechenden Hörgeräten und möglicherweise Einschulung in eine Schule für Hörgeschädigte.
- Die Behandlung von Kardiomyopathien und Rhythmusstörungen erfolgt entsprechend den üblichen Leitlinien der Kardiologie.

## Verlauf und Prognose

Insgesamt weisen mitochondriale Erkrankungen eine extreme Variabilität des klinischen Verlaufs auf. Während einige sehr früh beginnende Mitochondriopathien innerhalb der ersten Lebensjahre zum Tod führen können, haben andere Patienten mit progressiver externer Ophthalmoplegie eine normale Lebenserwartung. Prognostische Aussagen sollten deshalb mit äußerster Vorsicht gemacht werden. Wesentlicher Faktor, der mit einer schlechten Prognose assoziiert ist, ist das Vorhandensein einer Kardiomyopathie. In einer Studie zeigte sich, dass 18 % der Patienten mit Kardiomyopathie ins Erwachsenenalter überlebten, während dies bei 95 % ohne Kardiomyopathie der Fall war. Leider muss allerdings immer wieder beobachtet werden, dass es auch plötzlich (zum Teil in Zusammenhang mit Infekten) zu einer massiven Verschlechterung der Symptomatik kommen kann.

## Links

Mitochondriale Erkrakungen (unter DGM) (www.mito-erkrankung.de)
United Mitochondrial Disease Foundation (www.umdf.org/)
Mito Action (www.mitoaction.org/)
Netzwerk für mitochondriale Medizin (www.baur-institut.de/krankheitsbilder/mitochondriale_erkrankungen/)
mitoNET – Deutsches Netzwerk für mitochondriale Erkrankungen (mitonet.org/)

## 4.3.5    Maligne Hyperthermie

### Definition

Die maligne Hyperthermie (MH) ist eine primäre Stoffwechselstörung des Skelettmuskels und stellt eine potenziell lebensbedrohliche Stoffwechselentgleisung bei Narkosen mit volatilen Anästhetika und depolarisierenden Muskelrelaxantien dar.

### Pathophysiologie/Ätiologie

Die Disposition zur MH ist genetisch determiniert. Grundsätzlich ist der genetische Hintergrund heterogen mit über 170 Varianten, zu denen die MH bisher gelinkt werden konnte. Dabei sind bis zu 80 % der MH-Fälle durch Mutationen im *Ryanodinrezeptor1*-Gen (*RYR1*) auf dem langen Arm von Chromosom 19 bedingt; der Erbgang ist autosomal-dominant. Hierbei kommt es nach Gabe von volatilen Anästhetika und/oder depolarisierenden Muskelrelaxantien zur häufigeren und längeren Öffnung des Kalziumkanals, was einen überschießenden Kalziumeinstrom in die Skelettmuskelzelle und dadurch unkontrolliert ablaufende ständige Muskelkontraktionen bewirkt.

**Häufigkeit**

### Epidemiologie

Die MH kommt weltweit vor, die Prävalenz für eine Disposition liegt im Kindesalter bei ca. 1:15.000.

### Klinische Symptome

Im Rahmen von Narkosen kann es aufgrund oben beschriebener Mechanismen zur raschen Entwicklung folgender klinischer Symptome kommen:

- Masseterspasmus
- Tachykardie, Herzrhythmusstörungen
- Vertiefte Atemzüge
- Zyanose
- Generalisierte Muskelrigidität
- Verbrauchskoagulopathie
- Temperaturanstieg bis 41°C und evtl. noch höher

### Wichtige Differenzialdiagnosen

*Andere neuromuskuläre Erkrankungen:* Es kann bei Narkosen mit volatilen Anästhetika und depolarisierenden Muskelrelaxantien zu MH-ähnlichen Reaktionen kommen (Herzstillstand!). Deshalb sind diese Triggersubstanzen der MH auch bei neuromuskulären Erkrankungen zu meiden und den Patienten ist ein Notfallpass auszustellen.

### Diagnostik

- *Klinische Leitsymptome* wie oben beschrieben
- Zusätzlich Messung der Blutgase: $pCO_2$-Erhöhung, metabolische Azidose, Hyperkaliämie
- *Messung der Muskelenzyme:* Deutlicher Anstieg von Kreatinkinase und Myoglobin in Serum und Urin
- *In-vitro-Kontrakturtest:* Dieser erfolgt bei Verdacht auf eine genetische Disposition zur MH ohne bekannten genetischen Hintergrund nach Europäischem Protokoll. Exzidierte Muskelfasern werden mit vorgegebener Größe in ein Spezialbad eingespannt und steigenden Konzentrationen von Koffein und Halothan ausgesetzt. Der Test gilt als positiv (MHS), wenn erhöhte Kontrakturen bei Zufuhr beider Substanzen auftreten, als negativ (MHN), wenn es nicht zu Kontrakturen kommt und als MH verdächtig, wenn es nur bei einer der beiden Substanzen zu Kontrakturen kommt. Er kann ab dem Alter von 4 Jahren durchgeführt werden, allerdings bieten das nur sehr wenige Zentren an.
- *Genetische Analyse in RYR1:* Nach abgelaufener MH bei dem Indexpatienten, weitere Genorte werden nicht in der Routine angeboten, da zu selten. Bei bekannter Mutation in der Familie kann die genetische Analyse für weitere Mitglieder angeboten werden; dies sollte immer im Rahmen einer genetischen Beratung erfolgen.

**Diagnosesicherung**

Die Kombination der klinischen Symptome mit den Laborbefunden ist wegweisend. Eine Therapie ist umgehend einzuleiten, da es sich um ein lebensbedrohliches Ereignis handelt!

**Verlauf**

Zusatzprobleme können sich aus den möglichen Residualsymptomen ergeben. Grundsätzlich kann aber bei rascher effektiver Therapie (s. u.) die akute Symptomatik folgenlos bleiben. In der Prophylaxe müssen Triggersubstanzen der MH bei notwendig werdenden Narkosen vermieden werden.

**Notwendige Verlaufskontrollen, Diagnostik, multidisziplinäres Management**

Nach der akuten Situation sind Vorstellungen in einer spezialisierten Ambulanz sinnvoll, um:

* Ausführlich über das Krankheitsbild aufzuklären und die Konsequenzen für weitere Narkosen aufzuzeigen
* Mögliche zu Grunde liegende neuromuskuläre Erkrankungen zu belegen bzw. auszuschließen, das bedeutet weitere Diagnostik zu veranlassen
* Evtl. im freien Intervall den in-vitro-Kontrakturtest zu planen
* Nochmal die genetische Beratung zu empfehlen bzw. zu veranlassen
* Bei Nachweis einer Mutation, meist im *RYR1-Gen*, die Bedeutung für weitere Familienmitglieder zu besprechen

**Therapie**

* Beseitigung der Triggersubstanzen
* Gabe von 100 % Sauerstoff
* Dantrolen i.v.
* Pufferung bei Azidose
* Kühlung
* Überwachung auf der Intensivstation

**Verlauf und Prognose**

Diese ist abhängig von der umgehenden suffizienten Therapie. In der akuten Situation ist dies ein lebensbedrohliches Krankheitsbild und letale Verläufe kommen vor. Bei folgenlosem Überleben des akuten Ereignisses und anschließender Vermeidung von Triggersubstanzen der MH ist die Prognose gut.

**Links**

European Malignant Hyperthermia (MH) Group (www.emhg.org)
Malignant hyperthermia Association of the United States (www.mhaus.org)
http://www.emhg.org/genetics/mutations-in-ryr1/

## 4.3.6    Myotonie

### 4.3.6.1    Myotone Dystrophie (Dystrophia myotonica, DM1)

**Definiton**

Die Myotone Dystrophie Typ 1 (DM1) ist eine Multisystemerkrankung, die u.a. Muskel, Gehirn, endokrines System, Gastrointestinaltrakt betreffen kann.

**Pathophysiologie**

Die Erkrankung ist durch eine Expansion einer Triplet-RepeatSequenz (CTG-Repeats) auf Chromosom 19 im *DMPK*-Gen bedingt. Die Länge der Triplet-Repeat Sequenzen bestimmt den Schweregrad der Erkrankung. Nachdem die schwerste, kongenitale Form ausschließlich maternal vererbt wird, geht man zusätzlich von einem maternalen Imprinting aus.

Da die Anzahl der Triplet-Repeats von Generation zu Generation zunimmt, kommt es klinisch zur *Antizipation*, also zum früheren Auftreten in Folgegenerationen.

Expandierte Triplet-Repeats führen zur Beeinflussung mehrerer verschiedener Gene: Verminderte Aktivität von DMPK führt zur Muskelschwäche und Herzrythmusstörungen durch eine Veränderung eines Natrium-Kanals, Reduktion von SIX5 zum Auftreten von Katarakten sowie eine vermehrte Synthese von CUG-RNA Sequenzen zum veränderten Splicingverhalten bei der RNA-Synthese einer Vielzahl von Genen. Unter anderem führt dies zu Veränderungen in einem Chloridkanalgen, NMDA-Rezeptor, Insulinrezeptor und vielen anderen.

Entsprechend der Vielzahl der betroffenen Gene und betroffenen Organsystem handelt es sich um eine Multisystemerkrankung.

**Häufigkeit**

**Epidemiologie**

In Europa wird mit einer Häufigkeit von 13:100.000 Geburten gerechnet. Von diesen leiden 15 % an der schweren kongenitalen Form. Da diese ausschließlich von der Mutter übertragen wird, wird angenommen, dass maternales Imprinting eine Rolle spielt. Bei Müttern mit Dystrophia myotonica muss in einem Viertel der Kinder mit dem Auftreten einer kongenitalen DM1 gerechnet werden.

**Klinische Symptome**

Die Erkrankung kommt in einem breiten Spektrum vor, welches von der schweren kongenitalen Form bis hin zu Abortivformen reicht, die oft nur zur Katarakt in einem höheren Lebensalter führen.

Leitsymptome der *kongenitalen Form* sind:

- Polyhydramnion infolge der Schluckstörung, verminderte Kindsbewegungen sowie häufig Geburt aus Beckenendlage können bereits pränatale Hinweise sein.
- Respiratorische Insuffizienz: Bei ca. 50 % ist unmittelbar postpartal eine Intubation und Beatmung nötig. Allerdings kommt es bei den meisten Kindern im Verlauf der kommenden Wochen, bisweilen auch Monate zur Besserung der respiratorischen Funktion, sodass viele Kinder letztendlich ohne Respirator überleben können.
- Schluckstörung: Diese macht anfangs häufig eine Sondierung nötig. Auch hier kommt es im Verlauf meist zu einer Besserung. Durch Mitbeteiligung der glatten Muskulatur des Darms kann es zum Megacolon sowie zum Ileus kommen.
- Meist ausgeprägte geistige Behinderung, welche allerdings nicht progredient ist.
- Kontrakturen, welche vor allem an den unteren Extremitäten vorliegen (meist Klumpfußstellung).

Myotone Phänomene (Aktionsmyotonie, Perkussionsmyotonie) treten erst ab dem frühen Schulalter auf. Findet sich bereits neonatal eine klinische oder elektromyographische Myotonie, muss die Diagnose ernsthaft in Zweifel gezogen werden.

Typische klinische Befunde beim *älteren Kind mit einer DM1* sind:

- Facies myopathica mit Ptosis, inkomplettem Mundschluss, Atrophie der Mm. temporales
- Nasale Sprache durch fehlenden Verschluss des Gaumensegels
- Schwäche der Nackenbeuger sowie eine sehr häufige, massive Atrophie des M. sternocleidomastoideus
- Distale Paresen an den Armen (vor allem der Fingerbeuger), an den Beinen proximale und distale Paresen (mit Steppergang)
- Aktionsmyotonie

**Wichtige Differenzialdiagnosen**

Bei der kongenitalen Form kommen sämtliche kongenitalen Myopathien in Betracht. Aufgrund der oft zusätzlich bestehenden geistigen Behinderung mit einer auch in der Säuglingsperiode schon fassbaren Vigilanzstörung muss auch an eine primär zentralnervöse oder syndromale Ursache der muskulären Hypotonie gedacht werden (z.B. Prader-Willi-Syndrom, SMA?). Allerdings ist die Hypotonie und Schwäche bei ZNS-Erkrankungen häufig im Bereich der Rumpfmuskulatur betont, wohingegen Kinder mit einer Dystrophia myotonica in der Regel eine generalisierte Muskelschwäche aufweisen. Findet sich beim älteren Kind eine Myotonie, muss an eine DM1 gedacht werden. Im Unterschied zu kongenitalen DM1-Patienten, die meist ein schmächtiges Muskelprofil haben, zeigen diese Kinder oft eine auffallend kräftige Muskulatur.

| Diagnostik | Stellenwert in Diagnostik | Aufwand |
|---|---|---|
| **CK** <br> Die CK ist meist erhöht. | ●—● | ● |
| **Neurophysiologie** <br> In den ersten Lebensjahren sind nur unspezifische Befunde zu erwarten. In erster Linie dient die klinische Neurophysiologie der Ausschlussdiagnostik anderer neuromuskulärer Erkrankungen. *Der Nachweis einer Myotonie in den ersten Lebensjahren spricht gegen eine DM1!* Bei dieser Erkrankung ist die Myotonie meist erst beim Schulkind nachweisbar. Demgegenüber kann der Nachweis einer Myotonie bei der Mutter den Verdacht auf eine kongenitale DM1 erwecken. Im Zweifelsfall ist eine molekulargenetische Untersuchung sinnvoller, zumal in Einzelfällen eine kongenitale Dystrophia myotonica auch bei Müttern ohne Nachweis einer Myotonie auftreten kann. | ●—●—●    !!! | ●—●—● |
| **Sonographie** <br> Bei schweren Formen zeigt sich eine in der distalen Muskulatur betonte Vermehrung der Echointensität. | ●—● | ●—● |

| Diagnostik | Stellenwert in Diagnostik | Aufwand |
|---|---|---|
| **Muskelbiopsie** | ● ○ ○ ○ ○ | ● ● ● ● |
| Ist heute bei der DM1 nicht mehr indiziert. Im ersten Lebensjahr finden sich nur unspezifische myopathische Veränderungen. Beim älteren Kind können Ringbinden, sarkoplasmatische Massen sowie eine Vermehrung der Anzahl intrafusaler Muskelfasern nachgewiesen werden. Allerdings sollte auf diese Kriterien geachtet werden, falls eine Muskelbiopsie im Rahmen der differenzialdiagnostischen Aufarbeitung entnommen wurde. | | |
| **Genetik-Erbgänge** | | |
| Dominanter Erbgang mit Vorliegen von instabilen CTG-Repeats auf Chromoson 19. Durch Zunahme der Triplet Repeats kommt es zur Antizipation. Spontanmutationen kommen praktisch nicht vor. Allerdings kann die Anzahl der Repeats bei den Eltern im präklinischen Bereich liegen, sodass diese entweder keine Symptome aufweisen oder diese erst in einem höheren Lebensalter bekommen. | | |
| **Genetische Diagnostik** | ● ● ● ● ○ | |
| Nachweis pathologisch vermehrter CTG-Repeats auf Chromosom 19. | | |

**Diagnosesicherung**

bei Neugeborenen mit der Kombination aus Schluckstörung, respiratorischer Insuffizienz und Klumpfüßen sollte bereits frühzeitig (nach Ausschluss einer zentralnervösen Ursache) eine molekulargenetische Untersuchung veranlasst werden. Auf jeden Fall ist es sinnvoll, bei den Eltern gezielt nach Katarakt in der Familie zu fragen, sowie nach einer klinischen Myotonie zu suchen (Perkussion des Thenar oder Unterarms, Auslösung einer Aktionsmyotonie).

Beim älteren Kind mit einer deutlichen Facies myopathica und einer mentalen Retardierung empfiehlt sich ebenfalls die oben genannte Untersuchung der Familie sowie die großzügige Indikationsstellung zur molekulargenetischen Untersuchung.

| Verlauf | Häufigkeit |
|---|---|
| **Atmung** | ● ● ● |
| Die meisten Kinder mit kongenitaler DM1 müssen beatmet werden. In aller Regel gelingt es allerdings, die Kinder innerhalb von Wochen bis zu einigen Monaten komplett vom Respirator zu entwöhnen. Die Letalität bei Patienten, die länger als 30 Tage post partum beatmet werden müssen, liegt bei 25 %. Im jüngeren bis mittleren Erwachsenenalter kann es dann erneut zur respiratorischen Verschlechterung kommen. | |

| Verlauf | Häufigkeit |
|---|---|
| Bei älteren Kindern und Erwachsenen kommt es häufig zu nächtlicher Hypoventilation bedingt durch: <br><br> • Obstruktives Schlafapnoesyndrom <br> • Zentrale Hypoventilation | |

**Herz/Kreislauf**

Häufig kommt es zur Reizleitungsstörungen und Arrhythmien. Diese tragen ganz erheblich zur Mortalität bei (wobei in aller Regel kardiale Todesfälle erst im Erwachsenenalter vorkommen). Aus diesem Grund sollte ab dem 10. Lebensjahr jährlich ein EKG und Langzeit-EKG durchgeführt werden.
Eine Kardiomyopathie hingegen kommt nur selten bei dieser Erkrankung vor.

**Orthopädie**

Kinder mit kongenitaler DM1 weisen häufig einen Klumpfuß auf. Dieser muss konsequent durch redressierende Maßnahmen korrigiert werden.

**Kognitive/psychiatrische Probleme**

Kinder mit kongenitaler DM1 weisen obligat eine geistige Behinderung auf. In aller Regel ist eine Beschulung in der Regelschule nicht möglich.
Kinder mit einem späteren Beginn der Erkrankung können, müssen allerdings nicht eine Minderung der Intelligenz aufweisen.
Ungefähr die Hälfte der kindlichen Patienten weisen eine autistische Störung oder ein Aufmerksamkeits-Defizit und Hyperaktivitäts-Syndrom (ADHS) auf, wobei die Häufigkeit mit dem Schweregrad der Erkrankung zunimmt.

**Ernährung/Gastrointestinaltrakt**

Hauptproblem bei der kongenitalen DM1 ist eine deutliche Schluckstörung. Dies führt anfangs zur Notwendigkeit der Sondierung, langfristig ist allerdings meistens Schlucken möglich.
Insbesondere bei der kongenitalen DM1 können allerdings auch andere Abschnitte des Gastrointestinaltraktes betroffen sein mit einer Dilatation von Magen, Dünndarm und Colon im Sinne eine Megacolon.

**Notwendige Verlaufskontrollen**

Nachdem es sich um eine Multi-System-Erkrankung handelt, sind umfangreiche Verlaufskontrollen notwendig, welche folgende Teilaspekte erfassen müssen:

• Muskuläre Funktion (hier insbesondere die Frage, durch welche Maßnahmen eine Gehfähigkeit und Stehfähigkeit der Patienten erreicht werden kann)
• Kognitive Funktion (Beurteilung der weiteren schulischen Förderung)
• Ernährungsberatung
• Beim älteren Kind evtl. endokrinologische Diagnostik

- Orthopädische Aspekte
- Kardiologische Kontrollen: Es wird empfohlen, einmal jährlich ein EGK, in zweijährigen Abständen ein 24 Stunden-EKG und alle 5 Jahre eine Echokardiographie durchzuführen. Bei vorhandenen Symptomen sollten die Kontrollen selbst verständlich häufiger durchgeführt werden.

Untersuchungen sind in der Regel zweimal pro Jahr sinnvoll.

## Therapie

### Medikamentöse Maßnahmen

Medikamentöse Maßnahmen zur Besserung der Muskelfunktion im Kindesalter sind nicht vorhanden.

Bei extremer Tagesmüdigkeit sollte in erster Linie untersucht werden, ob eine nächtliche Schlafapnoe vorliegt. Falls nicht, eventuell Versuch mit Psychostimulanzien.

Die Myotonie muss in der Regel nicht behandelt werden. Nur in ausgeprägten Fällen kann eine Behandlung mit Phenytoin, Clomipranin oder Imipramin versucht werden.

### Symptomatische Therapie

Im Vordergrund stehen orthopädische Maßnahmen (Behandlung des Klumpfußes, Unterschenkelorthesen bei Fußheberschwäche), Krankengymnastik, Logopädie sowie heilpädagogische Maßnahmen.

### Prognose

Bei der kongenitalen DM1 muss im 3. und 4. Lebensjahrzehnt mit dem Auftreten von unter Umständen lebensbedrohlichen Herzrhythmusstörungen gerechnet werden. Bei später beginnenden Formen ist die Lebenserwartung nur gering reduziert.

## 4.3.6.2 Myotonia und Paramyotonia congenita (Typ Becker, Typ Thomsen)

### Defintion

Es handelt sich um Ionenkanalkrankheiten, bei denen durch eine Mutation im Chloridkanal oder Natriumkanal im Wesentlichen die Muskulatur betroffen ist.

### Pathophysiologie

Mutationen des *CLCN1*-Gens codieren den Skelettmuskelchloridkanal CLC-1 auf Chromosom 7q35. Bei den meisten Mutationen im CLCN1-Gen handelt es sich um Veränderungen, die eine rezessive Form der *Myotonia congenita* bedingen. Die Ursache für den dominanten Typ Thomsen ist ein dominant negativer Effekt in bestimmten funktionellen Abschnitten des mutierten CLC-1-Kanals. Die Mutationen bedingen eine Verminderung oder das Fehlen der Chloridkanäle in der Muskelmembran. Das Ruhepotenzial des Chloridkanals ist vermindert, was zur Erhöhung der Membranerregbarkeit führt, Serien von willkürlichen und unwillkürlichen Aktionspotenzialen führen zur Muskelsteifheit. Die Schwere der Symptomatik scheint abhängig von Ausmaß und Anzahl der defekten Chloridkanäle zu sein, die Grenzen von dominant, partiell dominant und rezessiv sind fließend. Bei der *Paramyotonia congenita* und der *kaliumaggravierten Myotonie* liegen Mutationen im *SCN4A*-Gen vor, das die α-Untereinheit des Skelettmuskel-Natriumkanals auf Chromosom 17q23.1-q25.3 kodiert. Bei den Natriumkanalmyotonien kommt es zu einer gestörten Funktion der Natriumkanäle, wobei zwei Varianten unterschieden werden können: Eine unvollständige Inaktivierung mit inkomplettem Schluss eines bestimmten Prozentsatzes der Kanäle am Ende der Depolarisationsphase bei der kaliumsensitiven Myotonie oder eine Verlangsamung der Inaktivierung bei der Paramyotonia congenita. In beiden Fällen kommt es zu einem vermehrten Natriumeinstrom in die Muskelzelle und zu einer erhöhten intrazellulären Natriumkonzentration. Ist diese leicht vermehrt, werden repetitiv Aktionspotenziale ausgelöst und es entsteht eine Myotonie (kaliumaggravierte Myotonie). Ist der Natriumeinstrom deutlich vermehrt, kommt es zu einer ausgeprägten Membrandepolarisation, die Natriumkanäle werden inaktiviert und die Muskelzellen unerregbar (Paramyotonie).

**Häufigkeit**

### Epidemiologie

Die Prävalenz in Deutschland beträgt 1:25.000 für die Myotonia congenita Becker, 1:400.000 für die Myotonia congenita Thomsen und 1:25.000 für die Paramyotonie. Für die kaliumaggravierte Myotonie liegen keine Angaben zur Prävalenz vor. In England ist die Myotonia congenita Thomson häufiger.

### Klinische Symptome

1. Die *rezessive Myotonia congenita vom Typ Becker* ist mit 80 % aller Fälle die häufigste Form und wird ohne große intra- oder interfamiliäre Variabilität des klinischen Bildes zwischen dem 3. und 30. Lebensjahr klinisch manifest.

Leitsymptom bei dieser Erkrankung ist eine deutliche Steifigkeit der Muskulatur zu Beginn der Bewegung mit einer Besserung (»*warming-up*«) bei repetitiver Belastung. Klinisch wird unter Umständen bei betroffenen Neugeborenen ein verzögertes Augenöffnen nach Schreien bemerkt.

Im Kleinkindalter fallen die Kinder häufig durch eine »Ungeschicklichkeit« und gehäufte Stürze auf, welche letztlich durch die Steifigkeit der Muskulatur und der damit verbundenen Unfähigkeit zu raschen Gleichgewichtsreaktionen erklärt werden kann. Unmittelbar nach Initiierung einer Bewegung besteht zusätzlich eine, allerdings nur wenige Sekunden andauernde Muskelschwäche. Die Patienten realisieren ihre Beschwerden häufig zuerst in den Beinen. Meist breitet sich die myotone Muskelversteifung in den folgenden Lebensjahren auf die Arme, den Nacken und die Gesichtsmuskeln aus. Bei 75 % aller Patienten tritt die myotone Versteifung nach einer transienten Muskelschwäche über mehrere Sekunden vor allem in den Armen und Händen auf, die die Betroffenen an der Ausführung einer Bewegung hindert und gefolgt ist von einer anhaltenden Inaktivität. Bisweilen kommt es durch die Aktionsmyotonie und die damit verbundene Unfähigkeit, nach einem Sprung ins Wasser Schwimmbewegungen durchzuführen, zum »Beinahe-Ertrinken«.

Die Steifigkeit der Muskulatur nimmt häufig mit der Pubertät zu. Zu diesem Zeitpunkt findet sich häufig das Vollbild der Erkrankung mit:

- Aktionsmyotonie
- Perkussionsmyotonie
- Warming-up Phänomen

- Muskel Hypertrophie
- Lid-lag, Graefe-Zeichen (bei Blickwendung nach unten geht das Oberlid nur verzögert mit, das Augenweiß bleibt sichtbar)

Wegen des oft sehr athletischen Habitus, welcher in starkem Kontrast zu der offensichtlichen Behinderung steht, werden die Kinder häufig gehänselt.
Knaben sind in der Regel stärker betroffen als Mädchen.
Eine Muskelschwäche kann in einzelnen Fällen zusätzlich vorhanden sein, insbesondere beim Treppensteigen findet sich die Kombination aus einer erheblichen Steifigkeit sowie einer gewissen Schwäche.
Kälte und emotionaler Stress führen in der Regel zu einer Verstärkung der Beschwerden.
Selten kann es zu kardialen Affektionen kommen, z. B. ein Wolff-Parkinson-White-Syndrom.

2. Der dominante Typ Thomsen stellt in 90 % der Fälle eine leichtere Verlaufsform mit milder ausgeprägten Symptomen im Vergleich zum Typ Becker dar. Weitere 10 % der Patienten sind klinisch symptomlos; deren Erkrankung ist phänotypisch nur durch das EMG zu diagnostizieren.

3. Die Paramyotonia congenita kann ähnliche Symptome zeigen; der wesentliche Unterschied besteht in dem Auftreten bei Bewegung und Zunahme bei motorischer Aktivität. Das *warm-up*-Phänomen fehlt! Typisch ist eine Muskelschwäche nach längerer körperlicher Belastung oder Kälteexposition; möglich sind auch paroxysmal auftretende »Schwächeattacken«. Die paramyotonen Symptome sind kongenital oder spätestens bis zum 10. Lebensjahr manifest.

4. Die kaliumaggravierte Myotonie ist gekennzeichnet durch die von Tag zu Tag fluktuierende myotone Symptomatik, Muskelschwäche kommt nicht vor und eine Kälteempfindlichkeit ist kaum vorhanden. Auch hier ist die Muskelbelastung auslösender Faktor, Kalium und depolarisierende Agenzien verstärken die Myotonie. Dies kann bei Narkosen lebensbedrohlich für die Betroffenen sein.

**Wichtige Differenzialdiagnosen**

Steht das Leitsymptom Myotonie im Vordergrund, muss in erster Linie eine DM1 mit in Erwägung gezogen werden. Im Unterschied zu Myotonia congenita steht hier allerdings die Muskelschwäche im Vordergrund.
Sonstige Erkrankungen, die zur klinischen Myotonie führen können, sind:

- Periodische Lähmungen mit Myotonie
- M. Pompe

| Diagnostik | Stellenwert in Diagnostik | Aufwand |
|---|---|---|
| **CK** <br><br> In der Regel geringfügig erhöht. In seltenen Fällen mit einer deutlicheren Muskelschwäche eine stärkere Erhöhung möglich, dann stellt sich allerdings die Differenzialdiagnose einer DM1. | ◕ | ◕ |
| **Neurophysiologie** <br><br> Bei den Erkrankungen aus dem Formenkreis der periodischen Lähmungen lässt sich während der Lähmung | ●●● | ●●● |

| Diagnostik | Stellenwert in Diagnostik | Aufwand |
|---|---|---|
| eine deutliche Minderung des motorischen Summenaktionspotenzials in der Neurographie darstellen. Bei der Myotonia congenita selbst ist die Neurographie unauffällig.<br>In der Elektromyographie zeigt sich bei Insertion der Nadel eine myotone Entladung. Diese kann allerdings nur sehr flüchtig sein und damit insbesondere beim Kind sehr leicht der Aufmerksamkeit entgehen. Die Elektromyographie leistet keinen wesentlichen Beitrag über die klinische Untersuchung der Myotonie hinaus. | | |
| **Sonographie** | ● | ●–● |
| Es zeigt sich eine strukturell unauffällige, zum Teil hypertrophe Muskulatur. | | |
| **Muskelbiopsie** | | ●–●–●–● |
| Die Muskelbiopsie hat in der Diagnostik keinen Stellenwert. Wird sie durchgeführt, zeigt sich als unspezifische Veränderung eine deutliche Hypertrophie der Muskelfasern. | | |
| **Genetik-Erbgänge** | | |
| Autosomal-dominant (Myotonia Thomson und Paramyotonie), autosomal-rezessiv (Myotonia Becker). | | |
| **Genetische Diagnostik** | ●–●–● | ●–● |
| Beim Großteil der Patienten mit Myotonie lassen sich Mutationen im *CLCN1*-Gen (welches für einen Chlorid-Kanal kodiert) nachweisen.<br>Die Paramyotonia congenita ist durch eine Mutation im *SCN4A*-Gen (einem Natriumkanal-Gen) bedingt. | | |
| **Diagnosesicherung** | | |
| Die Diagnosesicherung erfolgt durch den Nachweis von Mutationen in den entsprechenden Genen. | | |

| Verlauf | Häufigkeit |
|---|---|
| **Atmung** | |
| Die Atmung ist in der Regel nicht betroffen. | |
| **Herz/Kreislauf** | ● |
| Bei der Myotonia congenita kommt es in der Regel (Ausnahme Andersson Syndrom) zu keiner kardialen Mitbeteiligung. | |
| **Orthopädie** | |
| Üblicherweise kommt es zu keinen orthopädischen Problemen. | |

| Verlauf | Häufigkeit |
|---|---|

**Kognitive/psychiatrische Probleme** ◐

Es bestehen keine kognitiven Einschränkungen. Allerdings kann es bedingt durch frühe Traumatisierung bei einem Teil der Patienten im Verlauf zu Anpassungsstörungen kommen.

**Anästhesie** ●─●─●

Succinylcholin kann zu einer ausgeprägten myotonen Reaktion führen, welche massive Probleme bei der Intubation nach sich ziehen kann. Das klinische Bild kann dann sehr ähnlich einer malignen Hyperthermie sein. Eine eigentliche Anlage zur malignen Hyperthermie besteht hingegen nicht. Die Patienten sollten auf jeden Fall einen Notfallausweis mitführen und den Anästhesisten auf die Grunderkrankung hinweisen.

**Notwendige Verlaufskontrollen**

In der Regel genügen klinische Verlaufskontrollen, welche das Ausmaß der Myotonie erfassen und die Notwendigkeit einer Behandlung mit dem Patienten festlegen.

**Therapie**

Meist ist eine Therapie nicht nötig, Verhaltensregeln z. B. für ein *warm-up* sind hilfreich. Bei *schwerem Verlauf oder passager abzusehenden deutlichen Belastungen bei Chloridkanalmyotonien* sind Medikamente, die durch eine Interaktion mit den Natriumkanälen zu einer Verminderung der Exzitabilität der Membran führen, wirksam:

- Mexiletin ist in Deutschland nicht mehr zugelassen, kann nur über die internationale Apotheke bezogen werden. Die potenziell schweren Nebenwirkungen wie Herzrhythmusstörungen, Lungenfibrose oder Leukopenie sind bei der Indikation zur Therapie streng zu beachten.
- Mittel der zweiten Wahl sind Phenytoin und Carbamazepin.

Außerdem können andere Antiarrhythmika versucht werden (Propafenon, Flecainid). Es gibt allerdings für keine dieser Substanzen eine Zulassung für diese Indikation. Auf das Auftreten von Rhythmusstörungen muss geachtet werden.

Für die *Paramyotonia congenita und die kaliumaggravierte Myotonie* ist in der Regel eine medikamentöse Therapie nicht notwendig, aber Trigger müssen vermieden werden. Ebenso ist bei Narkosen auf depolarisierende Muskelrelaxantien zu verzichten und eine Auskühlung postoperativ zu vermeiden!

**Besonderheiten in Beratung**

Die Familien müssen darauf hingewiesen werden, dass Sportarten, die ein rasches Reagieren erfordern, nicht geeignet sind. Das Springen ins Wasser sollte auf jeden Fall vermieden werden. Wegen der oben dargestellten Problematik bei Narkosen sollte ein Notfallausweis (z. B. Muskelpass der DGM) ausgestellt werden.

**Verlauf/Prognose**

Häufig kommt es bis zur Pubertät zu einer Verschlechterung der Myotonie. Eine Muskelschwäche kann früh bei der Myotonia congenita Typ Becker auftreten, bei anderen Formen häufig erst im späteren Erwachsenenalter. Die Lebenserwartung ist nicht eingeschränkt.

**Literatur**

Engel AG (ed) (2008). Handbook of Clinical Neurology. Neuromuscular Junction Disorders. Elsevier B.V.

Lehmann-Horn F, Jurkatt-Rott K, Rüdel R (2008). Diagnostics and Therapy of Muscle Channelopathies – Guidelines of the Ulm Muscle Centre. Acta Myologica; XXVII:98–113

## 4.3.7    Entzündliche Myopathien

### 4.3.7.1    Autoimmunmyositiden

**Definition:**

Es handelt sich hierbei um eine Gruppe von entzündlichen Erkrankungen der Muskulatur, bei welchen ein Autoimmunprozess vermutet wird.

Die mit Abstand häufigste Erkrankung aus dieser Gruppe ist die Dermatomyositis, welche in einem eigenen Kapitel dargestellt wird.

Im Folgenden sollen wegen ihrer Seltenheit die Erkrankungen nur in tabellarischer Form mit den wesentlichen klinischen Unterscheidungsmerkmalen dargestellt werden.

| | Häufigkeit im Kindesalter | Klinische Zeichen | Diagnostik |
|---|---|---|---|
| Mischkollagenose | 3–10% der Myositiden | • Muskelschwäche<br>• Arthritis/Arthralgie<br>• Sklerodermie<br>• Raynaud-Phänomen | Antikörper:<br>• U1-RNP<br>• Pm-Scl<br>• Scl-70 |
| Anti-Synthetase-Syndrome | 5% der Myositiden | • Häufig Lungenbeteiligung (Fibrose)<br>• Hauterscheinungen (Mechanikerhände)<br>• Raynaud-Phänomen | Jo1-AK |
| Polymyositis | 2–8% der Myositiden | • Muskelschwäche ohne Hauterscheinungen<br>• Nackenstreckerschwäche | Biopsie |
| Granulomatöse Myositis | Einzelfälle | • Muskelschwäche<br>• Kontrakturen | Biopsie |
| Einschlusskörpermyositis | Einzelfälle | • Proximale Schwäche unter Aussparung des Iliopsoas<br>• Schwäche der Fingerbeuger | Biopsie |
| Fokale Myositis | Einzelfälle | • Lokale Schwellung mit Schmerzen (**Cave:** DD Malignom!) | NMR<br>Biopsie |
| Orbita Myositis | Einzelfälle | • Protrusio bulbi<br>• Gefäßinjektionen<br>• (**Cave:** Malignom!) | NMR<br>Biopsie |

### 4.3.7.2   Dermatomyositis

**Definition**

Die Dermatomyositis gehört zu den klassischen Bindegewebserkrankungen (Kollage-nosen). Im Vordergrund der Klinik steht der entzündliche Befall der quergestreiften Muskulatur und der Haut.

**Pathophysiologie**

Es wird davon ausgegangen, dass der Dermatomyositis ein multifaktorielles Geschehen zu Grunde liegt, welches letztlich zur Auslösung eines Autoimmunprozesses führt. Hierbei spielen folgende Faktoren eine Rolle:

- Genetische Prädisposition
- Vorausgegange Infektionen als Trigger
- Umweltfaktoren (z.B. Sonnenexposition)

Bedingt durch zelluläre und humorale Vorgänge kommt es letztendlich zur Inflammation und Vaskulopathie mit Verschluss kleiner Gefäße und einer hieraus resultierenden Ischämie. Es handelt sich um eine Multisystemerkrankung, welche zahlreiche Versorgungsgebiete wie Haut, Muskel, Gastrointestinaltrakt und andere betreffen kann.

**Häufigkeit**

**Epidemiologie**

Es wird mit einer jährlichen Inzidenz von 0.14 bis 0.5/100.000 gerechnet. Mädchen sind mehr als doppelt so häufig betroffen als Knaben (Mädchen/Knaben = 1,7:1/5:1). Im Kindesalter besteht ein Altersgipfel zwischen 4 und 12 Jahren (2/3 aller Fälle).

**Klinische Symptome**

Leitsymptom ist die Kombination aus:

- Hauterscheinungen (Dermatitis)
- Muskelschwäche/Muskelschmerzen
- Deutliche Störung des Allgemeinbefindens

Der Beginn der Symptomatik ist meist subakut. Die Kinder fallen häufig initial durch unspezifische Symptome wie vermehrte Wehleidigkeit, Inappetenz auf. Häufig bestehen subfebrile oder febrile Temperaturen. Kleine Kinder wollen vermehrt getragen werden und weigern sich Treppen zu steigen. Im weiteren Verlauf wird die Muskelschwäche deutlicher, welche in der Regel proximal betont ist. Häufig klagen die Kinder über Muskelschmerzen.

Die Hauterscheinungen können sehr unterschiedlich ausgeprägt sein und manchmal, wenn sie nur gering ausgeprägt sind, der Beachtung entgehen. Hauterscheinungen und Muskelsymptome müssen nicht immer zeitgleich auftreten.

Typische Prädelektionsstellen der Hauterscheinungen sind:

- Gesicht (heliotropes Exanthem)
- Achsel
- Streckseite der Ellbogen
- Streckseite der Fingergrundgelenke und Interphalangealgelenke

- Nagelfalz
- Sonnenexponierte Areale an oberer Thorax

Es findet sich eine Vielzahl verschiedener Hautmanifestationen:

- Schwellung und livide Verfärbung der Haut
- Gottron-Papeln. Hierbei handelt es sich um leicht erhabene Makulae.
- Ulzeration finden sich selten bei sehr schweren Krankheitsverläufen (zum Teil auch der Mundschleimhaut).
- Subkutane Verkalkungen finden sich bei mehr als der Hälfte der Patienten, insbesondere bei verspätetem Therapiebeginn und nicht ausreichend aggressiver Therapie sowie Mutationen im *TNF-α*-Gen.
- Pruritus
- Teleangiektasien vor allem im Nagelfalz
- Bisweilen findet sich lediglich eine Livedo reticularis als einzige dermatologische Manifestation.
- Lipodystrophie

Als Ausdruck der generalisierten Vaskulitis kann es zum Teil zu sehr schweren Durchblutungsstörungen kommen. Diese vaskulären Komplikationen können bisweilen lebensbedrohlich sein. Betroffen können sein:

- Gastrointestinaltrakt mit Ulzerationen, evtl. auch Perforationen
- Auge mit ischämischer Optikusneuropathie
- Gehirn mit Schlaganfall oder zerebralen Anfällen

Eine Gelenkbeteiligung findet sich sich in einem Drittel bis zur Hälfte der Patienten.

**Wichtige Differenzialdiagnosen**

Die wichtigste Differenzialdiagnose beim Kind mit subakut/akut aufgetretenen Myalgien und Muskelschwäche ist die parainfektiöse Myositis (bei einer Vielzahl überwiegend viraler Erreger).
Chronisch progrediente Muskelschwäche ohne Hauterscheinungen mit CK-Erhöhung findet sich in erster Linie bei progressiven Muskeldystrophien sowie den dort differenzialdiagnostisch erwähnten Erkrankungen.

| Diagnostik | Stellenwert in Diagnostik | Aufwand |
|---|---|---|
| **CK**<br>Die CK-Werte können sehr hoch sein (bis ca. 200-fach der Norm). In ca. 50 % der Patienten finden sich jedoch auch Normwerte. Eine normale CK schließt somit eine Dermatomyositis nicht aus. Wenn die CK erhöht ist, kann sie für das Monitoring der Erkrankung verwendet werden. | ⬤⬤⬤<br>!!! | ⬤ |
| **Sonstige Laborbefunde**<br>Autoantikörper finden sich in 40–50 % der Patienten mit Dermatomyositis. | ⬤⬤ | ⬤⬤ |

| Diagnostik | Stellenwert in Diagnostik | Aufwand |
| --- | --- | --- |
| Myosits-spezifische Antikörper können vorkommen, sind allerdings für die Diagnose keinesfalls zwingend notwendig:<br><br>• p155 (29%)<br>• MJ (p140): Juvenile Dermatomyositis<br>• Anti-Jo1<br>• SAE: Amyopathische Derrmatomyositis | | |
| **Neurophysiologie**<br>In der Elektromyographie zeigt sich häufig pathologische Spontanaktivität und in frischeren Stadien bei Willkürinnervation verkürzte motorische Einheiten. Für die diagnostische Einordnung und die Verlaufsbeurteilung ist diese Untersuchung allerdings entbehrlich. | ●● | ●●● |
| **Sonographie**<br>Die Sonographie spielt bei der Diagnostik der akuten Dermatomyositis eine untergeordnete Rolle. Selten lässt sich eine Vermehrung der Echointensität zeigen. Bei chronischer Dermatomyositis lassen sich bisweilen subkutane Verkalkungen als Schallschatten nachweisen. | ● | ●● |
| **Kernspintomographie**<br>Bei 3/4 der Patienten zeigt sich, häufig mit oberflächennaher Betonung ein helles Signal in der STIR-Sequenz (short time inversion recovery) sowie in T2-gewichteten Bildern. Das Ödem lässt sich oft auch im subkutanen Fettgewebe und im Bereich der Faszien zeigen. Die Veränderungen innerhalb der Muskulatur unterscheiden sich allerdings nicht von einer benignen parainfektiösen Myositis. Die Veränderungen können die klinische Remission deutlich überdauern, sodass sie für die Verlaufsdiagnostik nur eingeschränkt geeignet sind. Wegen der beim kleinen Kind oft notwendigen Narkose wird häufig auf die Kernspintomographie verzichtet. | ●●● | ●●● |
| **Muskelbiopsie**<br>In der Biopsie zeigt sich in typischen Fällen eine perifaszikuläre Atrophie. Durch immunhistochemische Methoden kann eine Rarefizierung der Kapillaren gezeigt werden. Die Infiltrate sind in aller Regel perifaszikulär betont. | ●●● | ●●●● |

| Diagnostik | Stellenwert in Diagnostik | Aufwand |
|---|---|---|
| Ultrastrukturell finden sich in den Gefäßen tubuloretikuläre Einschlüsse. Bedingt durch die Vaskulopathie sind die Gefäße häufig eingeengt oder verschlossen. Allerdings kann die Biopsie insbesondere im frühen Verlauf der Erkrankung oder bei falscher Auswahl der Biopsiestelle normal sein. Es ist umstritten, ob bei typischer klinischer Situation eine Muskelbiopsie zwingend notwendig ist. | | |

### Genetik-Erbgänge

Die Dermatomyositis zählt zu den sporadischen Erkrankungen, allerdings gibt es eine gewisse genetische Prädisposition (z.B. bestimmte HLA-Typen wie B8, DRB1*0301, DQA1*0501, DQA1*0301 kommen gehäuft vor)

### Diagnosesicherung

Wesentlich für die Diagnosesicherung ist das typische klinische Bild mit der Kombination aus Muskelschwäche, Störung des Allgemeinbefindens und typischen Hauterscheinungen. In unklaren Fällen sollte zusätzlich eine Muskelbiopsie durchgeführt werden.

| Verlauf | Häufigkeit |
|---|---|
| **Atmung** | ● |
| Eine höhergradige Dyspnoe ist relativ selten, insgesamt ist allerdings eine respiratorische Beteiligung bei bis zu 40 % der Patienten zu erwarten. Liegt zusätzlich eine Erkrankung des Lungenparenchyms vor, sollte an eine Mischkollagenose (z.B. mit Sklerodermie) gedacht werden. Eine höhergradige restriktive Ventilationsstörung findet sich nur bei Patienten mit extrem ausgeprägter generalisierter Muskelschwäche. | |
| **Herz/Kreislauf** | ● |
| Klinisch fassbare kardiale Probleme sind selten. Eine deutliche kardiale Mitbeteiligung kommt vor allem bei Mischkollagenosen vor. | |
| **Ernährung/Gastrointestinaltrakt** | ●● |
| Bei ca. einem Drittel der Patienten muss mit Schluckstörungen gerechnet werden. Häufig berichten die Patienten erst auf genaueres Nachfragen über Schwierigkeiten beim Schlucken. | |
| **Sonstige Probleme** | ●●● |
| Bei sehr aggressiven Krankheitsverläufen, insbesondere bei verzögertem Therapiebeginn und nicht ausreichender aggressiver Therapie muss mit dem Auftreten von Verkalkungen gerechnet werden. Diese können zu einer massiven Einschränkung der Gelenkbeweglichkeit führen. Außerdem ergeben sich hieraus häufig langfristig eiternde Wunden. Zum Teil können die Verkalkungen abszessähnliche Zysten bilden. | |

| Verlauf | Häufigkeit |
|---|---|

**Assoziierte Erkrankungen**

Im Unterschied zur Dematomyositis im Erwachsenenalter besteht nur sehr selten eine Assoziation mit Tumorerkrankungen. Eine entsprechende Tumordiagnostik ist deshalb im Kindesalter nicht zwingend indiziert. Eine Assoziation mit anderen Kollagenosen besteht bei 15 % der Kinder.

**Notwendige Verlaufskontrollen**

Die Häufigkeit notwendiger Verlaufskontrollen hängt davon ab, wie akut die Erkrankung ist. Es empfiehlt sich allerdings, auch bei Patienten, die sich in einer scheinbaren Vollremission befinden, regelmäßige Verlaufskontrollen durchzuführen, da sonst Komplikationen wie subkutane Verkalkungen oder erneute Rezidiv unter Umständen erst zu spät entdeckt werden.

Die klinische Verlaufskontrolle sollte gezielt nach

- Muskelschwäche,
- Einschränkung der Gelenkbeweglichkeit,
- Hauterscheinungen,
- Verkalkungen

suchen.

Bei einem Teil der Patienten erlauben Laborparameter wie CRP, BKS, LDH und CK-Wert ein Monitoring der Krankheitsaktivität, führend sind aber die klinische Symptomatik und die Befunde der Muskel-MRT. Letzteres normalisiert sich langsamer, ist aber wichtiger Indikator, bei pathologischen Befunden die Therapie nicht zu beenden.

| Therapie |
|---|

**Medikamentöse Maßnahmen**

*Behandlung der Grundkrankheit*

Wichtig ist eine frühzeitige und konsequente Behandlung durch einen in der Behandlung kindlicher Dermatomyositis erfahrenen Mediziner. Das Ausmaß der notwendigen Immunsuppression ist interindividuell sehr unterschiedlich. In Abhängigkeit vom Verlauf muss unterschiedlich weit eskaliert werden:

**Stufe 1:** *Corticosteroide.* Es wird entweder mit 2 mg/kg Körpergewicht Prednison als orale Dauertherapie in absteigender Dosierung oder mit einer i.v. Pulstherapie von 10–20 mg/kg Methyprednisolon Körpergewicht begonnen.

Keines der Schemata hat gegenüber der anderen Variante einen bewiesenen Vorteil, allerdings resorbieren manche Kinder mit Beteiligung des Gastrointestinaltrakts die Corticosteroide schlechter, sodass die i.v.-Gabe sinnvoller erscheint.

Wichtiger allerdings ist, dass in den Fällen, in denen keine prompte Remission der Myositis eintritt und eine längerdauernde Steroidbehandlung über der Cushing-Schwelle wahrscheinlich ist, frühzeitig eine zusätzliche Behandlung mit Immunsuppressiva eingeleitet wird. Im Zweifelsfall ist es besser, zu einem späteren Zeitpunkt die Immunsuppressiva wieder abzusetzen, als zu spät damit begonnen zu haben.

**Stufe 2:** Entweder Methotrexat (p.o./s.c. 15 mg/m$^2$KOF) einmal wöchentlich oder eine Dauerbehandlung mit Azathioprin (1–2 mg/kg Körpergewicht).

**Stufe 3:** Intravenöse Immunglobuline (2 g/kg Körpergewicht) über 2–5 Tage verteilt. Wiederholung alle 4–5 Wochen.

## Therapie

Bei Versagen dieser Therapiemaßnahmen müssen andere Substanzen wie Rituximab, Cyclosporin, Mycophenolat erwogen werden.

**Cave:** *Essenziell ist eine rasche, ausreichend aggressive medikamentöse Therapie!* Ein verzögerter Beginn einer aggressiven Therapie ist der wesentliche Risikofaktor für langfristige Probleme (z.B. subkutane Verkalkungen). Deshalb ist in den meisten Fällen die Kombination einer Steroidtherapie (evtl. auch als Pulstherapie) und MTX indiziert und hilfreich.

*Behandlung subkutaner Verkalkungen*

Diese Komplikation ist bis heute häufig nur unbefriedigend zu behandeln. Als erster Schritt muss auf jeden Fall überprüft werden, ob die immunsuppressive Therapie ausreichend ist oder ob eine Intensivierung nötig erscheint. Für die Behandlung der Verkalkungen selbst werden mehrere Möglichkeiten diskutiert, welche allerdings im Einzelfall erprobt werden müssen:

- Biphosphonate
- Probenecid
- Diltiazem

## Symptomatische Therapie

Es sollte bereits früh mit Krankengymnastik begonnen werden. Möglicherweise unterstützt dies sogar die Vaskularisation des Muskels. Allerdings wären wir bei hoch akuter Symptomatik noch zurückhaltend mit einer intensiven krankengymnastischen Übung der betroffenen Muskulatur.

Wegen der Verschlechterung bei Sonnenexposition sollte auf entsprechenden Sonnenschutz geachtet werden.

Calcium und Vitamin D sind sinnvoll zur Prophylaxe der häufig begleitenden Osteopenie.

## Verlauf/Prognose

Die Mortalität liegt dank der möglichen therapeutischen Maßnahmen inzwischen unter 2 %. Allerdings muss bei einem Drittel der Patienten mit einem chronischen Verlauf mit einer floriden Symptomatik bis ins Erwachsenenalter hinein, bleibenden chronischen Hautproblemen (z.B. subkutane Verkalkungen mit Eiterung der Haut) oder einer persistierenden Muskelschwäche gerechnet werden. Die Prognose wird ganz entscheidend davon beeinflusst, ob

- ausreichend früh und
- ausreichend konsequent

mit der Therapie begonnen wurde.

## Links

Deutsche Rheumaliga (www.rheuma-liga.de)
National Institue of Arthritis and Musculoskeletal and Skin Disorders (www.niams.nih.gov)

### 4.3.7.3    Akute benigne Myositis

## Definition

Die akute benigne Myosits ist eine transiente, akut auftretende Myositis, die im zeitlichen Zusammenhang mit infektiösen (Virus-) Erkrankungen auftritt.

## Pathophysiologie/Ätiologie

In der Regel handelt es sich um eine in Zusammenhang mit einem Virusinfekt auftretende, überwiegend interstitielle Myositis. Durch die im Interstitium gelegenen Nozizeptoren kommt es zum Auftreten deutlicher Schmerzen. Eine Vielzahl verschiedener Viren kommt in Betracht, wobei im Einzelfall nicht immer eine exakte Zuordnung möglich ist. Besonders häufig sind:

- Influenza
- Adenoviren
- HSV
- EBV
- Coxsackie und andere Viren

| | Häufigkeit |
|---|---|
| **Epidemiologie** | ●●● |

Insgesamt handelt es sich um eine häufige, in der Regel in Statistiken unterrepräsentierte Erkrankung. Exakte Daten liegen nicht vor, die Häufigkeit der einzelnen Erreger schwankt saisonal und zwischen den Jahren sehr deutlich.

## Klinische Symptome

In der Regel kommt es akut zu massiven Schmerzen vor allem im Bereich der Beine, wobei häufig eine Betonung in der Wadenmuskulatur besteht. Insbesondere bei jüngeren Kindern steht die Weigerung zu gehen ganz im Vordergrund. Daneben besteht eine deutliche Druckdolenz der Muskulatur.

## Wichtige Differenzialdiagnosen

- Beim akuten Guillain-Barré-Syndrom können ebenfalls Schmerzen und die Weigerung zu gehen Initialsymptom sein. In seltenen Fällen muss einer Raumforderung ausgeschlossen werden, hier findet sich allerdings in der Regel ein langsamerer Beginn der Symptomatik.
- Finden sich zusätzlich Hauterscheinungen, muss an die Möglichkeit einer Dermatomyositis gedacht werden. Dies vor allem dann, wenn ein protrahierter Verlauf vorliegt.
- Bestehen zusätzliche Gelenkprobleme, muss primär an rheumatologische Erkrankungen gedacht werden.
- Eine Myoglobinurie gehört nicht zum typischen Bild einer benignen Myositis und muss an die differenzialdiagnostischen Ursachen einer Rhabdomyolyse denken lassen.

| Diagnostik | Stellenwert in Diagnostik | Aufwand |
|---|---|---|
| **CK** | ●●● | ● |

Der CK-Wert ist häufig während der akuten Symptomatik deutlich erhöht. In sehr seltenen Einzelfällen gibt es Übergänge zur Rhabdomyolyse. In diesen Fällen sollte allerdings darüber nachgedacht werden,

| Diagnostik | Stellenwert in Diagnostik | Aufwand |
| --- | --- | --- |
| ob nicht eine metabolische Myopathie, welche durch einen Infekt getriggert wurde, ursächlich zu Grunde liegt. In aller Regel fallen die erhöhten CK-Werte, anders als bei der Autoimmunmyositis, innerhalb weniger Tage wieder deutlich ab. | | |
| **Sonstige Laborbefunde** Es finden sich häufig die üblichen Zeichen eines Virusinfekts mit einer Leukopenie sowie gelegentlich einer Erhöhung der Transaminasen und einer Thrombopenie. Bei einem Teil der Patienten lassen sich Virustiter nachweisen. | ●–● | ● |
| **Neurophysiologie** In aller Regel erübrigt sich die Durchführung einer Elektromyographie, da die Symptomatik in kürzester Zeit wieder von selbst abklingt. Es empfiehlt sich, auf jeden Fall einige Tage abzuwarten, bevor die Indikation zu dieser Untersuchung überhaupt gestellt wird. Bestehen allerdings differenzialdiagnostische Zweifel, sollte eine Neurographie zum Ausschluss eines Guillain-Barré-Syndroms durchgeführt werden. | ● | ●–●–● |
| **Sonographie** Bei beidseitiger Symptomatik trägt die Sonographie in der Regel nichts zur Differenzialdiagnostik bei. Bei einseitiger Symptomatik mit Verdacht auf eine möglicherweise bakterielle fokale Myositis kann bisweilen ein Herdbefund nachgewiesen werden. | ● | ●–● |
| **Bioptische Diagnostik** Es besteht keine Indikation zur Durchführung einer Muskelbiopsie. Wird diese Diagnostik im Rahmen der differenzialdiagnostischen Abklärung durchgeführt, können sich entweder Hinweise auf Fasernekrosen oder auf eine interstitielle Myositis finden. | | ●–●–●–● |
| **Diagnosesicherung** Es handelt sich in erster Linie um eine klinische Diagnose. Das prompte Ansprechen auf nichtsteroidale Antiphlogistika kann ex juvantibus die Diagnose unterstützen. | | |
| **Notwendige Verlaufskontrollen und multidisziplinäres Management** Es reicht eine klinische Verlaufskontrolle sowie eine Kontrolle der CK-Werte aus. Lediglich bei Persistenz der Beschwerden ist eine ausführlichere Diagnostik notwendig. | | |

### Therapie

**Medikamentöse Maßnahmen**

In der Regel findet sich ein gutes Ansprechen auf nichtsteroidale Antiphlogistika. Fehlendes Ansprechen sollte an der Diagnose zweifeln lassen. Eine länger dauernde Medikation ist nicht notwendig.

**Verlauf und Prognose**

Es handelt sich um eine in der Regel selbst limitierende Erkrankung.

## 4.4    Neuromuskuläre Übertragungsstörungen

### 4.4.1    Myasthenia gravis

#### Definition

Bei der Myasthenia gravis handelt es sich um eine seltene Antikörper-vermittelte und T-Zell-abhängige Autoimmunerkrankung, die zur Blockierung der neuromuskulären Übertragung führt.

#### Pathophysiologie/Ätiologie

Die Myasthenia gravis ist eine Autoimmunerkrankung. Im Kindes- und Jugendalter finden sich überwiegend Antikörper gegen den nikotinergen Acetylcholinrezeptor (AChR), deutlich seltener gegen die Muskel-spezifische Kinase (MuSK) und gegen Titin nur in Einzelfällen (berichtet bei Thymomen). Allerdings lassen sich Autoantikörper nicht bei allen Patienten nachweisen. Es wird davon ausgegangen, dass die Antikörper einen rascheren Abbau der AChR und somit eine quantitative Verminderung an der postsynaptischen Membran bewirken. Darüber hinaus kommt es zu einer Zerstörung der Endplatte mit Umbau des postsynaptischen Faltenapparates und zu einer direkten Blockade der AChR-Ionenkanäle durch die Antikörper. Als Folge hiervon kommt es zur gestörten neuromuskulären Übertragung. Neuere Untersuchungen weisen noch weitere Antikörper bei erwachsenen Patienten mit MG nach (z.B. Agrin-, Irp4-Antikörper); hier liegen noch keine Informationen zum Auftreten dieser Antikörper bei Kindern und Jugendlichen vor. Es ist aber davon auszugehen, dass in Zukunft auch in dieser Altersgruppe weitere kausale Antikörper identifiziert werden.

Auf zellulärer Ebene findet sich im Thymus bei der juvenilen wie bei der adulten Myasthenie häufig eine lymphofollikuläre Hyperplasie. Im Gegensatz dazu ist aber bei der juvenilen Form selten das im Erwachsenenalter häufigere Thymom. Die Myasthenia gravis ist assoziiert mit den HLA-Haplotypen der Klassen I und II; ein Auftreten mit anderen Autoimmunerkrankungen, z.B. mit einer juvenilen Dermatomyositis, Erkrankungen der Schilddrüse oder mit einem juvenilen Diabetes mellitus, ist in 10% der Fälle zu beobachten.

**Häufigkeit**

**Epidemiologie**

Weltweite Prävalenz der Myasthenia gravis von $25-125:10^6$, wobei in ca. 10% der Fälle eine Manifestation ab dem Kindesalter vorliegt, nur

| Häufigkeit |
|---|
| selten im ersten Lebensjahr. Vor der Pubertät ist eine Geschlechterwendigkeit nicht eindeutig zu belegen; nach der Pubertät ist das weibliche Geschlecht 2–4 mal häufiger betroffen. In der asiatischen Bevölkerung ist der Anteil der juvenilen Myasthenia gravis mit Beginn vor dem 15. Lebensjahr mit 33 % deutlich höher, wobei ein Erkrankungsgipfel um das 2.-3. Lebensjahr liegt. |

## Klinische Symptome

Die Symptome können plötzlich oder langsam schleichend auftreten; gerade bei der juvenilen Form sind sie ähnlich derer im Erwachsenenalter. Nicht selten wird die Symptomatik getriggert durch einen vorangehenden fieberhaften Infekt. Typisch ist eine Symptomverstärkung im Tagesverlauf oder nach körperlicher aber auch emotionaler Belastung. Häufig beginnt die Erkrankung mit okulären Symptomen:

- Ptosis
- Ophthalmoplegie
- Doppelbilder
- Kombinierte Augenmuskelparesen (typischerweise lassen sich die Augenmuskelparesen nicht eindeutig einzelnen Hirnnerven zuordnen. Zudem wechselt die betroffene Muskulatur oft von Untersuchung zu Untersuchung)

Zusätzlich kann es, häufig erst im weiteren Verlauf, zu bulbären Symptomen kommen:

- Näselnde und/oder verwaschene Sprache
- Kau- und Schluckbeschwerden
- Speichelfluss (wobei dies häufiger als Nebenwirkung der Medikation beobachtet wird)
- Faziale Schwäche

Bei Generalisation der rein motorischen Muskelschwäche kommt es zu:

- Belastungsintoleranz
- Proximal betonter Schwäche mit deutlicher Zunahme nach Belastung. Zusätzlich sind häufig die Fingerstrecker von der Schwäche betroffen.
- Beteiligung der Atemmuskulatur mit respiratorischer Beeinträchtigung unterschiedlichen Ausmaßes und vermindertem Hustenstoß
- Bulbäre Symptome kombiniert mit einer respiratorischen Insuffizienz sollten immer an eine Myasthenia gravis denken lassen. Sie können Hinweise auf eine bevorstehende myasthene Krise sein.

Der Beginn mit rein okulären Symptomen ist häufig, Angaben in der Literatur schwanken von 50–75 %. Davon bleiben einige rein okulär, auch hier variieren die Angaben von 10–93 %; mit zunehmender Zeit nach Manifestation nimmt aber die Anzahl der unbehandelten Patienten mit Generalisation der Symptome zu. Besonders Kleinkinder können fluktuierend rein okuläre Symptome haben; sie äußern ihre Beschwerden nur selten, diese sind dann indirekt durch kompensatorische Kopfbewegungen oder aktives Zuhalten eines Auges zur Vermeidung von Doppelbildern zu beobachten. Ein Teil der Patienten zeigt eine komplette spontane Remission, andere zeigen doch im Verlauf eine Ausbreitung der Symptome. Bei Schulkindern und Jugendlichen ist eine Spontanremission selten zu beobachten, diese dann in der Regel nur vorübergehend.

**Myasthenie-verstärkende Faktoren:**

- Infekte mit/ohne Fieber
- Zusätzliche Erkrankungen, z.B. der Schilddrüse (hier vor allem Hyperthyreose)
- Hitze
- Körperliche und psychische Belastungssituationen
- Hormonelle Umstellungen, z.B. Menstruation, Schwangerschaft
- Bestimmte Medikamente, z.B. Antibiotika (im Notfallpass für Myasthenie-Patienten, welcher über die Deutsche Gesellschaft für Muskelkranke erhältlich ist, sind die Medikamente aufgelistet!)
- Narkosen

### Wichtige Differenzialdiagnosen

In Abhängigkeit der Anamnese und vorherrschenden klinischen Symptomatik sind folgende Krankheiten oder Krankheitsgruppen zu berücksichtigen:

- Kongenitales myasthenes Syndrom (vor allem bei seit frühester Kindheit bestehender Symptomatik und bei fehlendem Nachweis von Serum-Antikörpern, wobei wie oben erwähnt leider im Kindesalter ca. 50 % der Myasthenia gravis Patienten ebenfalls keine Antikörper aufweisen)
- Mitochondriale Myopathien bei einer fluktuierenden Symptomatik und »Einbruch« bei Infekten. Auch hier kann eine Belastungsintoleranz kombiniert mit einer Ptose ein führendes Symptom sein. Allerdings fehlt meist eine klare belastungsabhängige Abnahme der Muskelkraft.
- Guillain-Barré-Syndrom bei zunehmender motorischer Schwäche
- Progressive Bulbärparalyse im Kindesalter (Fazio-Londe-Erkrankung) bei vorherrschender fazialer und bulbärer Symptomatik

| Diagnostik | Stellenwert in Diagnostik | Aufwand |
|---|---|---|
| • *Ausführliche Anamnese und klinische Untersuchung* sind wichtige initiale Maßnahmen. | ●●●● | ● |
| • *Anamnestisch muss vor allem gefragt werden nach:*<br>- *Fluktierender Symptomatik*<br>- *Abendlicher Verschlechterung*<br>- *Besserung nach Ruhe*<br>• Bei der klinischen Untersuchung sollte die Muskulatur nach Belastung beurteilt werden.<br>• Nach repetitiver Belastung (z.B. 20 × einseitiger Armelevation). Als Kontrolle dient der Arm der Gegenseite.<br>• Zunehmende Ptosis nach längerem Aufwärtsblick (»Simpson-Test«)<br>• Besserung der Ptose nach Kälteapplikation (»Ice-Test«)<br>• Bei älteren Kindern/Jugendlichen kann ein standardisierter Myasthenie-Score (z.B. Besinger-Score, QMG-Score) benutzt werden. | | |

| Diagnostik | Stellenwert in Diagnostik | Aufwand |
|---|---|---|
| • Bei Kleinkindern sind diese Untersuchungen nicht immer so standardisiert durchführbar; hier liefert oft die Beobachtung der spontanen Motorik und vor allem auch der Okulomotorik zusätzlich wichtige Hinweise. | | |
| **CK** In der Regel normal, in Ausnahmefällen gering erhöht. | | |
| **Sonstige Laborbefunde** | ●–●–● | ●–● |
| • AChR-Antikörper sind bei Betroffenen vor der Pubertät in 50 %, nach der Pubertät in 70 % der Fälle mit generalisierter Symptomatik zu finden. Allerdings können die Antikörper in 40 % der Patienten erst im Verlauf der Erkrankung auftreten. Bei Kleinkindern und bei rein okulären Formen ist der Anteil AChR-Antikörper positiver Befunde geringer; dann ist die klinische Symptomatik für die weitere Diagnostik wegweisend. | | |
| • Muskelspezifische-Tyrosin-Kinase-Antikörper (MuSK) sind im Kindes- und Jugendalter selten. Sie sind besonders bei fazial, bulbär und respiratorisch betonter Muskelschwäche zu berücksichtigen. | | |
| • Titin-Antikörper sind im Erwachsenenalter mit einem Thymom assoziiert, im Kindesalter kommt dies nur in Einzelfällen vor. | | |
| • Für lrp4-Antikörper liegen im Kindes- und Jugendalter keine Daten vor. | | |
| **Neurophysiologie** | ●–●–● | ●–● |
| • *Neurophysiologische Diagnostik mit repetitiver Stimulation (niederfrequent mit 3 Hz).* Diese kann grundsätzlich an jedem Nerv erfolgen, sinnvoll erscheint distal am Nervus medianus/Nervus ulnaris und/oder proximal am Nervus accessorius, abhängig auch von der Situation und Mitarbeit des Patienten. Die proximale Muskulatur ist häufiger betroffen, beim Kind allerdings problematischer zu untersuchen. Ein pathologisches Dekrement liegt bei einem Abfall der Amplitude von 1. zur 5. Reizantwort von über 10 % vor und ist hinweisend für eine Transmissionsstörung. Insbesondere bei generalisierter Myasthenia gravis ist das Ergebnis pathologisch, bei rein okulärer Myasthenie ist es häufig normal. | | |

| Diagnostik | Stellenwert in Diagnostik | Aufwand |
|---|---|---|
| • So gut wie nie kommen Einzelfaser-Elektromyogramm (single fiber EMG) und hochfrequente Einzelstimulation bei speziellen Fragestellungen zum Einsatz. Diese Untersuchungen erlauben lediglich den Nachweis einer gestörten neuromuskulären Übertragung, unterscheiden hingegen nicht zwischen CMS und autoimmuner Myasthenia gravis. | | |
| **Pharmakologischer Test (»Tensilon-Test«)** | ●● | ●●● |
| *Die intravenöse Gabe von Edrophoniumchlorid (auch als »Tensilon-Test« bekannt)* ist grundsätzlich ein hilfreicher Test. Allerdings ist es zunehmend schwierig bis unmöglich, die Substanz zu beziehen, sodass der Test häufig nicht mehr durchgeführt werden kann. Der Test soll bei Kindern immer unter stationären intensivmedizinischen Bedingungen und ohne Vormedikation mit einem Cholinesterasehemmer erfolgen. Die klinischen Symptome müssen ausreichend ausgeprägt sein (z.B. deutliche Ptosis, Augenmotilitätsstörungen) um eine klinische (und/oder neurophysiologische) Beurteilung des Effekts zu ermöglichen (evtl. Durchführung des Tests am Nachmittag, um eine maximale Ausprägung der Symptome zu haben). Bei positiver Wirkung kommt es innerhalb von Minuten zu einer deutlichen Besserung. Ein negativer Test schließt eine Myasthenia gravis nicht aus, macht sie aber unwahrscheinlich. Eine Differenzierung zwischen Myasthenia gravis und kongenitalen myasthenen Sydnromen ist nicht möglich. | | |
| **Bildgebung/MRT** | ● | ●●● |
| • *Röntgenaufnahme des Thorax, evtl. Sonographie* zum Beleg/Ausschluss eines Thymoms (im Kindes- und Jugendalter sehr selten!) und Ausschluss anderer pulmonaler Affektionen<br>• *Computer- und Magnetresonanztomographie des Thorax (CT mit Kontrastmittel)* zur genauen Beurteilung von Größe und Lage des Thymus; dies ist auch für die prä-operative Exploration notwendig | | |
| **Bioptische Diagnostik** | ● | ●●●● |
| *Die Muskelbiopsie* zeigt unspezifische Befunde und wird nur bei schwieriger differenzialdiagnostischer Abgrenzung eingesetzt. Bisweilen finden sich hierbei | | |

| Diagnostik | Stellenwert in Diagnostik | Aufwand |
|---|---|---|
| lymphohistiozytäre Infiltrate im Endplattenbereich, die Anlass zur Verwechslung mit einer Myositis geben können. | | |

**Diagnosesicherung**

Die Diagnose gründet sich auf den Nachweis einer abnormen Ermüdbarkeit der Muskulatur kombiniert mit dem, allerdings nicht obligaten Nachweis von Antikörpern gegen Strukturen der Endplatte.

| Verlauf | Häufigkeit |
|---|---|
| **Atmung** | ●─●─● |
| Die Atmung kann im Rahmen einer zunehmenden Muskelschwäche im Sinne einer restriktiven Ventilationsstörung oder aber auch im Rahmen einer Pneumonie (z.B. bei Aspiration im Zusammenhang mit der Schluckstörung) betroffen sein. In beiden Situationen muss die rasche Verschlechterung bis zur respiratorischen Insuffizienz kalkuliert werden. | !!! |
| **Herz/Kreislauf** | |
| Eine primäre Herzbeteiligung ist nicht berichtet; möglich ist eine Rechtsherzbelastung bei Langzeit-Beatmung bei extrem schweren und therapieresistenten Fällen (extreme Seltenheit). | |
| **Ernährung/Gastrointestinaltrakt** | ●─● |
| Eine hochgradige Schluckstörung kann selten in der Akutphase vorkommen und die Verwendung einer nasogastrischen Sonde erforderlich machen. Eine PEG-Anlage ist die absolute Ausnahme bei extrem therapierefraktärer Schluckstörung. | |
| **Zentrales Nervensystem (ZNS)** | |
| Eine primäre ZNS-Beteiligung ist nicht berichtet. | |
| **Orthopädie** | ● |
| Möglich sind bei eingeschränkter Mobilität und muskulärer Hypotonie Gelenkkontrakturen und/oder eine Skoliose im Krankheitsverlauf. Bei mütterlicher Myasthenie mit übertragenen Antikörpern ist allerdings eine Arthrogryposis multiplex möglich. | |
| **Kognitive/psychiatrische Probleme** | ●─●─● |
| Primäre Probleme sind nicht bekannt, wohl aber sekundäre psychische Belastungssituationen durch Erkrankung, Einschränkung der Lebensqualität und Krankheitsverarbeitung. Hier ist im Einzelfall auf diese Problematik zu achten und die Einbindung einer psychologischen Betreuung zu empfehlen. | |
| **Anästhesie** | ●─●─● |
| Grundsätzlich muss die Erkrankung vor der Narkose benannt werden. Es ist ein Notfallpass mitzuführen, in dem Myasthenie verstärkende Medikamente gelistet sind. Dieser ist über das betreuende Zentrum oder | |

| Verlauf | Häufigkeit |
|---|---|
| die Deutsche Myasthenie Gesellschaft (DMG) zu erhalten. Im Falle einer Narkose muss sichergestellt sein, dass für die postoperative Betreuung ein Intensivplatz zur Verfügung steht. Wenn nötig, muss die orale Gabe von Cholinesterasehemmern auf eine intravenöse Gabe entweder von Pyridostigmin oder Physostigmin umgestellt werden. | |

### Notwendige Verlaufskontrollen, Diagnostik, multidisziplinäres Management

Es empfiehlt sich eine Betreuung in einem spezialisierten Zentrum, das auch dem multidisziplinären Ansatz der Betreuung gerecht werden kann. Untersuchungsintervalle sind abhängig von Erkrankungsstadium und Therapiesituation alle 3 bis 6 bis 12 Monate. Es ist immer die Medikation zu prüfen und zu optimieren; die weiteren Inhalte sind individuell anhand der Zusatzprobleme zu planen, regelmäßig ist bei den Kindern ab 6–7 Jahren eine Lungenfunktion, bei den Jugendlichen die Durchführung eines standardisierten Scores (z.B. Besinger Score) vorgesehen. Für Kleinkinder gibt es noch keinen validierten Score, hier kann man bisher nur auf immer gleiche Untersuchungseinheiten zurückgreifen. Eine zentrale Stelle zur Koordination weiterer Zusatzuntersuchungen hat sich bewährt, in der Regel ist das der/die Neuropädiater/in.

### Therapie

Grundsätzlich ist die Therapie die der Myasthenia gravis im Erwachsenenalter, wenngleich spezielle Aspekte bei den Kindern zu beachten sind.
Die Therapie basiert stets auf:

- Symptomatischen Maßnahmen, die die neuromuskuläre Übertragung verbessern
- Maßnahmen, die die Antikörperproduktion hemmen

Evidenzbasierte Daten für das Kindesalter fehlen. Die Therapie muss individuell angepasst werden.

*Symptomatische Maßnahmen*
**AChE-Inhibitoren** sind die wesentliche symptomatische Therapie. In der Regel wird Pyridostigmin verwendet. Beginn mit 0.5 bis 1 mg/KgKG in 4 Einzeldosen alle 4 Stunden während der Wachphasen, wenn notwendig auch zusätzlich nachts. Die Tagesdosis von 4–5 mg/KgKG in 4–6 ED wird in der Regel gut vertragen, eine Dosissteigerung ist immer individuell anzupassen. Cholinerge Nebenwirkungen bei Überdosierung wie Übelkeit, Durchfall, Schwitzen mit zunehmender Muskelschwäche sind unbedingt zu beachten. Der Wirkungseintritt ist rasch innerhalb von 15 bis 30 Minuten nach Einnahme, die Wirkungsdauer beträgt ca. 3 bis 4 Stunden.
Eine Monotherapie mit AChE kommt nur in seltenen Einzelfällen in Betracht, die auf sehr niedrige Dosen sehr gut ansprechen und bei denen es auch im Verlauf zu keiner Dosissteigerung kommt. In der Regel muss eine Immuntherapie kombiniert werden.

*Ursächlich orientierte Therapie*

- *Glucocorticoide* sind ein wesentlicher Baustein. Die positive Wirkung tritt nach wenigen Wochen ein, in den ersten 10–14 Tagen kann es aber durch einen direkten Effekt auf die Synapse zunächst zu einer Verschlechterung kommen. Unklar ist, ob eine langsame Steigerung mit 0.5 mg/KgKG/Tag tatsächlich diesen Effekt vermeiden hilft oder nur das Auftreten etwas hinauszögert. Alternativ kann auch unter klinischer Überwachung (in der Regel stationär) mit 1–2 mg/kg KG begonnen werden, max. 60–80 mg/Tag. Zur Minimierung der Nebenwirkungen empfiehlt sich eine alternierende Gabe alle 2 Tage. An Nebenwirkungen sind insbesondere Gewichtszunahme, Flüssigkeitsretention, Hypertonus, Diabetes mellitus, Osteoporose, psychische Störungen, Hautveränderungen, Katarakt, Glaukom, Ulcera und Neigung zu Infekten zu nennen. Deshalb sollte die Dosis und Dauer der Medikation so niedrig und kurz wie möglich gehalten werden; abhängig vom Schweregrade der Erkrankung und Dauer der Therapie sind frühzeitig Steroid-sparende Medikamente einzusetzen.

- *Weitere immunsuppressive Therapie:* Hier ist Azathioprin das meist benutzte Steroid-sparende Immunsuppressivum. Es sollte möglichst zeitgleich mit dem Steroid eingesetzt werden, weil der Wirkungseintritt erst nach bis zu 6 Monaten zu erwarten ist. In der Zwischenzeit muss die Immunsuppression mit einer Steroidtherapie erfolgen (s.o), um eine baldige Verbesserung der Symptomatik zu erreichen. Die Dosis zu Beginn ist 1 mg/KgKG/Tag in 1–2 Einzeldosen, alle 4 Wochen ist eine Steigerung um 0,5 mg/KgKG/Tag bis zu einer Enddosis von 2–3 mg/KgKG/Tag sinnvoll. An Nebenwirkungen müssen besonders Schläfrigkeit, Knochenmarkdepression, eine reversible Hepatitis oder Pankreatitis berücksichtigt werden, bei Langzeittherapie sind im Jugendalter Assoziationen mit fatalen hepatosplenischen T-Zelllymphomen berichtet. Regelmäßige klinische und Laborkontrollen sind wichtig; bei weiblichen Patientinnen muss zu dem teratogenen Effekt beraten werden. Cyclosporin wird aufgrund seines Nebenwirkungsprofils nur als zweite Wahl eingesetzt. In Einzelfällen sind positive Effekte von neueren Medikamenten wie Mycophenolat Mofetil, Rituximab, Tacrolimus berichtet, sie sind bisher nicht für die Myasthenia gravis im Kindes- und Jugendalter zugelassen.
- *Die hochdosierte Immunglobulin-Gabe* (IVIG 2 g/KgKG, aufgeteilt über 2 bis 5 Tage) ist effektiv bei akuter Eskalation der Therapie oder auch in Einzelfällen in größeren Abständen (alle 4 bis 6 Wochen) zur Dauertherapie, wenn andere Therapieoptionen nicht helfen. Insbesondere bei schwerem Krankheitsbild und drohender myasthener Krise sollte diese Therapie rechtzeitig (häufig noch vor einer Steroidbehandlung) zum Einsatz kommen. Nebenwirkungen wie Kopfschmerzen, Übelkeit und Erbrechen, allergische Reaktionen und eine aseptische Meningitis sind zu beachten.
- *Plasmaaustauschverfahren:* Die Plasmapherese ist zur Behandlung der myasthenen Krise einzusetzen; hier haben Studien im Erwachsenenalter diese mit der Gabe von hochdosierten IVIG als gleich wirksam bewertet. Wegen der deutlich stärkeren Nebenwirkungen wird meist die IVIG-Therapie bevorzugt. Wichtig ist der Einsatz dieser Therapie in einem Zentrum mit Erfahrung und einem interdisziplinären Team.
- Die *Thymektomie* ist auch im Kindes- und Jugendalter indiziert und zeigt positive Effekte auf den Krankheitsverlauf. Bisher sind keine nachteiligen Langzeiteffekte bekannt, wobei ausreichend gute Daten noch fehlen. In ca. 40 % der Patienten kann damit erreicht werden, dass langfristig keine Medikation notwendig ist. Sie sollte immer frühzeitig diskutiert und gegenüber einer Langzeit-Immunsuppression mit den Nebenwirkungen abgewogen werden. Es stehen heute offene und endoskopische Operationsverfahren zur Verfügung. Da im Kindes- und Jugendalter ein Thymom selten ist, kommt das endoskopische Verfahren nach entsprechender präoperativer Bildgebung des Thymus häufig zum Einsatz.

Unklar ist momentan noch das Nutzen-Risiko-Verhältnis der Thymektomie Kindern in den ersten Lebensjahren.

**Verlauf und Prognose**

Bei adäquater Diagnose und Therapie ist die Prognose der Kinder und Jugendlichen gut. Ein Übergang einer okulären Myasthenie in eine generalisierte Form ist bei Kindern vor der Pubertät in 15 %, nach der Pubertät in ca. 45 % zu erwarten.

**Transiente neonatale Myasthenie**

Die diaplazentare Übertragung von Antikörpern der Mutter (in der Regel AChR-, in Einzelfällen MuSK-Antikörper) mit erkannter oder nicht erkannter Myasthenia gravis führt bei 10–20 % der Neugeborenen in den ersten 72 Lebensstunden zu unterschiedlich ausgeprägten Symptomen. Sie zeigen eine generalisierte Muskelhypotonie, ein schwaches Schreien und eine Trinkschwäche; okuläre Symptome sind selten zu beobachten. Der Großteil der Kinder von Müttern mit Myasthenie zeigt keine Symptome, aber alle müssen intensiv während der ersten Lebenstage überwacht werden. Die Therapie besteht bei klinischer Symptomatik aus der Gabe von AChE-Inhibitoren; auf Nebenwirkungen, besonders der cholinergen Überdosierung, ist zu achten. Bei Schluckstörungen soll über eine Magensonde gefüttert werden, eine Beatmung ist selten erforderlich. Die Symptomatik klingt in der Regel entsprechend der Halbwertzeit der Antikörper nach Wochen ab; die Medikation muss auch parallel mit der Symptombesserung reduziert und beendet werden. Eine immunsuppressive Medikation ist nicht indiziert.

**Link**

Deutsche Myasthenie Gesellschaft e.V. (info@dmg-online.de)

**Literatur**

Henze T, Janzen RWC, Schumm F, Melms A, Sieb JP, Köhler W, Heidenreich F, Tackenberg B für den Ärztlichen Beirat der Deutschen Myasthenie-Gesellschaft (DMG), Weber-Schoendorfer C (2010). Immuntherapie bei Myasthenia gravis und Lambert-Eaton-Syndrom. Teil 1: Medikamentöse Immunsuppression. Akt Neurol 37:505–517

Henze T, Janzen RWC, Schumm F, Melms A, Sieb JP, Köhler W, Heidenreich F, Tackenberg B für den Ärztlichen Beirat der Deutschen Myasthenie-Gesellschaft (DMG), Weber-Schoendorfer C (2010). Immuntherapie bei Myasthenia gravis und Lambert-Eaton-Syndrom. Teil 2: Intravenöse Immunglobuline und Plasmaaustauschverfahren. Akt Neurol 37: 518–523

McMillan HJ, Darras BT, Kang PB (2011). Autoimmune Neuromuscular Disorders in Childhood. In: Singer H (section ed). Pediatric Neurology. Current Treatment Options in Neurology.

Ware TL, Ryan MM, Kornberg AJ (2012). Autoimmune myasthenia gravis, immunotherapy and thymectomy in children. Neuromuscul Disord 22:118–121

## 4.4.2    Kongenitale myasthene Syndrome (CMS)

**Defintion**

Kongenitale myasthene Syndrome (CMS) sind eine Gruppe genetisch und klinisch heterogener Erkrankungen der neuromuskulären Endplatte (NME). Man unterscheidet präsynaptische Störungen, Störungen im synaptischen Spalt und postsynaptische Defekte. Allen ist die gestörte neuromuskuläre Übertragung gemeinsam.

**Pathophysiologie**

Präsynaptisch können die Synthese und/oder der Einbau von Acetylcholin (ACh) in die synaptischen Vesikel gestört sowie die Calcium-abhängige Freisetzung von ACh am Nervenende eingeschränkt sein. Im synaptischen Spalt führen Mutationen in *COLQ*, kodierend für die Acetylcholinesterase (AChE), zur Störung der Effizienz von ACh am Acetylcholinrezeptor (AChR). »Loss-of-function«-Mutationen, insbesondere des Gens *CHRNE*, kodierend für die epsilon-Untereinheit des AChR, verursachen eine verminderte Dichte von AChR im Bereich der Endplatte. Einen ähnlichen Effekt haben genetische Veränderungen des Proteins Rapsyn, das normalerweise ein Clustern der Rezeptoren in hoher Dichte vermittelt. Bei den relativ seltenen »slow-channel« CMS bewirken die »gain-of-function«-Mutationen in den Genen der AChR-Untereinheiten eine verlängerte Kanalöffnungszeit; bei den »fast-channel« CMS bewirken die Mutationen funktionell eine zu kurze Kanalöffnungszeit.

**Häufigkeit**

**Epidemiologie**

Die Erkrankungen sind selten; sie machen ca. 10 % aller Myasthenien aus (hier Prävalenz 25–125:$10^6$).

**Klinische Symptome**

Der Krankheitsbeginn ist überwiegend in den ersten zwei Lebensjahren, wobei sich Symptome auch erst im späteren Kindes- und Jugendalter sowie seltener auch erst im Erwachsenenalter zeigen können. Allerdings lassen sich auch bei diesen scheinbar spät beginnenden Formen bei genauem Nachfragen meist bereits sehr frühe Symptome finden.

Leitsymptom ist die belastungsabhängige Muskelschwäche. In ausgeprägten Fällen kann allerdings die Schwäche so deutlich sein, dass nur noch sehr geringe Schwankungen feststellbar sind. Insbesondere beim sehr kleinen Kind fehlt die später zu beobachtende tageszeitliche Schwankung. Bei einem Teil der myasthenen Syndrome finden sich zusätzlich dysmorphe Stigmata (länglicher Gesichtsschädel).

*Suggestive klinische Symptome eines CMS im Neugeborenen- und Säuglingsalter* können sein:

- »Floppy-infant«
- Schwaches Schreien, Saug- und Schluckstörungen
- Respiratorische Probleme unterschiedlicher Ausprägung
- Arthrogryposis multiplex congenital als Hinweis für eine bereits intrauterine bestehende verminderte Bewegung

*In jedem Alter:*

- Ptosis
- Externe Ophthalmoplegie häufig mit eingemauerten Bulbi. Die Patienten sind sich der Störung oft nicht bewusst, da sie unwillkürlich durch Kopfbewegungen Objekte verfolgen.
- Faziale Schwäche mit Hypomimie

- Bulbäre Symptome mit Schluckstörung
- Proximal betonte Muskelschwäche, Schwäche der Nackenbeuger
- Belastungsintoleranz
- Verzögerte motorische Entwicklung
- Fluktuation der Symptome über Tage/Wochen
- Krisen mit/ohne respiratorische Insuffizienz bedingt durch Fieber, Infektion und Belastung
- Wiederholte Apnoen

**Wichtige Differenzialdiagnosen**

Die wesentlichste Differenzialdiagnose ist die Abgrenzung gegenüber einer erworbenen myasthenen Symptomatik. Diese findet sich entweder im Rahmen einer

- Myasthenia gravis oder
- bei der Botulinum-Intoxikation.

Steht die Kombination aus Belastungsintoleranz mit Ptose im Vordergrund, müssen mitochondriale Erkrankungen bedacht werden. Hier unterliegt die Ptose allerdings in der Regel keinen tageszeitlichen Schwankungen.

Daneben können die meisten der unter Floppy-infant genannten Erkrankungen das Bild imitieren. Allerdings ist bei diesen Erkrankungen die Belastungsabhängigkeit deutlich weniger ausgeprägt.

| Diagnostik | Stellenwert in Diagnostik | Aufwand |
|---|---|---|
| **CK** <br><br> Die CK-Werte liegen im Bereich der Norm. Die Untersuchung der CK dient in erster Linie differenzialdiagnostischen Erwägungen. | ◐ | ◐ |
| **Sonstige Laborbefunde** <br><br> Zur Ausschlussdiagnose werden Azetylcholinrezeptor-Antikörper sowie evtl. MuSK-Antikörper untersucht, die beim kongenitalen myasthenen Syndrom unauffällig sind. <br> Ganz wesentlich für die diagnostische Einordnung aber auch für das weitere therapeutische Vorgehen ist der Nachweis einer Verbesserung oder auch Verschlechterung der Symptomatik unter Cholinesterasehemmern. Eine Möglichkeit hierzu ist hier der »Tensilontest«, also die Gabe von Edrophoniumchlorid, welches über die internationale Apotheke bezogen werden kann. Vorteil der Substanz ist die kurze Halbwertszeit. Nachteile: Diese Untersuchung muss unter intensivmedizinischen Bedingungen durchgeführt werden (wegen der Gefahr der Bradykardie, aber auch wegen der möglichen Verschlechterung bei Vorliegen eines Defekts im Abbau von Azetylcholin bzw. bei einer Störung der Repolarisation). Wichtig ist klinische | ◐–◐ | ◐–◐ |

| Diagnostik | Stellenwert in Diagnostik | Aufwand |
|---|---|---|
| Symptome vorher zu identifizieren, die sich bei diesem Test auch bessern können, sonst ist die Aussagekraft fragwürdig. Umgekehrt spricht ein positiver Effekt zum einen für die Annahme einer neuromuskulären Übertragungsstörung, zum anderen auch dafür, dass eine langfristige Behandlung mit einem Cholinesterasehemmer sinnvoll ist. Aus Sicht der Autoren als gute Alternative kann eine orale Behandlung versucht werden. Allerdings sollte auch diese wegen der Gefahr einer Verschlechterung initial am besten unter stationären Bedingungen durchgeführt werden. | | |
| **Neurophysiologie** | ●–●–● | ●–● |
| Im repetitiven Stimulationstest zeigt sich bei den postsynaptischen Störungen bei Stimulation mit 5 Hz ein Dekrement. Dieser Befund ist allerdings im Kindesalter wenig zuverlässig, zumal die häufiger betroffene proximale Muskulatur insbesondere beim kleinen Kind nur sehr schlecht untersucht werden kann. Die Einzelfaser Elektromyographie, welche grundsätzlich Phänomene wie Jitter und Blockierungen zeigen kann, ist beim Kind bei unzureichender Compliance nicht durchführbar. | | |
| **Sonographie** | | ●–● |
| Spielt keine Rolle. | | |
| **Muskelbiopsie** | | ●–●–●–● |
| Die Muskelbiopsie spielt im klinischen Alltag in der Diagnostik kongenitaler myasthener Syndrome keine wesentliche Rolle. Sie kann bei der DD der Gliedergürtel-CMS hilfreich sein. Hier können tubuläre Aggregate vorliegen. Routinemäßig stehen die notwendigen histologischen und physiologischen Verfahren (Endplattenfunktionsdiagnostik, ultrastrukturelle Diagnostik der Endplatte) in Deutschland nicht zur Verfügung. | | |
| **Genetik-Erbgänge** | | |
| Die meisten kongenitalen myasthenen Syndrome werden autosomal-rezessiv vererbt, wobei selbstverständlich bei den sehr kleinen Familien oft nicht unterschieden werden kann, ob es sich um eine Spontanmutation oder um einen rezessiven Erbgang handelt. Die *slow channel* kongenitalen myasthenen Syndrome (SCCMS) werden autosomal-dominant vererbt. | | |

| Diagnostik | Stellenwert in Diagnostik | Aufwand |
|---|---|---|
| **Genetische Diagnostik** | ●●○ | ●●●● |

Es existieren keine strengen Genotyp/Phänotyp-Korrelationen. Patienten mit gleichen Mutationen in einem Gen können unterschiedliche klinische Symptome und Verläufe zeigen; andererseits können Mutationen in verschiedenen Genen ähnliche klinische Phänotypen verursachen.

Eine molekulargenetische Zuordnung ist momentan bei ca. 50 % der Patienten möglich.

Die Auswahl des Gentests bzw. der Reihenfolge der genetischen Testung richtet sich nach:

- Begleitenden dysmorphen Stigmata
- Ethnischer Herkunft

*Ethnische Herkunft*

- Mutation c.1267delG (CHRNE) oft bei südosteuropäischen Patienten und/oder Roma
- Mutation N88K (*RAPSN*) oft bei CMS-Patienten aus Mitteleuropa
- »founder Mutation« c.1293insG homozygot (*CHRNE*) bei Patienten aus Maghreb

*Episodische Apnoen*

- Präsynaptische CMS (*CHAT* Mutationen), synaptische CMS (*COLQ* Mutationen)
- Postsynaptische CMS (*RAPSN* Mutationen)

*Langsame oder fehlende Pupillenreaktion auf Licht*

- AChE-Defizienz (*COLQ* Mutationen)

*Selektiver Befall von Hals-, Hand- und Finger-Extensoren*

- »slow-channel«-Syndrom (Gene codieren für die Untereinheiten des AChR) und bei älteren Patienten mit AChE-Defizienz (*COLQ* Mutationen)

*Arthrogryposis multiplex congenita (AMC)*

- CMS mit Mutationen in *RAPSN* und *CHRND*
- Bei fetalem Akinesie-Syndrom auch bei *CHRNG* und *DOK7* Mutationen

*Fluktuation der klinischen Symptome über Tage und Wochen*

- CMS mit Mutationen in *DOK7*

| Diagnostik | Stellenwert in Diagnostik | Aufwand |
|---|---|---|
| *Doppeltes Muskelaktionspotenzial* | | |
| • AChE-Defizienz (*COLQ* Mutationen) und »slow channel«-Syndrom (Gene codieren für die Untereinheiten des AChR) | | |
| *Muskelbiopsie* | | |
| • Tubuläre Aggregate bei *GFPT1*- und *DPAGT1*- Mutationen | | |
| *Ausbleibende oder negative Effekte der AChE-Inhibitortherapie* | | |
| • Kein Effekt oder sogar Verschlechterung der Symptome bei CMS mit AChE-Defizienz (*COLQ* Mutationen) und »slow channel«-CMS (Gene codieren für die Untereinheiten des AChR) | | |
| • Kein Effekt oder nur kurzzeitige Verbesserung (Tage bis wenige Wochen) bei Patienten mit Mutationen in *DOK-7* | | |

## Diagnosesicherung

Die Diagnose basiert auf dem typischen Bild mit in der Regel bereits früh beginnender belastungsabhängiger Muskelschwäche. Derzeit sind 19 verschiedene krankheitsverursachende Gene bekannt; eine molekulargenetische Sicherung ist bei Analyse aller aktuell nur bei 50 % möglich.

| Verlauf | | Häufigkeit |
|---|---|---|

### Atmung

Die Atmung kann in zweierlei Weise betroffen sein: entweder im Rahmen bestimmter CMS-Subtypen (Mutationen in *CHAT, COLQ und RAPSN*) durch episodische Apnoen oder grundsätzlich bei CMS im Rahmen einer zunehmenden Muskelschwäche mit Befall der Atemmuskulatur bedingt durch Belastung oder Infektionen. In beiden Situationen muss die rasche Verschlechterung bis zur respiratorischen Insuffizienz kalkuliert werden. Bei suffizient behandelten Patienten sollten diese Situationen nicht mehr auftreten.

In jedem Fall sollten die Symptome einer nächtlichen respiratorischen Insuffizienz sowie Zeichen einer Obstruktion (lautes Schnarchen, Apnoephasen) regelmäßig abgefragt werden. Gegebenenfalls ist eine Untersuchung im Schlaflabor sinnvoll.

### Herz/Kreislauf

Bei den bis heute bekannten CMS ist eine Herzbeteiligung nicht berichtet.

| Verlauf | Häufigkeit |
|---|---|
| **Orthopädie** ⬤-⬤-◯ |
| Aufgrund der Muskelhypotonie kann es zu deutlichen Fußfehlstellungen und Haltungsstörungen kommen, die individuell einer konservativen Therapie bedürfen. Bei unbehandelten Patienten können Kontrakturen und/oder eine Skoliose den Verlauf komplizieren. Hier ist frühzeitig im multidisziplinären Ansatz die orthopädische Mitbetreuung zu initiieren. | |
| **Kognitive/psychiatrische Probleme** ⬤-⬤ |
| Primäre Probleme sind bisher nicht sicher belegt, wohl aber sekundäre Störungen in der psychosozialen Verarbeitung. Einzelne Patienten mit klinisch, aber nicht genetisch gesichertem CMS zeigen zusätzlich kognitive Probleme, so dass eine Beeinträchtigung nicht grundsätzlich gegen ein CMS sprechen. | |
| **Anästhesie** ⬤-⬤-◯ |
| Grundsätzlich muss die Erkrankung vor der Narkose benannt werden. Es ist ein Notfallpass mitzuführen, in dem Myasthenie verstärkende Medikamente gelistet sind. Dieser ist über das betreuende Zentrum oder die Deutsche Myasthenie Gesellschaft (DMG) zu erhalten. Bei Eingriffen sollte die Möglichkeit einer intensivmedizinischen Überwachung gewährleistet sein. | |
| **Notwendige Verlaufskontrollen** |
| Es empfiehlt sich eine Betreuung in einem spezialisierten Zentrum, das auch dem multidisziplinären Ansatz der Betreuung gerecht werden kann. Untersuchungsintervalle sind abhängig von Erkrankungsstadium und Therapiesituation alle 3 bis 6 bis 12 Monate. Es ist immer die Medikation zu prüfen und zu optimieren; die weiteren Inhalte sind individuell anhand der Zusatzprobleme zu planen, regelmäßig ist bei den Kindern ab 6–7 Jahren eine Lungenfunktion, bei den Jugendlichen die Durchführung eines standardisierten Scores (z.B. Besinger Score) vorgesehen. Für Kleinkinder gibt es noch keinen validierten Score, hier kann man bisher nur auf immer gleiche Untersuchungseinheiten zurückgreifen. | |
| **Therapie** |

### Medikamentöse Maßnahmen

AChE-Hemmer, 3,4-Diaminopyridin, Ephedrin, Fluoxetin, Chinidinsulfat, Azetazolamid und Albuterol haben nachweislich positive Effekte bei Patienten mit CMS gezeigt (▶ **Tab. 4.6** auf S. 227 f.).

Liegt ein positives Ansprechen auf Edrophonium vor, wird eine Behandlung mit Pyridostigmin begonnen. Die Dosis muss individuell angepasst werden. Die Dosis sollte so verteilt werden, dass insbesondere in Zeiten, in denen die Ermüdung eine größere Rolle spielt (z.B. am Nachmittag) mehr Dosis bereitgestellt wird als am Vormittag. Außerdem muss überlegt werden, ob die Behandlung während der Nacht notwendig ist (bisweilen besteht während der Nacht eine Symptomatik im Sinne eines obstruktiven Schlafapnoe-

## Therapie

syndroms, welches die Behandlung mit einem Depot-Präparat sinnvoll macht). Ältere Patienten werden geschult, dass sie selbst in der Lage sind, die Dosis in einem vorgegebenen Rahmen an die täglich wechselnden Anforderungen anzupassen.

### Symptomatische Therapie

Zusätzlich zur medikamentösen Therapie soll bei Patienten mit CMS eine begleitende bedarfsorientierte Therapie einschließlich Physiotherapie, Logopädie, Ergotherapie eingeleitet werden.

Wenn es trotz einer individuell optimierten medikamentösen Therapie für die Nahrungsaufnahme notwendig erscheint, ist eine PEG-Sonde indiziert. Bei fortbestehender Beeinträchtigung der Atmung muss eine Atemhilfe erfolgen, z.B. nicht-invasive Maskenbeatmung. Bei Kontrakturen und/oder Skoliose ist eine konservative/operative orthopädische Mitbetreuung wichtig, die Hilfsmittelversorgung muss problemorientiert erfolgen.

## Verlauf

Im natürlichen Verlauf ohne adäquate Therapie können Patienten eine Skoliose, Gelenkkontrakturen, eine muskuläre Atrophie und/oder eine kontinuierliche Muskelschwäche entwickeln; im Rahmen von Apnoen und Krisen kann es zu Todesfällen kommen.

Bei einer frühzeitigen Diagnose und Einleitung einer effektiven Therapie sowie einer sinnvollen Betreuung und Beratung der Patienten mit CMS kann es aber in vielen Fällen zu einer deutlichen Verbesserung der Symptomatik und der Lebensqualität kommen, nicht selten auch zu einer kompletten Normalisierung. Wichtig ist aber zu berücksichtigen, dass es im Langzeitverlauf bei einigen CMS-Subtypen auch unter adäquater Therapie zu einer kontinuierlichen Muskelschwäche kommen kann, die dann eine Hilfsmittelversorgung notwendig macht. Deshalb erscheint eine Betreuung in einem spezialisierten Zentrum sinnvoll.

## Besonderheiten in Beratung

Bei einer genetisch determinierten Erkrankung müssen die Ausbeute einer umfassenden genetischen Diagnostik von nur 50 % und bei positivem Mutationsnachweis das Wiederholungsrisiko und eine mögliche Pränataldiagnostik besprochen werden. Zusätzlich müssen eindringlich die Risiken von Apnoen und krisenhaften Verschlechterungen nach körperlicher Anstrengung oder Infekt sowie eine von der genetischen Diagnose unabhängige symptomatische und auf die individuellen Bedürfnisse ausgerichtete Therapie diskutiert werden.

### Link

Deutsche Myasthenie Gesellschaft e.V.(info@dmg-online.de)

### Literatur

Cossins J et al. Congenital myasthenic syndromes due to mutations in ALG2 and ALG14. Brain. 2013, Mar; 136(Pt 3):944–56.

**Tab.4.6:** Zur differenzierten Therapie bei CMS

| Defekt | Gen | Rationale Therapie |
|---|---|---|
| Cholin-Acetyltransferase | *CHAT* | 1. AChE-Hemmer (Pyridostigmin) in einer individuellen Dosis, oft 4–5 mg/KgKG/Tag in 4–6 ED<br>*wenn nötig, zusätzlich*<br>2. 3,4-DAP 1 mg/KgKG/Tag in 4 ED; beim ausgewachsenen Kind bis zu 4 × 5–20 mg/Tag |
| Acetylcholinesterase-Defizienz | *COLQ* | 1. Ephedrin 3 mg/KgKG/Tag in 3 ED, Beginn mit 1 mg/KgKG/Tag und vorsichtig steigern Bei älteren Patienten: 2–3 × 25–50 mg/Tag<br>2. Salbutamol bei Kindern, 2–6 Jahre alt: 0.1 mg/KgKG/Tag in 3 ED (max. 2 mg/Tag); bei Kindern, 6–12 Jahre alt: 2 mg 2–3 ×/Tag; bei Erwachsenen 4 mg 1–3×/Tag |
| α-Untereinheit des AChR | *CHRNA1* | I. Strukturelle Defekte:<br>  1. AChE-Hemmer (Pyridostigmin) in einer individuellen Dosis, oft 4–5 mg/KgKG/Tag in 4–6 ED<br>*wenn nötig, zusätzlich* |
| β-Untereinheit des AChR | *CHRNB1* |   2. 3,4-DAP 1mg/KgKG/Tag in 4 ED, beim ausgewachsenen Kind bis zu 4× 5–20 mg/Tag<br>  3. Salbutamol bei Kindern, 2–6 Jahre alt: 0.1 mg/KgKG/Tag in 3 ED (max. 2 mg/Tag); bei Kindern, 6–12 Jahre alt: 2 mg 2–3 ×/Tag; bei Erwachsenen 4 mg 1–3×/Tag |
| δ-Untereinheit des AChR | *CHRND* | II. Kinetische Defekte:<br> a) slow channel CMS:<br>  1. Chinidinsulfat 15–60 mg/KgKG/Tag in 4–6 ED |
| ε-Untereinheit des AChR | *CHRNE* |   2. Bei Nebenwirkungen: Fluoxetin, bei Erwachsenen 80–100 mg/Tag, bei Kindern maximale Dosis nicht bekannt<br> b) fast channel CMS:<br>  1. AChE-Hemmer in einer individuellen Dosis, oft 4–5 mg/KgKG/Tag in 4–6 ED<br>*wenn nötig, zusätzlich*<br>  2. 3,4-DAP 1 mg/KgKG/Tag in 4 ED, beim ausgewachsenen Kind bis zu 4 × 5–20 mg/Tag<br><br>*Chinidinsulfat- und Fluoxetin-Dosis müssen anhand der Serumspiegel überwacht werden!* |
| Rapsyn Defizienz | *RAPSN* | 1. AChE-Hemmer (Pyridostigmin) in einer individuellen Dosis, oft 4–5 mg/KG/Tag in 4–6 ED<br>*wenn nötig, zusätzlich*<br>2. 3,4-DAP 1mg/KgKG/Tag in 4 ED, beim ausgewachsenen Kind bis zu 4 × 5–20 mg/Tag |

**Tab. 4.6:** Zur differenzierten Therapie bei CMS

| Defekt | Gen | Rationale Therapie |
|---|---|---|
| »downstream of kinase-7« Defizienz | *DOK7* | 1. Ephedrin 3 mg/KgKG/Tag in 3 ED, Beginn mit 1 mg/KgKG/Tag und vorsichtig steigern Bei älteren Patienten: 2–3 × 25–50 mg/Tag<br>2. 3,4-DAP 1mg/KgKG/Tag in 4 ED, bis zu 4 × 5–20 mg/Tag<br>3. Salbutamol bei Kindern 2–6 Jahre alt: 0.1 mg/KgKG/Tag in 3 ED (max. 2 mg/Tag); bei Kindern 6–12 Jahre alt: 2mg 2–3×/Tag; bei Erwachsenen 4 mg 1–3×/Tag |
| Muskelspezifische Tyrosinkinase Defizienz | *MUSK* | AChE-Hemmer in einer individuellen Dosis, oft 4–5 mg/KgKG/Tag in 4–6 ED *und* 3,4-DAP 1mg/KgKG/Tag in 4 ED, beim ausgewachsenen Kind bis zu 4 x 5–20 mg/Tag |
| Na$_v$1.4 | *SCN4A* | AChE-Hemmer (Pyridostigmin) in einer individuellen Dosis, oft 4–5 mg/KgKG/Tag in 4–6 ED *und* Acetazolamid 2 x 250 mg/Tag |
| Gutamin-Fructose-6-Phosphat Transaminase 1 | *GFPT1* | AChE-Hemmer (Pyridostigmin) in einer individuellen Dosis, oft 4–5 mg/KgKG/Tag in 4–6 ED |
| Dolichylphosphatase (UDP-N-acetylglucosamine) N - acetylglucosamine phosphotransferase 1 | *DPAGT1* | AChE-Hemmer in einer individuellen Dosis, oft 4–5 mg/KgKG/Tag in 4–6 ED |

AChE = Acetylcholinesterase; ED = Einzeldosis; KG = Körpergewicht; Kg = Kilogramm; mg = Milligramm; 3, 4-DAP = 3,4-Diaminopyridin
*Modifiziert nach Schara et Lochmüller 2008

## 4.4.3    Botulismus

**Definition**

Botulismus ist eine akute neuroparalytische Erkrankung bei Mensch und Tier bedingt durch das Toxin des Anaerobiers Clostridium botulinum. Es sind mindestens 6 Formen bekannt, die anhand der Infektionsquelle und des Infektionsweges unterschieden werden.

**Pathophysiologie/Ätiologie**

Das hochpotente Botulinumneurotoxin wird gebildet von Chlostridium botulinum. Es gelangt über Wunden, Schleimhäute und den Darm in das Blut; primäre Zielstrukturen sind das periphere Nervensystem, präganglionäre sympathische und parasympathische sowie postganglionäre parasympathische und efferente motorische Nervenendigungen. Dort blockiert das Toxin die präsynaptischen spannungsabhängigen Kalziumkanäle und hemmt so die Freisetzung von ACh in den synaptischen Spalt. Durch die verminderte Bindung von ACh an die Acetylcholinrezeptoren (AChR) sind Auslösung eines Muskelaktionspotenzials und damit die Kontraktion des Muskels gestört. Bei älteren Kindern und Erwachsenen kommt es bevorzugt zur Toxinaufnahme durch vergiftete Lebensmittel. Bei Säuglingen können sich die oral aufgenommenen Chlostridien im Darmtrakt vermehren, die Quelle ist häufig mit Sporen kontaminierter Honig in der Nahrung.

**Häufigkeit**

### Epidemiologie

Kindlicher Botulismus ist sehr selten. Innerhalb von 30 Jahren wurden in Europa 73 Fälle gemeldet.

### Klinische Symptome

*Leitbefunde sind:*

- Periphere, schlaffe Paresen, die früh im Hirnnervenbereich lokalisiert sind. Häufig bemerken die Eltern früh ein ausdrucksloses Gesicht. Hinzu kommen Schluckstörungen und eine Ptose (welche unter Umständen allerdings erst nach dem Aufsetzen des Kindes deutlich wird). Die Schluckstörung kann dazu führen, dass es trotz der Mundtrockenheit zum vermehrten Speichelfluss aus dem Mund kommt. Das Schreien ist schwach.
- Im Bereich der Extremitätenmuskulatur besteht häufig eine belastungsabhängige Muskelschwäche, eher seltener eine komplette Plegie. Die Nackenstrecker sind häufig betroffen.
- Fehlende Sensibilitätsstörungen
- Fehlende Bewusstseinsstörung (wobei die Beurteilung bei hochgradigen Paresen im Hirnnervenbereich erschwert sein kann)

Nachdem das Botulinumtoxin auch präsynaptische autonome Nerven mitbetrifft, finden sich bei den Patienten zusätzlich autonome Symptome, die durch die anticholinerge Wirkung bedingt sind:

- Ein Obstipation ist häufig eines der Initialsymptome
- Eine Blasenatonie führt zur schlaffen Überlaufblase
- Mydriasis
- Mundtrockenheit

### Wichtige Differenzialdiagnosen

In erster Linie müssen subakut auftretende Erkrankungen mit ähnlichen Symptomen bedacht werden:

- Andere Störungen der neuromuskulären Übertragung: Myasthenia gravis, kongenitale myasthene Syndrome, Lambert-Eaton-Syndrom
- Guillain-Barré-Syndrom, besonders Miller-Fisher-Variante: Während allerdings der kindliche Botulismus vor allem im ersten Lebensjahr vorkommt, treten diese Erkrankungen häufig erst ab dem 2. Lebensjahr auf.
- Mitochondriopathie
- Selten andere erregerbedingte Erkrankungen

Selbstverständlich müssen beim Säugling alle anderen im Kapitel 2.1 »*Floppy-infant-Syndrom*« genannten Ursachen mit überlegt werden. Im Grunde sollte allerdings bei jedem Säugling mit Floppy-infant die Möglichkeit eines Botulismus mit bedacht werden (ohne allerdings die Seltenheit der Erkrankung aus den Augen zu lassen).

Im klinischen Alltag sind allerdings häufigere Krankheitsbilder wie Sepsis, Elektrolytentgleisungen, neurometabolische Erkrankungen Störungen, die auf jeden Fall mit überlegt und wegen der therapeutischen Konsequenzen ausgeschlossen werden müssen.

Neoplasien des ZNS (z.B. Hirnstammtumore) zeigen trotz mancher ähnlicher Symptome meist eine etwas längere Entwicklung und oft auch Zeichen der Raumforderung. Bei unklarer Situation muss allerdings bildgebende Diagnostik durchgeführt werden.

Andere Ursachen wie neurometabolische Störungen, Encephalitiden lassen sich in der Regel durch zusätzliche zentralnervöse Symptome abgrenzen.

| Diagnostik | Stellenwert in Diagnostik | Aufwand |
|---|---|---|
| **CK**<br>Die CK dient nur der differenzialdiagnostischen Einordnung und ist üblicherweise normal. | ● | ● |
| **Sonstige Laborbefunde**<br>Entscheidend ist der Toxinnachweis, welcher innerhalb weniger Tage möglich ist. Dieser gelingt bei infantilem Botulismus in 88–100 % im Stuhl, nur in 16 % im Serum. Nachweis im Magenaspirat ist in Einzelfällen auch möglich.<br>Beim infantilen Botulismus sollte zusätzlich der Nachweis von Erregern oder deren Sporen im Stuhl versucht werden. Wegen der Obstipation ist zur Gewinnung von Material häufig ein Klysma notwendig. | ●●●●● | ●●●● |
| **Neurophysiologie**<br>Neurophysiologischer Leitbefund ist die Trias aus:<br>• Erniedrigtem motorischen Summenaktionspotenzial (CMAP) beim ausgeruhten Muskel<br>• Zunahme der Amplitude (Fazilitation) nach hochfrequenter, tetanischer Reizung oder nach tetanischer Anspannung<br>• Fehlendes Dekrement nach Fazilitation | ●●●●● | ●●● |

**Cave:** Bei schwerer Intoxikation kann der Anstieg der Amplitude bei hochfrequenter Stimulation fehlen und somit falsch negative Ergebnisse vortäuschen.

**Diagnosesicherung**

Die Kombination der wegweisenden klinischen Symptome (hirnnervenbetonte Muskelschwäche mit autonomen Symptomen) mit den neurophysiologischen Befunden und dem Toxinnachweis in Stuhl, Serum, Magenaspirat oder Nahrung sichert die Diagnose.

| Verlauf | Häufigkeit |
|---|---|

**Atmung**   ●-●-●

Die Atmung ist im Rahmen einer zunehmenden Muskelschwäche mit Befall der Atemmuskulatur betroffen. Nachdem die neuromuskuläre Transmission bis zu einem Ausfall von 90–95 % der Synapsen noch funktionieren kann, muss unter Umständen mit einer extrem raschen Dekompensation gerechnet werden. Es sind zahlreiche Fälle mit hypoxischem Hirnschaden bedingt durch eine zu späte Indikation zur Intubation beschrieben!

**Herz/Kreislauf**

Eine primäre Herzbeteiligung ist nicht berichtet.

**Ernährung/Gastrointestinaltrakt**   ●-●-●-●

Obstipation ist ein Leitsymptom des Botulismus. Bei bulbärer Symptomatik mit Störung des Kau- und Schluckakts, mit verminderter Nahrungsaufnahme und/oder Aspiration ist eine Magensonde indiziert.

**Kognitive/psychiatrische Probleme**

Eine primäre ZNS-Beteiligung ist nicht berichtet. Dies ist ein wichtiges differenzialdiagnostisches Kriterium zur Abgrenzung von zentralnervösen Erkankungen. Allerdings kann es mit zunehmender respiratorischer Insuffizienz durch die Hypoxie zu einer mentalen Beeinträchtigung kommen.

**Notwendige Verlaufskontrollen, Diagnostik, multidisziplinäres Management**

Entscheidend für die Möglichkeit zur Entlassung sind:

● Ausreichende Schluckfähigkeit
● Wiedererlangung der Schutzreflexe
● Ausreichende Atmung

Beim infantilen Botulismus durch endogene Botulinumtoxin-Synthese muss unter Umständen über längere Zeit mit einer Ausscheidung von Clostridium botuli, entsprechenden Sporen und Toxin gerechnet werden. Entsprechende Stuhlkontrollen sind deshalb in Rücksprache mit Infektiologen notwendig.

**Therapie**

● Intensivmedizinische Überwachung und symptomatische Therapie. Bei fehlenden Schutzreflexen und beginnender respiratorischer Insuffizienz muss rechtzeitig eine Intubation und Beatmung begonnen werden (siehe oben).
● Gabe eines polyvalenten Antitoxins so früh wie möglich
● In Einzelfällen Botulinum-Immunglobulin, noch keine etablierte Therapie
● Eine Antibiotikatherapie ist, sieht man von notwendiger Antibiose zur Behandlung von intensivmedizinischen Sekundärkomplikationen ab, nicht geeignet, den Verlauf zu beeinflussen (auch nicht beim infantilen Botulismus mit Toxinbildung im Darm). Möglicherweise wird hierdurch sogar die Freisetzung von Toxin noch zusätzlich gefördert. Aminoglykosidantibiotika können zusätzlich direkt die neuromuskuläre Übertragung verschlechtern.

**Verlauf und Prognose**

Die Erholung nach der akuten Erkrankung vollzieht sich langsam, dauert oft Monate bis Jahre. Sowohl die Geschwindigkeit der Krankheitsentwicklung als auch die Dauer bis zur Remission hängen vom Subtyp des Botulinumtoxins ab.

Der frühzeitige Einsatz von polyvalentem Antitoxin kann die Morbidität und die Mortalität deutlich senken, dennoch können Muskelschwäche, Schwindel, trockener Mund, Müdigkeit über Monate und bis zu 1–2 Jahren fortbestehen. Die okulobulbäre Symptomatik normalisiert sich zuletzt. Negative Prädiktoren für die Prognose sind:

- Kurze Inkubationszeit
- Junges Alter
- Rasche Progredienz mit Beatmungspflichtigkeit

In ungefähr 5 % muss mit einem Relaps der Erkrankung gerechnet werden.

## 4.4.4    Lambert-Eaton-Syndrom (LEMS)

**Definition**

Das Lambert-Eaton-Syndrom (LEMS) ist eine seltene Antikörper-vermittelte Autoimmunerkrankung, in 50–70 % als paraneoplastisches Syndrom, typischerweise beim kleinzelligen Bronchialkarzinom. Die Manifestation ist überwiegend im Erwachsenenalter, in Einzelfällen ist der Beginn im Jugendalter/Kindesalter berichtet.

**Pathophysiologie/Ätiologie**

In 90 % der Fälle bei einem LEMS können Antikörper gegen spannungsabhängige Kalziumkanäle an der präsynaptischen Membran der neuromuskulären Endplatte nachgewiesen werden (sog. antivoltage-gated calcium channel antibody, Anti-VGCC). Diese bewirken eine unzureichende Öffnung der Kalziumkanäle, was über einen unzureichenden Kalziumanstieg zur verminderten Freisetzung von Acetylcholin (ACh) pro Nervenimpuls in den synaptischen Spalt führt. Durch die verminderte Bindung von ACh an den Acetylcholinrezeptoren (AChR) sind die Auslösung eines Muskelaktionspotenzials und damit die Kontraktion des Muskels gestört.

**Häufigkeit**

**Epidemiologie**

Die Prävalenz ist variabel und grundsätzlich abhängig von der Häufigkeit eines kleinzelligen Bronchialkarzinoms und dem Auftreten von autoimmunen Erkrankungen in den einzelnen Ländern. Es gibt keine Angaben für die Häufigkeit im Kindes-/Jugendalter, hier sind nur Einzelfälle beschrieben.

**Klinische Symptome**

Die o. g. Pathomechanismen erklären die klinischen Leitsymptome des LEMS. Dazu gehören:

- *Myasthene Symptome*: Schwäche in den Beinen > Armen, generalisierte Müdigkeit, selten okulobulbäre Symptome, eingeschränkte Atemfunktion

- *Abgeschwächte Muskeleigenreflexe:* dieses Symptom kann durch vorherige Kontraktion des Muskels verstärkt auftreten.
- *Störungen des autonomen Nervensystems:* trockener Mund, metallischer Geschmack, lageabhängige Hypotension, Obstipation, bei Männern häufig Impotenz

Die Symptome können plötzlich oder langsam schleichend auftreten, plötzlich z.B. bei zu Grunde liegendem Karzinom oder bei einem fieberhaften Infekt. Zur Symptomverstärkung kann es bei Wärme oder fieberhaften Infekten kommen.

**Wichtige Differenzialdiagnosen**

- Myasthenia gravis: Obwohl die jeweiligen Leitsymptome eine Differenzierung erlauben, können in Einzelfällen die Symptomatik überlappend und die Antikörper-Befunde nicht eindeutig sein. Die Therapie kann in beiden Fällen mit AChE-Hemmern und 3,4-Diaminopyridin zur Symptombesserung führen. Dennoch ist die Differenzialdiagnostik wichtig, um bei LEMS die Tumorsuche und bei Myasthenia gravis die Thymektomie kritisch zu prüfen bzw. durchzuführen.
- Früh-/Neugeborene von betroffenen Müttern können sich klinisch sehr ähnlich verhalten, hier ist es wichtig, die Erkrankung der Mutter zu kennen.

| Diagnostik | Stellenwert in der Diagnostik | Aufwand |
|---|---|---|
| • *Bestimmung der Anti-VGCC vom P/Q-Typ (in den allermeisten Fällen bei LEMS erhöht)* | ●●●● | ●● |
| • *Neurophysiologische Diagnostik mit repetitiver Stimulation.* Diese kann grundsätzlich an jedem Nerv erfolgen, sinnvoll erscheint die Untersuchung distal am Nervus medianus/Nervus ulnaris und am warmen und ruhenden Muskel. In der Regel ist das motorische Summenaktionspotenzial erniedrigt. Ähnlich wie bei der Myasthenie kommt es bei Stimulation mit 1–5 Hz zu einem Dekrement. Entscheidender Befund ist allerdings das Inkrement auf das Doppelte bei hoher Stimulationsfrequenz mit 20 bis 50Hz. Diese Fazilitation kann auch durch maximale willkürliche Kontraktion des Muskels über 5–10 Sekunden erreicht werden (deutlich schonenderes Untersuchungsverfahren!) | ●●● | ●●● |
| • *Weitere Diagnostik:* Es muss nach einer zugrundeliegenden Grunderkrankung gesucht werden: <br> - Lymphoproliferative Erkrankungen <br> - Kleinzelliges Lungenkarzinom <br> - Andere Autoimmunerkrankungen | ●●● | ●●●● |

**Diagnosesicherung**

Die Diagnose eines LEMS gilt als gesichert, wenn Muskelschwäche und Fazilitation sowie entweder erhöhte Anti-VGCC oder ein kleinzelliges Lungenkarzinom (extreme Rarität in der Pädiatrie) vorliegen.

| Verlauf | Häufigkeit |
|---|---|
| **Atmung** | ●-●-◐ |
| Die Atmung kann im Rahmen einer zunehmenden Muskelschwäche mit Befall der Atemmuskulatur bedingt durch Belastung, Infektionen oder maligner Grunderkrankung betroffen sein. In diesen Situationen muss die rasche Verschlechterung bis zur respiratorischen Insuffizienz kalkuliert werden. | |
| **Herz/Kreislauf** | |
| Eine primäre Herzbeteiligung ist nicht berichtet. | |
| **Ernährung/Gastrointestinaltrakt** | ◐ |
| Sollte die bulbäre Symptomatik so ausgeprägt sein, dass Kau- und Schluckakt nicht koordiniert funktionieren, und es dadurch zu verminderter Nahrungsaufnahme oder Aspirationen kommt, ist die Anlage einer PEG-Sonde sinnvoll. | |
| **Zentrales Nervensystem (ZNS)** | |
| Eine primäre ZNS-Beteiligung ist nicht berichtet. | |
| **Orthopädie** | ◐ |
| Möglich sind bei eingeschränkter Mobilität und muskulärer Hypotonie, Gelenkkontrakturen und/oder eine Skoliose im Krankheitsverlauf. Dann ist frühzeitig im multidisziplinären Ansatz die orthopädische Mitbetreuung zu initiieren. | |
| **Psychiatrische Probleme/Psychologie** | |
| Primäre Probleme sind nicht bekannt, wohl aber sekundäre psychische Belastungssituationen durch Erkrankung, Einschränkung der Lebensqualität und Krankheitsverarbeitung. Hier ist im Einzelfall auf diese Problematik zu achten und die Einbindung einer psychologischen Betreuung zu empfehlen. | |
| **Anästhesie** | ●-◐ |
| Grundsätzlich muss die Erkrankung vor der Narkose benannt werden. Es ist ein Notfallpass mitzuführen. Dieser ist über das betreuende Zentrum oder die Deutsche Myasthenie Gesellschaft (DMG) zu erhalten. | |
| **Geburtshilfe** | ◐ |
| Eine mögliche Verschlechterung der Symptome bei der werdenden Mutter während der Schwangerschaft ist in Einzelfällen berichtet, auch das Tumorrisiko ist zu beachten. Statistische Aussagen hierzu liegen nicht vor. Magnesium, ein Kalzium-Antagonist, als Wehenhemmer sollte, insbesondere in hohen Dosierungen, vermieden werden. | |
| **Notwendige Verlaufskontrollen, Diagnostik, multidisziplinäres Management** | |
| Je nach Grunderkrankung muss die Betreuung zusammen mit Immunologen oder Onkologen durchgeführt werden. | |

Untersuchungsintervalle sind abhängig von Erkrankungsstadium und Therapiesituation alle 3 bis 6 bis 12 Monate. Es ist immer die Medikation zu prüfen und zu optimieren; die weiteren Inhalte sind individuell anhand der Zusatzprobleme zu planen.

## Therapie

Grundsätzlich ist die Therapie des LEMS im Jugendalter wie bei Patienten im Erwachsenenalter durchzuführen, wobei immer individuell Schwere, Verlauf und Grunderkrankung zu berücksichtigen sind. Evidenz-basierte Daten für das Kindes- und Jugendalter fehlen.

Nach Sicherung der Diagnose LEMS ist umgehend eine ausführliche Tumorsuche wichtig und bei Tumornachweis dieser entsprechend zu behandeln.

Die symptomatische Therapie bei LEMS umfasst:

- *AChE-Inhibitor (Pyridostigminbromid)* wirkt in der Regel nicht positiv auf die Muskelschwäche (hier auch Verschlechterung möglich), kann aber den trockenen Mund verbessern. Im Jugendalter ist die Dosis wie bei Erwachsenen 30–60 mg alle 4 Stunden, Dosis und Dosissteigerung sind immer individuell anzupassen. Cholinerge Nebenwirkungen bei Überdosierung wie Übelkeit, Durchfall, Schwitzen mit zunehmender Muskelschwäche sind unbedingt zu beachten. Der Wirkungseintritt ist rasch innerhalb von 15 bis 30 Minuten nach Einnahme, die Wirkungsdauer beträgt ca. 3 bis 4 Stunden. Eine Beurteilung der Wirksamkeit sollte erst nach einigen Tagen erfolgen.
- *3,4-Diaminopyridin (3,4-DAP)* erhöht die Neurotransmitterfreisetzung an der zentralen und peripheren Synapse. Bei LEMS führt es bei den meisten Patienten zu einer Verbesserung der Muskelkraft und der autonomen Funktionen. 3,4-DAP wird in einer Dosis von 5–25 mg 3–4×/Tag oral verabreicht, die Dosisanpassung erfolgt individuell, optimale Dosen variieren zwischen 15 und 60 mg/Tag. Die Wirkung tritt ca. 20 Minuten nach Gabe ein und hält 4 Stunden an; die Wirkdauer kann durch die zusätzliche Gabe von AChE-Hemmern verlängert werden, was bei einer Kombinationstherapie berücksichtigt werden muss. Bisher berichtete Nebenwirkungen sind eher milde, z. B. Bauchkrämpfe und Durchfälle zu Beginn, zerebrale Krampfanfälle bei Dosen > 100 mg/Tag, Parästhesien. Bei höheren Dosen auch kardiale Arrhythmien. Asthmaanfälle wurden bei Patienten mit vorbestehendem Asthma bronchiale berichtet, deshalb soll das Medikament bei bekannten Krampfanfällen und Asthma bronchiale nicht eingesetzt werden. Eine Beurteilung der Wirksamkeit sollte auch hier erst nach einigen Tagen erfolgen.

Wenn diese Medikation dauerhaft nicht ausreichend zur Verbesserung führt, ist eine immunsuppressive Therapie indiziert, hier sind die am meisten eingesetzten Medikamente:

- *Glucocorticoide und Azathioprin.* Diese werden allein oder in Kombination eingesetzt; zur Dosis, Wirkung und Nebenwirkungen siehe Therapie bei Myasthenia gravis (▶ **Tab. 4.6** auf Seite 227 f.).
- *Die hochdosierte Immunglobulin-Gabe* (IVIG 2g/KgKG, aufgeteilt über 2 bis 5 Tage) ist effektiv bei akuter Eskalation der Therapie oder auch in Einzelfällen in größeren Abständen (alle 4 bis 6 Wochen) zur Dauertherapie, wenn andere Therapieoptionen nicht helfen. Nebenwirkungen wie Kopfschmerzen, Übelkeit und Erbrechen, allergische Reaktionen und eine aseptische Meningitis sind zu beachten.

- *Plasmaaustauschverfahren.* Die Plasmapherese kann ebenfalls zur Eskalation bei starker Verschlechterung eingesetzt werden; IVIG und Plasmapherese wirken rasch und temporär, die Einsatzintervalle sind individuell festzulegen. Wichtig ist der Einsatz dieser Therapie in einem Zentrum mit Erfahrung und einem interdisziplinären Team.

**Verlauf und Prognose**

Grundsätzlich ist die Prognose abhängig von der zu Grunde liegenden malignen Erkrankung oder anderer assoziierter autoimmuner Erkrankungen; bei rascher Symptomprogredienz ist die Prognose schlechter. Bei autoimmunem LEMS ohne Tumorerkrankung ist die Prognose abhängig vom Ausmaß der Muskelschwäche zu Beginn, nicht aber abhängig von der Höhe der Anti-VGCC oder der Auffälligkeiten in der Neurophysiologie. Eine konsequente Tumorsuche ist mindestens über 2 Jahre durchzuführen, erst danach ist das Risiko minimiert. Eine frühe Diagnosestellung und konsequente Behandlung sind wichtig. Bei einer Schwangerschaft können mögliche Beeinträchtigungen auftreten. Diese Aussagen gelten für das Erwachsenenalter, Daten im Kindes- und Jugendalter liegen nicht vor.

**Transientes neonatales Lambert-Eaton-Syndrom (LEMS)**

Die diaplazentare Übertragung von Antikörpern der Mutter (Anti-VGCC) mit erkanntem oder nicht erkanntem LEMS ist in Einzelfällen berichtet, in Einzelfällen kam es auch zur Frühgeburtlichkeit. Unterschiedlich ausgeprägte Symptome waren: Muskelhypotonie, Trinkschwäche und Bradykardien. Der Großteil der Kinder von Müttern mit LEMS zeigt keine Symptome, aber alle müssen intensiv während der ersten Lebenstage überwacht werden. Bei Schluckstörungen soll über eine Magensonde gefüttert werden. Die Symptomatik klingt in der Regel entsprechend der Halbwertzeit der Antikörper nach Wochen ab.

Aus den wenigen vorliegenden Daten können Empfehlungen resultieren:

- Engmaschige Überwachung der Schwangerschaft, Symptomverschlechterungen kalkulieren, Magnesium meiden
- Entbindung in einem Perinatalzentrum mit multidisziplinärer Betreuung
- Überwachung des Kindes über mehrere Tage in der Neonatologie, auch bei Symptomfreiheit, Bestimmung der Anti-VGCC bei Mutter und Kind, symptomatische Therapie des Kindes
- Empfehlungen zum Stillen abhängig von der Therapie der Mutter, Aussagen zum Antikörperübertritt in die Muttermilch liegen nicht vor

**Link**

Deutsche Myasthenie Gesellschaft e.V (info@dmg-online.de)

**Literatur**

Harms L, Sieb JP, Williams AE, Graham R, Shlaen R, Claus V, Pfiffner C (2012). Long-term disease history, clinical symptoms, health status, and health care utilization in patients suffering from Lambert Eaton myasthenic syndrome: Results of a patient interview survey in Germany. J Med Econ 15:521–530

Reuner U, Dinger J (2011). Myasthenie Kolloquium zum Thema: Lambert-Eaton-Syndrom und Schwangerschaft. Newsletter 1/2011, Themmler

Titulaer MJ, Maddison P, Sont JK, et al. (2011). Clinical Dutch-English Lambert-Eaton Myasthenic Syndrome (LEMS) Tumor Association Prediction Score accurately predicts small-cell lung cancer in the LEMS. J Clin Oncol 29:902–908

# 5 Therapeutische Grundprinzipien

## 5.1 Gesetzliche Bestimmungen der Leistungsträger

§1 SGB IX Selbstbestimmung und Teilhabe am Leben der Gesellschaft:

> »Behinderte oder von Behinderung bedrohte Menschen erhalten Leistungen nach diesem Buch und den für die Rehabilitationsträger geltenden Leistungsgesetzen, um ihre Selbstbestimmung und gleichberechtigte Teilhabe am Leben in der Gesellschaft zu fördern, Benachteiligungen zu vermeiden oder ihnen entgegenzuwirken. Dabei wird den besonderen Bedürfnissen behinderter und von Behinderung bedrohter Frauen und Kindern Rechnung getragen.«

Somit haben auch Patienten mit chronisch progredienten Formen einer neuromuskulären Erkrankung (NME) laut SGB ein gesetzlich verankertes Recht auf Rehabilitation, wodurch die Störung von Teilhabe und Alltagsaktivität reduziert werden. Der Ursprungsgedanke einer »körperlichen und seelischen Wiederherstellung« kann bei progredientem Verlauf aber nur teilweise Realität werden. Allerdings wird mit zunehmendem medizinischen Fortschritt bei effektiver medizinischer Betreuung und apparativer Unterstützung (bspw. nicht-invasive Maskenbeatmung) eine berufliche Rehabilitation und bei adoleszenten Patienten die Unterbringung in einem Berufsförderungswerk zur Aus- und Weiterbildung unter bestimmten Bedingungen möglich. Im Falle von NME – einer Gruppe seltener Erkrankungen besonders im Kindes- und Jugendalter – ist dabei ein ausgesprochen individuelles Vorgehen notwendig. Trotz möglicher prognostizierter Krankheitsverläufe ist von einer starken Varianz der Verläufe auszugehen – so treten beispielsweise innerhalb einer Familie mit einer hereditären motorisch-sensiblen Neuropathie (HMSN) bei gleichem Genotyp unterschiedlich schwere Phänotypen auf. Das Spektrum reicht von milder Fußdeformität über belastungsinduzierte Schmerzen bis hin zu sehr eingeschränkter Gehfähigkeit. Diese auch für zahlreiche andere NME zutreffende Tatsache bedingt, dass ein starres Korsett vorgeplanter Therapie- bzw. Rehabilitationsprogramme nicht sinnvoll ist. Darüber hinaus fehlen bisher evaluierte Trainingsprogramme. Bewährt haben sich daher dynamische Konzepte, die auf den einzelnen Patienten individuell abgestimmt werden. Physiotherapie, Ergotherapie, Aquatherapie, Sprach- und Schlucktherapie haben oftmals nicht im eigentlichen Sinne eine Funktionsverbesserung, sondern Verbesserung zur Partizipation im Fokus (bspw. eine patienten- und bedarfsorientierte Hilfsmittelversorgung). Zunehmend kommen auch neuere Therapiekonzepte zum Tragen, teils in niedergelassener Praxis oder im Rahmen von Rehabilitationsprogrammen wie auch in Studien (bspw. Galileo®-Vibrationstherapie).

**Leistungsträger**

Leistungsträger der medizinischen Rehabilitation sind u. a. gesetzliche und private Krankenkassen sowie die Gesetzliche Rentenversicherung. Die Zuständigkeit wird nach Antragseingang geklärt. Die Erstellung eines sozialmedizinischen Gutachtens durch die Medizinischen Dienste kann notwendig sein. Das Antragsrecht ist ein persönliches. Die Antragsstellung obliegt somit dem Versicherten bzw. den Erziehungsberechtigten selbst. Einen Antragsvordruck erhält man beim Leistungsträger, für Rückfragen stehen Leistungsträger in Service-Center zur Verfügung. Wegen der für Patienten oftmals nicht klaren Zuordnung der Zuständigkeiten ist es sinnvoll, bereits früh einen versierten Sozialpädagogen mit einzuschalten.

## 5.2    Grundsätze der Rehabilitation

Folgende Punkte sind wie bei rehabilitativen Maßnahmen anderer Erkrankungen auch essentiell und bedürfen ständiger Reevaluation:

* Prüfen des Rehabilitationspotenzials (bereits für Antragsstellung auf Rehabilitation wichtig)
* Definition realistischer Ziele (Funktionserwerb, Wiedererwerb »verloren gegangener« Fähigkeiten)
* Begrenzung von Zeiträumen, um Zwischenziele/Zwischenerfolge zu erfassen und neue zu vereinbaren
* Sichern und Überprüfen der Kooperation(sfähigkeit) von Patienten und Hilfspersonen

Je konsequenter klare Strategien mit allen Beteiligten verabredet werden, desto besser werden die Patienten von einer zielgerichteten Rehabilitation profitieren können (betrifft ambulantes und stationäres Setting). Im Falle klar formulierter und auf die Körperfunktion bezogener Rehabilitationsanträge kann das Risiko einer Ablehnung oft vermindert werden.

Nach Ausschöpfung aller rehabilitativer Maßnahmen oder wenn der Patient fehlenden Kooperationswillen für die Fortsetzung erkennen lässt, sind Interimsphasen weniger intensiver Therapiefrequenz oder auch Therapiepausen (bspw. Sommerferien) sinnvoll.

Von der auf die motorischen Funktionen gezielten Therapie des Patienten abgesehen, verfolgen ambulante und stationäre Therapiemaßnahmen auch den sehr wichtigen Aspekt der Krankheitsverarbeitung (Patient), Bewältigung (Patient und Bezugspersonen) und der Entwicklung von Strategien zum Umgang. Somit ist eine psychologische Betreuung chronisch erkrankter Menschen und deren Bezugspersonen essentiell (auf die Inhalte psychologischer Therapie wird in diesem Kapitel nicht näher eingegangen).

## 5.3 Besonderheiten rehabilitativer Maßnahmen bei Kindern und Jugendlichen mit neuromuskulären Erkrankungen

Bei den meisten neuromuskulären Erkrankungen handelt es sich um chronisch progrediente Prozesse, die durch Veränderung des Nerven-Muskel-Sehnenapparates konsekutiv Funktionseinschränkungen und -verluste zur Folge haben. Die individuellen und in überwiegender Zahl von erwachsenen Patienten abgeleiteten Trainingsprogramme unterscheiden sich nicht grundsätzlich im Einsatz bei Kindern und Jugendlichen und sind für kongenitale Myopathien, Muskeldystrophien (bspw. auch Gliedergürtelmuskeldystrophien und Dystrophinopathien), spinale Muskelatrophien (SMA) gleichermaßen bedeutsam. Hohe Evidenzstufen liegen für keine der Muskelerkrankungen vor; es finden sich Empfehlungen niederer Evidenz für die Myotone Dytrophie (DM1), die fazio-skapulo-humerale Muskeldystrophie (FSHD) und für mitochondriale Myopathien.

## 5.4 Psychosoziale Betreuung

Auf jeden Fall sollte regelmäßige sozialpädagogische Betreuung durchgeführt werden. Diese umfasst sowohl finanzielle Aspekte als auch Fragen der Krankheitsbewältigung durch den Patienten und die gleichfalls mitbetroffene Familie.

Wesentliche organisatorische Aspekte sind:

- Beratung zur Erlangung von Leistungen der Pflegekasse
- Beratung/Mithilfe bei der Beantragung des Schwerbeschädigtenausweises
- Beratung und Hilfe bei Fragen wie Kindergartenbesuch, Einschulung. Es muss gemeinsam mit den anderen Behandlern überlegt werden, welche Art der Beschulung sinnvoll ist (Regelschule oder spezielle Schule) und ob gezielte Maßnahmen wie Integrationshelfer, Hilfe beim Transport zur Schule notwendig sind.
- Widerspruchsverfahren gegen nicht richtig erscheinende Entscheidungen von Kostenträgern
- Hilfe bei der Suche nach geeigneten Ausbildungsmöglichkeiten (häufig in Zusammenarbeit mit den Arbeitsbehörden oder Berufsbildungswerken)

Daneben ist es allerdings mindestens ebenso wichtig, dem betroffenen Kind und seiner Familie Unterstützung bei der psychosozialen Bewältigung der Erkrankung anzubieten. Um dies zu erreichen sollte thematisiert werden, ob:

- Der Kontakt zu Selbsthilfegruppe gewünscht ist. Wichtig ist ein enger Schulterschluss zwischen den Selbsthilfeorganisationen und den Behandlungszentren.
- Die Unterstützung innerhalb der Familie aber auch innerhalb des weiteren sozialen Lebensraums stabil ist.
- Eine psychotherapeutische Unterstützung der Familie oder des Patienten nötig ist. Häufig werden erst im Gespräch über die Bewältigung von Alltagsproblemen die oft erheblichen Nöte, die die Familien beim psychischen Umgang mit der Erkrankung haben, deutlich. Leider ist allerdings die Verfügbarkeit von Psychotherapeuten, die über ausreichende Expertise und Resourcen in der Betreuung neuromuskulärer Erkrankungen verfügen, in weiten Teilen des Landes noch nicht befriedigend.
- Die Einbindung eines palliativmedizinischen Teams notwendig ist.

## 5.5    Physiotherapie

Sie beinhaltet klassischerweise Elemente zur Mobilisierung, Muskelkräftigung, Kontrakturprophylaxe sowie Hilfsmittelversorgung und -optimierung. Die Physiotherapie soll neben aktiver Unterstützung Anleitung zur selbstständigen Durchführung von Übungen/Maßnahmen sein sowie Erlerntes kontrollieren. Die Durchführung erfolgt in niedergelassener Praxis, zuhause oder im Rahmen sowohl ambulanter als auch stationärer Rehabilitationen.

Behandlungsziele müssen klar definiert und den Realitäten entsprechend sein. Geeignete und gut auf die Erkrankungen anwendbare Assessments (bspw. *NorthStar Ambulatory Assessment*, *Egen Scale*) dienen der Bewertung der Ausgangssituation sowie der Verlaufs- und Erfolgskontrolle.

Wie bei allen Therapieformen gilt es, eine Überbelastung der Muskulatur zu vermeiden. Die Schmerzschwelle kann herabgesetzt sein, Zustände von übungsinduzierten Schmerzen oder Muskelkrämpfen sollten vermieden werden. Dehnungsübungen sollten dosiert erfolgen und möglichst »einfach« in den Alltag integriert werden.

### 5.5.1    Typische Elemente der Physiotherapie

*Kontrakturprophylaxe kann durch*

- Aktive Dehnungsübungen,
- Passives Dehnen (z. B. durch Bezugspersonen) und
- Hilfsmittelanpassung (wie Unterschenkel- und Oberschenkelorthesen) erfolgen.

Ziel der Vermeidung von Kontrakturen ist in erster Linie der Erhalt einer möglichst optimalen mechanischen Ausgangssituation, um so trotz der in der Regel vorhandenen Muskelschwäche noch ein Maximum an Bewegung zu gewährleisten. So kann beispielsweise durch Unterschenkelorthesen nicht nur eine während der Tragezeit bestehende Dehnung (als gewünschter therapeutischer Effekt), sondern auch eine verbesserte Funktionalität durch Stabilisierung des Fußes in Neutral-Null-Stellung und damit eine stabilere Statik erzielt und ein Gehen (frei oder hilfsmittelassistiert) besser ermöglicht werden. Bedeutung hat diese Option bei drohender Spitzfußkontraktur durch herabgesetzte Muskelkraft oder Immobilität, z. B. auch im Rahmen einer HMSN-bedingten Fußdeformität im Sinne eines Hohlfußes. Patienten mit unterschiedlichen Formen einer hereditären motorisch und sensiblen Neuropathie (HMSN) profitieren von der Versorgung mit Unterschenkelorthesen zum Erhalt besserer Gelenkbeweglichkeit im Sinne einer Kontrakturprophylaxe sowie zur therapeutischen Dehnung und Steigerung der Stabilität.

Allerdings muss man sich von Anfang an darüber im Klaren sein, dass unter Umständen die Entwicklung von Kontrakturen trotz adäquater Therapie nicht verhindert werden kann. Ursachen hierfür sind:

- Überwiegende Einnahme einer fixierten Position (z. B. die meiste Zeit des Tages andauerndes Sitzen im Rollstuhl bei spinaler Muskelatrophie)
- Krankheitsspezifische, letztlich noch nicht geklärte Faktoren (z. B. Beugekontraktur im Ellbogen bei Emery-Dreifuss-Muskeldystrophie)

Die Eltern und Patienten müssen über diese Grenzen des Machbaren informiert sein, um später unnötige Schuldgefühle zu vermeiden.

Die Behandlung von Kontrakturen sollte kein Selbstzweck sein und immer im Zusammenhang mit der Möglichkeit, Alltagstätigkeiten optimal zu bewältigen, gesehen werden. Eine Beugekontraktur im Kniegelenk und Hüftgelenk kann unter Umständen für einen Rollstuhlpatienten keine wesentliche Beeinträchtigung der Lebensqualität bedeuten, die regelmäßige Durchführung von Dehnungsübungen hingegen bisweilen schon.

Ähnliches gilt für die Verwendung von Nachtlagerungsschienen. Die Toleranz gegenüber diesem Hilfsmittel ist sehr unterschiedlich, die Evidenz nicht belegt. Der Progress einer chronisch progredienten Veränderung kann dadurch unter Umständen verlangsamt, aber nicht aufgehalten werden. Es muss deshalb abgewogen werden, inwieweit mögliche Schlafstörungen, Druckstellen bei schlecht sitzenden Nachtlagerungsschienen tatsächlich den Einsatz dieses Hilfsmittels rechtfertigen.

Eine generelle Empfehlung zur Kontrakturprophylaxe kann – unabhängig der zugrunde liegenden NME – erteilt werden. Die Empfehlung zur Anwendung von Unter- und Oberschenkelorthesen ist zurückhaltend, kann im individuellen Fall sinnvoll sein; Patienten mit HMSN profitieren häufig von der Orthesenversorgung.

## Mobilisierung

Diese erfolgt durch aktiv-passive Bewegungsabläufe (durch Nutzung eines Bewegungstrainers mit Arm-Hand-, sowie Bein-Fußmodul). Diese apparategestützten Verfahren dienen einer Verbesserung der Ausdauer und reduzieren durch die ständigen Bewegungsabläufe den Progress drohender Bewegungseinschränkung. Durch die Möglichkeit, Belastungsstufen individuell auf den Patienten abzustimmen, ermöglichen Bewegungstrainer auch bei kaum vorhandener Muskelkraft ein hohes Maß an Bewegung. Darüber hinaus dienen diese Bewegungsabläufe als Osteopenieprophylaxe, als Kreislauftraining und bringen im Gruppensetting auch stark beeinträchtigten Patienten Erfolgserlebnisse und gleichzeitig Möglichkeit der Teilhabe. *Der Einsatz kann – unter adaptierter Belastung – bei nahezu allen Patienten mit NME erfolgen.*

### Muskelkräftigung und Ausdauertraining

Beschränkt sich (durch schrittweises Hochsetzen der Leistungsgrenzen) im eigentlichen Sinne besonders – aber nicht nur – auf Erkrankungen, die eine positive Entwicklungsprognose haben (wie die juvenile Dermato-/Polymyositis oder ein Guillain-Barré-Syndrom). Evidenzbasierte Daten spezieller Trainingsprogramme fehlen weitgehend und sind – sofern vorhanden – aus dem Bereich erwachsener Patienten abgeleitet. Intensive Übungen zur Steigerung der Muskelkraft bei chronisch progredienten Formen neuromuskulärer Erkrankungen sind oft kontraindiziert und können den degenerativen Um-/Abbauprozess beschleunigen und zu vorzeitigen Funktionseinschränkungen führen (bspw. Muskeldystrophie Duchenne). Die Daten zur Steigerung der Muskelkraft sind uneinheitlich und belastungsfähige Daten (für Kinder und Jugendliche) aus Studien fehlen. So zeigten Untersuchungen, dass ein moderates Krafttraining bei Patienten mit Duchenne-Muskeldystrophie und FSH-Dystrophie die Muskelkraft nicht negativ beeinflusst, aber auch keinen nachweisbaren Nutzen erbringt. Auch für die Gruppe der hereditären Neuropathien wird für ein Krafttraining keine eindeutige Evidenz gesehen. Allerdings ist die Anwendung bzw. Kombination unterschiedlicher Trainingselemente je nach Erkrankung, Erkrankungsstadium, Alter, Prognose und Kooperation(sfähigkeit) in einzelnen Fällen und Teilbereichen dennoch effektiv. So wurden Gruppen o. g. Erkrankungen nach verschiedenen Kriterien untersucht und zeigten eine Level 2-Evidenz für Kräftigungsübungen in Verbindung mit aerobem Ausdauertraining (die Herzfrequenz erreicht dabei nur 60–75 % der maximalen Herzfrequenz) und eine Level 3-Evidenz (Hinweise für eine Wirksamkeit) nur für aerobes Training. Atemtherapie mittels Lippenbremse (zum besseren Offenhalten der Atemwege) zeigte eine Level 3-Evidenz für Patienten mit DM und Myasthenia gravis (MG).

In besonderem Maße sind die Voraussetzungen für zum Einsatz kommende Therapien bei akuten oder schon im chronischen Stadium der Erkrankung befindlichen Patienten mit einer Dermatomyositis oder einer Polymyositis zu berücksichtigen. Aufgrund akuter Inflammation ist im akuten Stadium der Erkrankung eine Überbelastung aufgrund möglicher Verschlechterung der Krankheitsaktivität zu vermeiden und das Therapieprogramm am subjektiven Empfinden des Patienten, an der medikamentösen

Therapie, an der Krankheitsaktivität sowie auch an erhöhten Werten der Kreatinkinase (CK) zu orientieren. Schon leichte körperliche Anstrengungen werden in der akuten Phase der Erkrankung schlecht toleriert. Die existierenden Daten entstammen auch hier den Untersuchungen erwachsener Patienten, aktuelle Studien zur Erfassung geeigneter rehabilitativer Maßnahmen bei juveniler Dermatomyositis sind in Vorbereitung oder stehen vor ihrer Beendigung. Allerdings geht man mittlerweile überwiegend davon aus, dass Muskelkräftigung (Kombination aus moderatem Kräftigungstraining und aerobem Ausdauertraining) einen positiven Effekt auf die Pathogenese hat, indem die chronische niedrigschwellige Inflammation sogar abgeschwächt wird. Die Untersuchung einer juvenilen Patientin zeigte signifikante Verbesserungen dynamischer und isometrischer Kraft sowie auch in den Ausdauerleistungen. So ist auch bereits in der Akutphase der Erkrankung der Beginn der Physiotherapie mit passiver Mobilisierung, Dehnung und Kontrakturprophylaxe angezeigt. Bei Besserung der akuten Symptome und Ansprechen der Erkrankung auf medikamentöse Therapie kann auch mit moderatem Muskelaufbautraining begonnen werden. Untersuchungen erwachsener Patienten nach einem 12-Wochen-Training (an fünf Tagen in der Woche mit 20-minütigem Widerstand-/Krafttraining in Ergänzung zu einem 15-minütigen Ausdauer-Gehtraining) resp. 7-Wochen-Programm (täglich drei Sätze Widerstand-/Krafttraining mit maximal 10 Wiederholungen) bestätigten den positiven Effekt durch signifikant reduzierte Bewegungseinschränkung, eine verbesserte Partizipation und gleichzeitig – bestätigt durch MRT der Muskulatur, CK-Bestimmung und Muskelbiopsie – ohne negative Auswirkungen auf die Inflammation. Generell ist bei chronischen bzw. schweren Verläufen die Sauerstoffaufnahme/-verwertung der Muskulatur nachhaltig gestört und erklärt somit persistierende und nur wenig reversible Funktionseinschränkungen betroffener Muskelgruppen.

Trainingsprogramme für HMSN-Patienten, bestehend aus Widerstand-/Kräftigungstraining, passiver Dehnung sowie Gleichgewichtstraining und einem Bewegungstraining auf dem Laufband demonstrierten nach mehrwöchigem Trainingszyklus neben einer besseren Gelenkbeweglichkeit eine – allerdings nicht signifikante – Verbesserung des Gleichgewichts. Die in der Auswertung zahlreicher (erwachsener) Patientenresultate gesehenen Effekte reichen allerdings zum jetzigen Zeitpunkt nicht aus für eine generelle Empfehlung von Stretching und propriozeptivem Training zur Verbesserung des Gleichgewichts. Ein Bericht über ein 12 Wochen dauerndes Training (Krafttraining) einer 15 Jahre alten Patientin mit HMSN zeigte zwar eine Verbesserung der Beweglichkeit im oberen Sprunggelenk, allerdings keine Verbesserung des Gleichgewichts.

### Gleichgewichtstraining/Koordinationstraining

Ziel ist es, dem Patienten hierdurch eine sichere und gleichzeitig kraftsparende Bewegung zu ermöglichen. Die Daten zum Gleichgewichtstraining sind uneinheitlich, allerdings kann in einzelnen Fällen Training auf einer Multifunktionsplattform auch mit visuellem Feedback zu einer Stabilisierung und Verbesserung des Gleichgewichts und zu einer Reduktion muskulär bedingter Schmerzen durch eine gebesserte sogenannte »core«-Stabilität beitragen. Die Indikation zur Durchführung von Muskelkräftigung und Ausdauertraining muss sehr individuell gestellt werden und verlangt umfassende pathophysiologische Kenntnisse über die jeweilige Erkrankung. Eine Empfehlung ist daher je nach zugrunde liegender Ätiologie zu stellen.

## Stehtraining/Vertikalisierung

Ziel ist zum einen eine altersadäquate Aufrichtung, um so dem Kind den Erwerb von Erfahrungen in einer vertikalen Position zu ermöglichen. Daneben ist langfristig eine verbesserte Zirkulation und die Prophylaxe einer immobilitätsbedingten Osteopenie zu erwarten.

Nach Operationen findet sie im Rahmen der Wiedergewinnung von Funktionen Anwendung. Die assistierte Vertikalisierung ist oft ein Zwischenschritt zur *selbständigen* Aufrichtung und ggf. (hilfsmittelunterstützten) Fortbewegung. Die Aufrichtung kann über Anwendung von Liftersystemen (mobil oder stationär), stationäre oder fahrbare Stehständer oder in Form einer kombinierten Rollstuhl/Vertikalisierungsversorgung (elektronische/hydraulische Aufrichtung aus Sitzposition heraus) erfolgen. *Die Möglichkeit der Vertikalisierung sollte für jeden Patienten bedacht, muss aber individuell abgewogen werden.* Problematisch wird die Vertikalisierung dann, wenn deutliche Kontrakturen in Hüft- und Kniegelenk vorliegen. In diesen Fällen ist es meist sinnvoll, auf das Stehtraining zu verzichten.

## Atemtherapie/Sekretmanagement

Zur Prophylaxe von Atemweginfekten spielt die Krankengymnastik eine wesentliche Rolle. Besonders wichtig hierbei ist es, den Patienten bzw. ihren Eltern ein optimales Sekretmanagement zu lehren. In Abhängigkeit vom Ausmaß der restriktiven Ventilationsstörung umfasst dies:

- Erlernen von Atem- und Hustentechniken (nur bei ausreichender Einatmung ist ein adäquater Hustenstoß möglich!)
- Vermittlung von Lagerungstechniken und Abklopftechniken zur Sekretlösung (ähnlich wie bei Patienten mit cystischer Fibrose)
- Anleitung zur Verwendung mechanischer Hustenhilfen (z.B. Cough Assist, Pegaso)

Aktives Atemtraining kann helfen, die Mobilität des Thorax zu erhalten und hat möglicherweise auch einen Einfluss auf die Kraft der Atemmuskulatur. Allerdings sollte rechtzeitig bei Auftreten einer (evtl. nur nächtlichen respiratorischen Insuffizienz) an die Einleitung einer nicht invasiven Heimbeatmung gedacht werden.

*Die Anwendung von Atemtherapie kann für alle Patienten mit entsprechender ventilatorischer Einschränkung empfohlen werden. Sie muss dann aber unter Aufsicht erlernt und im Verlauf stetig kontrolliert werden.*

### Aquatherapie

*Erleichterung* von Bewegungsabläufen kann neben den erwähnten Möglichkeiten durch die Abnahme der Schwerkraft in warm temperiertem Wasser (Aquatherapie) gelingen.

Als oberstes Ziel physiotherapeutischer Bemühungen müssen Steigerung von Teilhabe und Funktionalität durch Erhalt oder Wiedergewinnen bestehender essentieller Abläufe wie Aufstehen, Stehen, Gehen, Elevation der Arme und eine Erleichterung von Bewegungsabläufen durch die Abnahme der Schwerkraft in warm temperiertem Wasser (Aquatherapie) angestrebt werden.

### Anleitung von Bezugspersonen

Hilfestellung bei Transferbewältigung, Lagerung und Lastenabnahme (bspw. Installation unterstützender Hilfsmittel wie Rutschtuch oder Lifter) muss im Rahmen des umfassenden Managements fest installiert sein. Bisweilen ist es sinnvoll, dass im häuslichen Umfeld eruiert wird, welche Hilfsmittel sinnvoll eingesetzt werden können.

*Zusammenfassend sollte der Grundsatz gelten, dass jeder Patient Physiotherapie erhalten muss, generelle Empfehlungen für einzelne Komponenten sind aufgrund nicht vorhandener Daten schwer zu geben. Individuelle Konzepte zeigen allerdings im praktischen Alltag eindeutig positive Effekte, welche sich nicht nur auf die körperlichen Funktionen, sondern darüber hinaus auf die Psyche auswirken.*

### Hilfsmittelerprobung, -optimierung und -versorgung

Angesichts der Tatsache, dass viele Erkrankungen trotz Behandlung erhebliche Symptome mit sich bringen, nimmt die Hilfsmittelversorgung einen ganz entscheidenden Anteil der krankengymnastischen Tätigkeit ein. Die Hilfsmittelversorgung sollte in Zusammenarbeit mit externen Anbietern durchgeführt werden, aber nicht blind nach außen verlagert werden.

Beim Thema Rollstuhl muss in Kooperation mit Patient und Familie überlegt werden:

- Wann die Versorgung sinnvoll ist (zu frühe Versorgung kann das Problem mit sich bringen, dass die Kinder gänzlich auf das Gehen verzichten, zu späte Versorgung führt zur unnötigen Einschränkung des Lebensraums).
- Für welchen Zweck der Rollstuhl verwendet werden soll (z. B. nur für Ausflugsfahrten oder längere Schulausflüge).
- Ob die Kraft ausreichend für einen manuellen Rollstuhl ist, ob eine Restkraftunterstützung notwendig ist oder ein Elektrorollstuhl sinnvoller ist. In unklaren Fällen empfiehlt es sich, eine praktische Erprobung vor der definitiven Verordnung durchzuführen.
- Ob beim E-Rollstuhl eine Standardsteuerung ausreicht oder ob eine Sondersteuerung notwendig ist (z. B. bei sehr schwacher Handmuskulatur).

- Benötigt das Kind eine besondere Stabilisierung zum Sitzen (Nackenstütze, Sitzschale u. a.)?

Neben den klassischen »großen« Hilfsmitteln wie Rollstuhl und Stehständer sollten allerdings auch kleine Hilfsmittel mit überlegt werden, wie:

- Stiftverdickungen
- Spezielles Besteck
- Computer (evtl. mit spezieller Software) für den Schulunterrricht
- Spezialtastaturen und vieles mehr

Die Versorgung mit Orthesen sollte ebenfalls gemeinsam mit der Physiotherapeutin überlegt und erprobt werden:

- Unterschenkelorthesen bei Fußheberparese
- Lange Beinschienen bei proximaler Muskelschwäche: Hier muss allerdings im Einzelfall kritisch überlegt werden, ob Aufwand und Nutzen in einem vernünftigen Verhältnis stehen oder ob eine primäre Rollstuhlversorgung evtl. sinnvoller wäre.
- Mit zunehmender Verfügbarkeit spielen zudem Umweltsteuerungssysteme eine immer größere Rolle. Auch hier muss, insbesondere nachdem diese Hilfsmittel häufig immer noch sehr teuer sind, präzise erarbeitet werden, was erreicht werden soll und kann.

*Die adäquate Hilfsmittelversorgung muss alle Patienten erreichen und kann erheblich zu verbesserter Selbstständigkeit, Teilhabe und Lebensqualität beitragen.*

## 5.6 Ergotherapie

Als »Disziplin« der oberen Extremitäten und der Koordination kommt der Ergotherapie maßgeblich Bedeutung zu im Hinblick auf Optimierung der Aktivitäten des täglichen Lebens, Transferbewältigung und Hilfsmitteloptimierung sowie der Funktionsverbesserung und -optimierung. Dabei ist eine enge Kooperation mit anderen therapeutischen Disziplinen wichtig und patientengerichtet.

Therapeutische Elemente sind der klassischen Ergotherapie entnommen und bedürfen einer entsprechenden Individualisierung. Auch hier dient die Therapie einer Teilhabeverbesserung und dem Ermöglichen eines hohen Maßes an Selbstständigkeit. Neben der häuslichen Umgebung schließt das schulische Aspekte ebenso ein wie eine zielgerichtete berufliche Entwicklung (bzw. Ausbildung). Aktivitäten des Alltags werden evaluiert, geübt oder durch Hilfsmittelunterstützung oder Umrüstung vorhandener Gegebenheiten optimiert.

Das ADL (*activity of daily living*)-Training ist ein maßgebliches Element der Therapie und erfolgt meist »fächerübergreifend« mit den anderen therapeutischen Disziplinen zusammen. Ziel ist ein größtmögliches Maß an Selbstbestimmung und Selbstständigkeit durch Bewältigung alltäglicher Dinge wie Aufstehen/Zubettgehen, An- und Ausziehen, Kämmen, Zähneputzen, Toilettengang/Intimhygiene und damit auch eine Entlastung entsprechender Assistenzpersonen. Die Abläufe werden wiederholt trainiert, notwendige Assistenzsysteme installiert (bspw. Toilettensitzerhöhung, Griff neben der Toilette, Barrierefreiheit beim Zugang zur Dusche) und die Unterstützungsrate auf ein Minimum bzw. das Wesentliche beschränkt. Die Hilfspersonen (in der Regel die Familie) werden in die Abläufe mit einbezogen und angeleitet. In besonderem Maße gilt das für alle im Alltag notwendigen Transferleistungen. Die Maßnahmen dienen nicht nur einer Funktionsoptimierung des Patienten, sondern auch einer Entlastung der Hilfspersonen.

Neben einem Wiedererwerb von Funktionen (durch Bewegungstraining der oberen Extremitäten, Sensibilitätstraining durch Stimulationstechniken oder Dehnung relevanter Muskelgruppen) dienen die Therapien im Intervall oft auch der Ein- und Umstellung auf eine andere Phase im progredienten Verlauf der zugrunde liegenden Erkrankung.

Eine Versorgung mit Orthesen dient dabei oft nicht einer Verbesserung medizinischer Aspekte (wie z. B. einer durch Orthesen gewünschten dauerhaften Dehnung), sondern einer Funktionsverbesserung bei beispielsweise mangelhafter Daumenopposition oder eingeschränkter Fingerextension (bspw. Mecron®-Schiene).

Ergotherapie beinhaltet viele Elemente, die neben Funktionsoptimierung eine adäquate Hilfsmittelversorgung zum Ziel haben.

*Grundsätzlich sollte Ergotherapie empfohlen werden, aufgrund therapeutischer Überschneidungen ist ein interdisziplinärer Austausch notwendig.*

## 5.7 Logopädie

Die Logopädie arbeitet intensiv in Kooperation mit den anderen therapeutischen Disziplinen zusammen.

Ziele der logopädischen Behandlung bei neuromuskulären Erkrankungen sind:

*   Anbahnung einer oralen Nahrungsaufnahme bei sehr früher Störung der Mundmotorik (z. B. bei kongenitalen Myopathien, kongenitalen myasthenen Syndromen, Dystrophia mytonica)
*   Verbesserung des Schluckakts (vor allem bei kongenitalen Myopathien, DM1, schwerer Myasthenia gravis, schwerer Dermatomyositis). Hier muss entschieden werden, ob durch Erlernen von Schlucktechniken bzw. unter Verwendung pürierter Kost eine ausreichend sichere Ernährung möglich ist. Es muss von Seiten der Logopädie abgeschätzt werden, ob eine orale Ernährung sinnvoll durchgeführt werden kann oder eine Sondenernährung vorzuziehen ist. In entsprechend geschulten Abteilungen kann evtl. eine Videofluoroskopie des Schluckaktes zusätzliche Informationen liefern. In der Regel ist eine Sondenernährung meist dann sinnvoll, wenn entweder

eine deutliche Aspirationsgefahr besteht oder die Ernährung so lange Zeiträume in Anspruch nimmt, dass der ganze Tagesablauf von der Sorge um einen adäquate Nahrungsaufnahme geprägt ist.

- Beurteilung und evtl. Verbesserung der Eltern-Kind-Interaktion bei der Nahrungsaufnahme. Dies kann besonders bei Kindern mit kongenitalen Myopathien, die postpartal über längere Zeit mit der Sonde ernährt werden mussten, ein großes Problem darstellen.
- Verbesserung von Mundschluss und Mundmotorik (bei allen Erkrankungen, die mit Fazies myopathica einhergehen)
- Beinflussung einer Dysarthrie (z. B. bei Dysarthrie durch Störung der Zungenmotorik) oder bei gestörter Atemmechanik (bei neuromuskulären Erkrankungen mit einer restriktiven Ventilationsstörung).
- Anpassung von Kommunikationssystem massiven Sprechstörung bis hin zur Anarthrie
- Neben der Krankengymnastik beschäftigt sich auch die Logopädie mit Atemtherapie (zur Atemwegshygiene, zum Erlernen von Strategien zum besseren Abhusten, zur Anleitung einer mechanischen Hustenhilfe (z. B. Cough assist, Pegaso) sowie zur Optimierung der Atemmechanik zur verbesserten Lautexpression).

**Allgemeine Empfehlung:**

Generell kann Logopädie bei Funktionseinschränkungen von

- Kauen und Schlucken,
- Sprache und Sprechen,
- Mundmotorik und
- Interdisziplinär bei Ventilationsproblemen,
- Sowie bei Ernährungsproblemen uneingeschränkt empfohlen werden.

# Autorenverzeichnis

**Prof. Dr. Wolfgang Müller-Felber**
Arzt für Neurologie und Psychiatrie, sowie für Kinder- und Jugendmedizin
Schwerpunkt Neuropädiatrie
Leiter des Zentrums für neuromuskuläre Erkrankungen und klinische
Neurophysiologie im Kindesalter
Dr. v. Haunersches Kinderspital
Universität München

**Prof. Dr. med. Ulrike Schara**
Fachärztin für Kinder- und Jugendmedizin
Schwerpunkt Neuropädiatrie
Leitende Ärztin
Neuropädiatrie, Entwicklungsneurologie und Sozialpädiatrie
Zentrum für neuromuskuläre Erkrankungen im Kindes und Jugendalter
Universitätsklinikum Essen

**Dr. med. Astrid Blaschek**
Ärztin für Kinder- und Jugendmedizin
Dr. v. Haunersches Kinderspital
Universität München

**Dr. biol. hum. Dieter Gläser**
Fachhumangenetiker
genetikum Neu-Ulm
Wegenerstraße 15
89231 Neu-Ulm

**Dr. med. Sören Lutz**
Facharzt für Kinder- und Jugendmedizin
Schwerpunkt Neuropädiatrie
Oberarzt
Neuropädiatrie, Entwicklungsneurologie und Sozialpädiatrie
Zentrum für neuromuskuläre Erkrankungen im Kindes und Jugendalter
Universitätsklinikum Essen

# Abkürzungsverzeichnis

| | |
|---|---|
| ACh | Acetylcholin |
| AChR | Acetylcholinrezeptor |
| ASD | Vorhofseptumsdefekt |
| ATPAse | Adenosintriphosphatase |
| BNP | Brain Natriuretic Peptide (natriuretisches Peptid Typ B) |
| BZ | Blutzucker |
| CCDFN | Congenital-Cataract-Facial-Dysmorphism-Neuropathy (-Syndrome) |
| CDG | Congenital disorders of glycosylation |
| CIDP | Chronisch inflammatorische demyelinisierende Polyneuropathie |
| CK | Kreatinkinease |
| CMAP | Motorisches Summenaktionspotential |
| CMD | Congenital muscular dystrophy (Kongenitale Muskeldystrophie) |
| CMT | Charcot-Marie-Tooth (-Hoffmann)-Erkrankung (=HMSN) |
| CMV | Cytomegalievirus |
| COX | Cytochrom Oxidase |
| CPT | Carnitin-Palmitoyl-Tranferase |
| CRP | C-reaktives Protein |
| CT | Computertomographie |
| DM1 | Myotone Dystrophie |
| DML | Distale motorische Latenz |
| EBV | Ebstein-Barr-Virus |
| EKG | Elektrokardiogramm |
| EMG | Elektromyographie |
| ERT | Enzymersatztherapie |
| FHL-1 | Four and a half LIM Domain-Protein |
| GBS | Guillain-Barré-Syndrom |
| GOT | Glutamat-Oxalacet-Transaminase |
| GPT | Glutamat-Pyruvat-Transaminase |
| HCV | Hepatitis-C-Virus |
| HE | Hämotoxylin-Eosin |
| HIV | Humanes Immundefizienz-Virus |
| HMSN | Hereditäre sensomotorische Neuropathie |
| INH | Isoniazid |
| KSS | Kearn-Sayre-Syndrom |
| LDH | Laktatdehydrogenase |
| LEMS | Lambert-Eaton-Myasthenie-Syndrom |
| LGMD | Limb-girdle muscular dystrophy (Gliedergürtelmuskeldystrophie) |
| MD | Muskeldystrophie |

| | |
|---|---|
| MEB | Muscle-Eye-Brain (-Erkrankung) |
| MERRF | Myoklonus-Epilepsie mit red-ragged-fibers |
| MH | Maligne Hyperthermie |
| MNGIE | Myo-Neuro-Gastrointestinale Enzephalopathie |
| MRT | Magnetresonanztomographie |
| NADH-TR | Nikotinamid-Adenin-Dinukleotid-Tetrazolium-Reduktase |
| NARP | Neuropathie-Ataxie-Retinitis Pigmentosa |
| NLG | Nervenleitgeschwindigkeit |
| NME | Neuromuskuläre Erkrankungen |
| PAS | Periodsäure-Schiffreaktion |
| PEG | Perkutane endoskopische Gastrostomie (=Magensonde) |
| PEO | Progressive externe Ophthalmoplegie |
| PFK | Phosphofruktokinease |
| RSV | Respiratory Syncytial Virus |
| RYR1 | Ryanodine-Receptor 1 |
| SDH | Succinatdehydrogenase |
| SEP | Somatosensorisch evoziertes Potential |
| SEPN1 | Selenoprotein-1 |
| SMA | Spinale Muskelatrophie |
| SMARD | spinale Muskelatrophie mit respiratorischem Distress |
| SNAP | Sensibles Summenaktionspotential |
| TRH | Thyreoidea-releasing hormon |
| VEP | Visuell evoziertes Potential |
| VEPTR | Vertikal expandierbare Titan-Rippen-Prothese |
| Vs | Versus |
| VSD | Ventrikelseptumsdefekt |
| WWS | Walker-Warburg-Syndrom |
| ZNS | Zentral-Nerven-System |

# Register